新・社会福祉士シリーズ **17**

保健医療と福祉

福祉臨床シリーズ編集委員会編

責任編集＝**幡山久美子・福田幸夫**

弘文堂

はじめに

2021（令和3）年度より、社会福祉士養成課程の教育内容が見直されることになりました。新たな科目である「保健医療と福祉」は、これまでの「保健医療サービス」に「高齢者に対する支援と介護保険制度」の一部を加えて再編されています。もともと保健医療と福祉は、切り離すことができないものです。たとえば介護保険制度を例に考えてみましょう。この制度が創設された背景には、高齢者医療と高齢者介護とを一体的に取り組む必要性があったと指摘されています。3年ごとの見直しの中で、介護保険制度は介護予防への取組みを強化する方向性も持ち、保健の要素も加わってきました。こうした制度・政策的な流れからみても、予防（保健）、医療、福祉（施設および地域）を合わせて捉え、考え、ソーシャルワーク実践につなげていくことが求められてきています。

また今回の教育内容等の見直しの中では、近年の保健医療福祉に関わる倫理や社会的な課題や問題についての理解を深め、ソーシャルワーク実践に活かすことも目指しています。

本書『保健医療と福祉』は、①ソーシャルワーク実践において必要となる保健医療の動向を理解する、②保健医療に係る政策、制度、サービスについて理解する、③保健医療領域における社会福祉士の役割と、連携や協働について理解する、④保健医療の課題を持つ人に対する、社会福祉士としての適切な支援のあり方を理解する、といった4つの点を目標とし、構成されています。

具体的な本書の構成は以下の通りです。第1章「保健医療の歴史と動向」、第2章「医療保険制度の概要」、第3章「医療施設と診療報酬制度の概要」、第4章「保健医療政策の概要」、第5章「保健医療領域における社会福祉士の役割」、第6章「保健医療領域における専門職の役割」、第7章「保健医療における連携・協働」、第8章「地域における連携・協働」、第9章「がん医療における支援とその実際」、第10章「認知症への対応と支援の実際」、第11章「難病への対応と支援の実際」、第12章「救急・災害現場における支援の実際」、第13章「保健医療に関わる倫理」、第14章「保健医療における諸課題」となっています。すべての章を通して、カリキュラムで示された教育内容を網羅し詳述しています。

本書作成においては、社会福祉、保健医療、看護、教育、精神保健福祉、行政等の各分野の現場に直接身を置いた経験の持ち主や、現在でも各分野の現場に何らかの形で関わりをもっており、現在進行形で活躍してい

る方々に執筆を依頼しました。執筆に際しては、新カリキュラムの内容を踏まえた上で、比較的自由に各執筆者の考え、思い、願いなどを展開しています。各章末には原則的に「理解を深めるための参考文献」を設け、学修効果の高まりや深まりを目指しています。また「コラム」を通して、ソーシャルワークの日常性や社会性について考えることができるよう工夫してあります。

　保健医療に関わる専門職は数多くいます。長い歴史を持つ専門職もあれば、時代の要請を受けて誕生した間もない専門職もあります。社会福祉士は比較的新しい資格です。また保健医療のサービスを受ける患者や家族にとってみれば、病気やケガを治すことが第一義的な目的となります。社会福祉士は、そうした事実を踏まえたうえで、患者または利用者とその家族の生活を支えていくことが求められています。

　社会福祉士を目指す多くの方が、本書を通じて、保健医療についての知識と各専門職への理解を深め、福祉の理論と技術をもったソーシャルワーク実践につなげていけるように期待しています。

　最後に、ご多忙の中、ご執筆に快諾いただいた諸先生方に御礼申し上げます。また本書の刊行に向けて忍耐強く努力していただいた弘文堂の世古宏氏をはじめとする編集部の皆さまにも感謝申し上げます。

2021 年 3 月

責任編集を代表して

幡山久美子

目次

保健医療と福祉 （30 時間）〈2021 年度からのシラバスと本書との対応表〉

シラバスの内容　ねらい
①ソーシャルワーク実践において必要となる保健医療の動向を理解する。 ②保健医療に係る政策、制度、サービスについて理解する。 ③保健医療領域における社会福祉士の役割と、連携や協働について理解する。 ④保健医療の課題を持つ人に対する、社会福祉士としての適切な支援のあり方を理解する。

教育に含むべき事項	想定される教育内容の例		本書との対応
大項目	中項目	小項目 （例示）	
①保健医療の動向	1 疾病構造の変化	●感染症の減少 ●生活習慣病の増加	第 1 章
	2 医療施設から在宅医療へ	●社会的入院 ●在宅医療の役割と課題	第 1 章
	3 保健医療における福祉的課題	●依存症、認知症、自殺企図、虐待防止	第 10 章 3 節、 第 14 章 3 節
②保健医療に係る政策・制度・サービスの概要	1 医療保険制度の概要	●医療サービス ●医療費の自己負担や保険料の減免制度、高額療養費制度、無料低額診療事業 ●労災保険、傷病手当金、特定疾患医療費助成制度	第 2 章
	2 診療報酬制度の概要	●診療報酬制度の体系	第 3 章
	3 医療施設の概要	●病院（特定機能病院、地域医療支援病院等）、診療所 ●病院や病床の機能分化	第 3 章
	4 保健医療対策の概要	●保健所の役割 ●地域医療の指針（医療計画） ●5 疾病（がん、脳卒中、急性心筋梗塞、糖尿病、精神疾患） ●5 事業（救急医療、災害医療、へき地医療、周産期医療、小児医療） ●薬剤耐性（AMR）対策	第 4 章
③保健医療に係る倫理	1 自己決定権の尊重	●インフォームド・コンセント、インフォームド・アセント ●意思決定支援、アドバンスケアプランニング	第 13 章
	2 保健医療に係る倫理	●医療倫理の 4 原則	第 13 章
	3 倫理的課題	●高度生殖医療、出生前診断、脳死と臓器移植、尊厳死、身体抑制	第 10 章 2 節、 第 14 章 1 節・2 節

教育に含むべき事項	想定される教育内容の例		本書との対応
大項目	中項目	小項目　（例示）	
④保健医療領域における専門職の役割と連携	1 保健医療領域における専門職	●医師、歯科医師、保健師、看護師、理学療法士、作業療法士、言語聴覚士、管理栄養士　等 ●介護福祉士、精神保健福祉士 ●介護支援専門員、居宅介護従業者　等	第6章
	2 保健医療領域における連携・協働	●院内連携 ●地域医療連携（病診連携、病病連携） ●地域包括ケアシステムにおける連携	第7章、第8章
⑤保健医療領域における支援の実際	1 保健医療領域における社会福祉士の役割	●医療ソーシャルワーカーの業務指針	第5章
	2 保健医療領域における支援の実際（多職種連携を含む。）	●疾病及びそのリスクがある人の理解 ●入院中・退院時の支援 ●在宅医療における支援 ●終末期ケア及び認知症ケアにおける支援 ●救急・災害現場における支援 ●家族に対する支援	第9章、第10章、第11章、第12章

注）この対応表は、厚生労働省が発表したシラバスの内容が、本書のどの章・節で扱われているかを示しています。
全体にかかわる項目については、「本書との対応」欄には挙げていません。
「想定される教育内容の例」で挙げられていない重要項目については、独自の視点で盛り込んであります。目次や索引でご確認ください。

第1章 保健医療の歴史と動向

わが国の保健医療制度は、皆保険、自由開業性、フリーアクセス、出来高払い制を特徴とし、国民にとってはアクセスしやすいサービスとなっている。こうした制度になったのは、戦後以降のことである。国民の疾病構造の変化と、これまでどの国も経験したことのないような高齢化の進展を踏まえて、福祉との連携も進めていく保健医療の動向について学ぶ。

1

おおむね1940年代半ばから1960年代にかけて、今日の基盤となる医療供給体制が整備、拡充されていくのと並行して、医療サービスを受ける国民の皆保険が確立し、保険給付が拡充された。この時期の国民の疾病構造の変化についても理解を深める。

2

おおむね1970年代から2000年代にかけて経済の低成長期に入り、急速な高齢化の進展に対応すべく保健医療と福祉を連携させていく動きと公的介護保険制度の創設と量的拡大からの転換となる医療機能の分化について理解を深める。

3

おおむね2000年以降、これからの超高齢社会を見据え、保健医療および福祉を持続可能なものとするための制度と方策について理解を深める。

1. 保健医療の基盤の整備と拡充

A. 医療供給体制の基盤整備と拡充

　わが国の**医療供給体制**の基礎が形成されたのは、昭和20年代の戦後復興期である。当時のわが国の実状は、第2次世界大戦により壊滅的な打撃を受け、失業とインフレ、食料危機、劣悪な生活環境の下に置かれ、数多くの人びとが生死に関わる喫緊の課題に直面していた。そうした中で医療供給体制の基本に関わる諸制度が整備された。

　医師法（1948〔昭和23〕年）においては、「医師でなければ、医業をなしてはならない」という業務独占規定、ならびに「医師でなければ、医師又はこれに紛らわしい名称を用いてはならない」という名称独占規定が設けられ、医師は保健医療の全領域をつかさどる中心的存在として位置づけられた。また看護師などの他の医療職は、「医師の指示のもとに」（保健婦助産婦看護婦法〔現、保健師助産師看護師法〕、1948年）という規定のもと、その業務の遂行に当たっては医師の指示を必要とする形態が作られた。

自由開業性
施設基準を満たせば医師はどこでも自由に病院を開業・経営し、自由に診療科を標榜することができる制度。

　また医療法（1948年）に基づき、医師による**自由開業制**のもと、民間中心の医療供給体制が形づくられることとなった。とはいうものの、敗戦直後の経済情勢下では、医師単独による民間病院の開設は困難であった。医療法人制度の創設（1950〔昭和25〕年）により、資金調達と安定的な医療施設経営が可能となり、民間病院の病床数は急増した。さらに1960（昭和35）年に発足した医療金融公庫（現、独立行政法人福祉医療機構）による長期かつ低利融資により、民間病院の拡充が進んだ。

　1973（昭和48）年には、いわゆる「一県一医大構想」により、各都道府県に医科大学が設置された。地域における医療供給の中心的拠点が整備されるとともに、専門家育成の拡充も進められた。

　社会福祉の領域でも同様に施設の拡大、制度の充実化が進んでいた。別の表現をすれば、この拡充化の動きは、保健医療および福祉制度の下に置かれる患者・利用者が拡大したということでもあり、検査を受けたり、病院で治療を受けたり、施設で生活指導や訓練を受けたりといったように保健医療福祉の専門家の指導・管理下に置かれる人が拡大したことでもある。ある意味では専門家支配が拡大したとも言えるであろう。

B. 国民皆保険と医療保険給付の拡充

　昭和20年代に整備された社会福祉三法体制により、生活困窮者の保護・救済施策が展開された。しかし1956（昭和31）年の社会保障審議会において「貧困が傷病を生み、傷病が貧困をもたらす」という貧困の悪循環が取り上げられ、従来の生活困窮者の保護・救済施策に加えて、国民一般を対象とした予防的な、所得保障施策の展開が求められた。医療保険は、戦前から制度はあったものの、戦時下および戦後の混乱で保険事業を休廃止している組合が続出し、どの医療保険にも加入していない国民が多くいた。1958（昭和33）年に改正された国民健康保険法は、市町村に国民健康保険事業の運営の義務化と被用者保険加入者以外の強制加入を定めた。これにより医療保険は全国民をその対象に収めることになり、1961（昭和36）年の完全施行をもって**国民皆保険制度**が確立した。

　皆保険制度確立当時、被用者保険の本人は10割給付、家族は5割給付、国民健康保険は5割給付であった。その後の経済成長に伴い、医療保険の給付水準を向上させる動きが進展した。1968（昭和43）年には、国民健康保険の7割給付が、1973（昭和48）年には、健康保険加入者家族の7割給付が実現した。また1973年には高額療養費制度が創設された。同年、高齢者一般に対して老人医療費の無料化が実現し、公費を前提とした医療保障が実現した。わが国も福祉国家へ向けて第一歩を踏み出したという意味で1973年を「**福祉元年**」とも呼ぶ。

C. 疾病構造の変化と予防システムの形成

　敗戦直後の劣悪な環境下では、結核、腸チフス、赤痢、ジフテリア、日本脳炎、寄生虫病など多数の感染症が蔓延していた。これら感染症予防のため、害虫や鼠族駆除、予防接種法の制定（1948〔昭和23〕年）、引揚検疫などが行われた。また国民の栄養改善と生活改善のため、栄養調査の実施や栄養改善法（現、健康増進法、1952〔昭和27〕年）による栄養指導も推進された。

　高度経済成長期には、全体として生活水準が向上し、栄養状態の改善、衛生環境の向上が進んだ。医療技術の向上・進歩ももたらされ、感染症を中心としていた**疾病構造が著しく変化**した。「国民病」「不治の病」と恐れられていた結核に関しても、ストレプトマイシンなどの抗生物質やBCG予防接種が普及し、死亡率の著しい改善がみられた。1951（昭和26）年には、死因第1位が結核から脳血管疾患になり、1958（昭和33）年には、

社会福祉三法
生活保護法、児童福祉法、身体障害者福祉法の3法を指す。

高額療養費制度
➡ p.19 第2章3節参照。

乳児死亡率
年間の出生1000に対する生後1歳未満の死亡数。地域・社会全体の保健水準・生活水準の指標の1つである。

3大死因と見なされることが多いがん、心疾患、脳血管疾患が死因の上位を占めるようになった（**図1-1-1**）。また疾病や障害の早期発見・早期治療といった予防システムの形成に向けての動きも進展した。たとえば母子保健法（1965〔昭和40〕年）の制定により、母子に対する健康診査や健康指導の推進が図られた。こうした予防のシステム形成は乳児死亡率の改善に大きな影響を及ぼすこととなった。

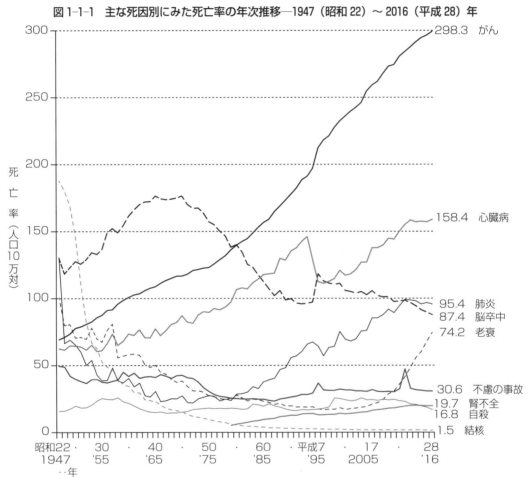

図1-1-1　主な死因別にみた死亡率の年次推移—1947（昭和22）～ 2016（平成28）年

出典）厚生労働省ウェブサイト「平成30年我が国の人口動態（平成28年までの動向）」
　　　p.18.

2. 保健医療と福祉との連携

A. 老人保健事業の創設

　わが国では 1970（昭和 45）年に高齢化率が 7％を超え、高齢化が社会問題となっていった。またオイルショックを境に高度経済成長は終焉を迎えた。財政支出の抑制だけでなく、急速な高齢化に対応した新たなシステムの構築に向けた議論の中で、これまでの保健医療および福祉に関する制度の見直しや再編が図られていった。先に高齢者一般を対象とした老人医療費の無料化は、老人医療費の増大、公費支出の増大をもたらし、見直しの主たるターゲットとなった。将来的な高齢化の動きや疾病構造の変化を踏まえて創設された老人保健法（1982〔昭和 57〕年）の下での老人医療制度の見直しに伴い、高齢者本人の一部負担が導入された。また各医療保険の保険者から老人医療の財源への拠出金の導入もなされたが、急速な高齢化のため、各医療保険制度の財政状況を圧迫していった。

　さらに老人福祉法では、疾病構造の変化を反映した生活習慣病対策として、40 歳以上の人を対象とする健康増進（ヘルスプロモーション）活動と、健康教育、早期発見・早期治療を促す健診活動などを盛り込んだ**老人保健事業**を創設した。これは老人保健法の下に老人医療と老人保健事業とを結びつけ、予防機能の強化を通じて増大する老人医療費の抑制を図ろうとする枠組みの構築である。またリハビリテーションを中心に社会復帰を方向づける老人保健施設を医療と福祉の中間の保健領域に設置し、医療の領域から生活領域（福祉領域）に向けての社会復帰を促す動きを強化した。

　社会福祉領域では、「施設福祉」から「在宅福祉」へと在宅福祉化が推し進められ、公助から自助へという自助化の流れの中で、自助・自立が強調されるようになった。住民に最も身近な行政である市町村で在宅福祉と施設福祉の一元化を図り、計画的・総合的に福祉サービスを提供する体制を確立し、福祉サービスの量的拡大と多様化を図り、サービス利用者の選択の幅を拡大化することが求められていった。その上で、保健医療と福祉の連携を強化し、その他の施策とも連携をとりながら、地域住民の理解と協力のもと、その地域固有の新たな地域保健医療福祉システムの確立を目指すという構想が打ち出された。市町村への分権化を実施し、市町村において在宅サービスと施設サービスを一元的に提供しうる体制を確立するた

ヘルスプロモーション
health promotion
世界保健機関（WHO）が提唱する 21 世紀の健康戦略。1986 年のオタワ憲章では「人々が自らの健康をコントロールし、改善できるようにするプロセス」と定義されている。

5

めの福祉関係八法の改正が1990（平成2）年に行われた。それとともに市町村には、市町村版の老人保健福祉計画策定が義務づけられた。

B. 介護保険制度の創設

　高齢化の進展に伴って高齢者介護の問題が深刻化するなか、1997（平成9）年に「私的介護から社会的介護へ」の動きを実現させる介護保険法が制定された。その制定の趣旨は「家庭内福祉ストック」を前提とした従来の家族介護が実質的に成立しがたくなり、加えて自然発生的な地域共同体による相互扶助の仕組みも機能しなくなってきた中で、老後の最大の不安要因である介護を私的問題としてではなく、国民的課題として捉えることにある。そして地域において介護サービスを総合的、個別的に提供できるような地域ケアシステムを確立し、**介護を社会全体で支える仕組み**を構築しようとしたものである。

　もう1つのねらいは、高齢者介護における老人福祉と老人医療の制度の分立を一元化しようとするものであった。**介護保険制度**が創設された2000（平成12）年の時点では、老人医療制度と老人福祉制度がまったく異なったシステムとして形成されてきた経緯と、利用手続きの違いや利用者負担の違いなどから、高齢者介護における保健医療と福祉の連携がスムーズに展開されなかった。主な4つの要因を挙げると、①サービス提供主体は、医療は民間中心、福祉は行政や社会福祉法人が中心、②利用者との関係性は、医療は個々の病院や施設と利用者との個別契約、福祉は措置制度、③主たる財源は、医療は医療保険からの拠出金が中心、福祉は公費をベースにした措置費、④利用者負担に関しても、医療は受けたサービスに応じた応益負担方式、福祉は収入や所得に応じた応能負担方式、といった違いである。介護保険制度は、それらの分立化した制度を一元化し、高齢者介護に関わる福祉サービスと医療サービスを同様の利用手続きと利用者負担において、社会保険方式の介護保険という新たな財源の下で、ケアマネジメント方式により、総合的に受けられる利用者本位の仕組みとして構築された。

C. 医療機能の分化と患者の権利

　1985（昭和60）年の第1次医療法改正では、都道府県**医療計画**制度が導入され、都道府県ごとに地域医療計画が策定された。その主たる目的は、**病院病床数の適正配置**である。**医療圏**ごとに必要病床数を算定して、病床

医療圏
都道府県が地域の実情に応じた医療提供体制を定めたもの。1次から3次まである。
1次医療圏は、かかりつけ医などによる日常的な医療の提供を目的とした圏域。
2次医療圏は、健康増進・疾病予防から入院治療までの医療の提供を目的とした圏域。保健所が設置される。
3次医療圏は、高度で先進的な医療の提供を目的とした圏域であり、かつ精神、結核、感染症の基準病床数を決定する。

がすでに過剰な地域では、病院の新設や増床を規制する動きが進められた。この動きは戦後一貫して拡大してきた医療施設の量的規制を図るとともに、医療施設の地域的偏在の解消を図ることであった。

　その後、1990（平成2）年の地域医療計画の改正時には、都道府県医療計画の見直しとともに、2次医療圏ごとに地域の関連機関や諸団体の協力の下、地域保健医療協議会を設置した。そして、その地域の実情に応じた地域保健医療計画の策定が進められることになった。

　1970（昭和45）年以降、臓器移植や新たなさまざまな診断技術の開発に代表されるように、医療技術の高度化が進展した。先端的な医療の提供は伝統的な医療のイメージを一変させた。医療提供体制の中では、高度な医療設備と専門分化した医師やコメディカルとの協働関係が進展し、「チーム医療」につながった。また医療施設に関して、高度先進医療を提供しうるような医療設備を所持しているかという医療施設の設備水準への依存度が増した。各医療機関へは**フリーアクセス**であるために、大病院志向が高まった。

　1992（平成4）年の第2次医療法改正では、高度な医療が必要な患者に対する**紹介外来性**を前提とした**特定機能病院**の制度化と、長期の療養を要する患者への療養型病床群の制度化が図られた。これにより入院設備を持つ病院などは、高度な第3次医療を提供する特定機能病院と、地域の中核となるような一般の急性期の患者に対応する病院・診療所、そして長期の療養を必要とする患者に対応する療養型病床群を持つ病院・診療所に区分された。また1997（平成9）年の第3次医療法改正では、地域医療支援病院制度が創設された。**地域医療支援病院**は、紹介外来制の原則、施設・設備の共同利用や開放化、救急医療の実施、地域の医療従事者の研修などの条件が課せられた。この動きは、いわゆる病院と診療所の「**病診連携**」の動きを、病院のオープン化を通じて強化しようとしたものである。

　高度先進医療の提供は、医師−患者関係にみられていた専門家支配の構造に疑問を投げかけ、医療の場でのインフォームドコンセントと患者の自己決定といった「**患者の権利**」の視点にもつながった。第3次医療法改正では、インフォームドコンセントの法制化も努力義務として盛り込まれた。さらに1980年代には欧米から終末期医療のあり方がもたらされ、患者の延命だけに焦点づけられていた医療に、患者の生活の質の視点も取り入れられるようにもなっていった。

フリーアクセス
わが国では、どの医療機関でも、どの医師でも自由に診てもらうことができ、医療サービスを受けることができる。

生活の質
QOL: quality of life

3. 超高齢社会での保健医療と福祉の動向

A. 平均在院日数の短縮に向けて

　わが国の医療制度は、国民皆保険制度、自由開業性、フリーアクセス、出来高払いといった特徴があり、国民にとってサービスを受けやすい制度である。一方、医療費の増大を招きやすい構造でもある。こうした構造上の問題に加え、高齢化の進展による受給者の増加や疾病構造の変化、少子化・人口減少の進展による支え手の減少、医療の高度化等の進展など、制度をめぐる状況の変化にも対応していかなければならない[1]。現に**国民医療費**は増加傾向にあり、2017（平成 29）年度の国民医療費は 43 兆 710 億円で、前年比 2.2％増、対国民所得比は 10.66％であった[2]。

　疾病の予防という点では、老人保健事業による生活習慣病対策があるが、2007（平成 19）年の「健康日本 21 中間評価報告書」において、対策が十分ではないと、さらなる対策強化の方向性が示された。**生活習慣病の増加**には歯止めがかからない状況であった。2008（平成 20）年度から開始された特定健康診査・特定保健指導制度は、40 歳から 74 歳までの者を対象にメタボリックシンドロームに着目した健診を行い、その結果から生活習慣病の発症リスクが高く、生活習慣の改善による生活習慣病の予防効果が多く期待できる者に対して、保健師、管理栄養士などが生活習慣を見直すサポートをする取組みとなって現在に至っている。

　医療費増大の要因には、医療の進歩による高額な新薬の開発もある[1]が、**平均在院日数**の長さもある。近年の病床数削減の政策により減少傾向にあるものの、全病床の平均在院日数は 27.3 日[3]で OECD 諸国と比較すると依然として長い傾向にある。病床別の平均在院日数をみると、一般病床が 16.0 日なのに対して精神病床 265.8 日、医療療養病床は 135.9 日、介護療養病床は 301.4 日と、一般病床以外の病床での在院日数の長さが際立っている。入院患者のうち 12.9％が「受け入れ条件が整えば退院可能」な患者である[5]。長期の入院患者の多くが受け入れ条件が整わないために入院を継続する「**社会的入院**」である。退院の許可が出ても「自宅で療養できない」と回答した入院患者 23.6％に、自宅での療養を可能とするものは何かを尋ねると、「家族の協力」（31.9％）もあるが、「入浴や食事など介護が受けられるサービス」（39.7％）、「療養に必要な用具」（25.0％）[6]を求

平均在院日数の各国比較（2018 年）
フランス 5.4 日、イギリス 5.9 日、イタリア 7.0 日、カナダ 7.5 日。OECD の中で日本の一般病床の平均在院日数は最長[4]。

める声もある。家庭だけでなく、介護や生活支援の拡充とそれを知らせ、支える地域を含めた受け入れ条件を整えることが必要である。

B. 医療構造改革とその後の進展

　入院患者の今後の治療・療養の希望を見ると、「完治するまでこのままこの病院に入院していたい」が48.1%[6]と最多である。しかし今日の日本の医療供給体制では、どのような医療を必要としているかによって病棟あるいは病院を変わっていかなければならない仕組みになっている。

　2006（平成18）年には、①安心・信頼の医療の確保と予防の重視、②医療費適正化の総合的な推進、③超高齢社会を展望した新たな医療保険制度の実現といった3つの基本的な考え方をもった医療制度改革が実行され、医療法等の一部と健康保険法等の一部が改正された。医療法等の一部改正（第5次医療法改正）では、「患者の視点に立った、安全・安心で質の高い医療が受けられる体制の構築」を目指し、医療計画が見直された。脳卒中、がん、小児救急医療など事業別に、地域の**医療連携体制**を構築し、クリティカルパスの普及などを通じて切れ目のない医療の提供を目指した。在宅医療を推進させるために、地域ごとにかかりつけ医によるプライマリケアの充実を図り、病診連携を促進するという、地域ケアシステムの構築・整備が進められた。しかし、機能が見えにくいとの指摘があったことから、第6次医療法改正では、医療機関が担っている医療機能の現状と方向性を毎年病棟単位で都道府県に報告する**病床機能報告制度**が2014（平成26）年10月から始まった。その報告をもとに、都道府県は2015（平成27）年度から**地域医療構想**を策定している。

　また急速な高齢化と老人医療費の増大に対する抜本的な改革として、2008（平成20）年度に新たな高齢者医療制度、すなわち75歳以上を対象とする**後期高齢者医療制度**（長寿医療制度）と、65〜74歳の医療費に係る財政調整制度が創設された。制度発足当初は、一定年齢以上の高齢者だけを1つの医療制度に区分することについて、国民の十分な理解が得られなかったことや、75歳を境に保険料や保険給付が異なり、世代間の不公平が発生したことから廃止が検討されたものの、施行から年数を重ね、定着したとみなされ、今後必要に応じて見直しに向けた検討を行うとされた。

医療連携体制
急性期・回復期・療養期・在宅療養と機能分化した医療体制につながりをもたせるもの。

クリティカルパス
critical path
➡ p.234 キーワード集「クリティカルパス／クリニカルパス」参照。

病床機能報告制度
病床機能の分類を高度急性期・急性期・回復期・慢性期に見直し、①7月1日時点における病棟ごとの病床機能、②2025年の病床機能の予定、③構造設備・人員等に関する項目、④具体的な医療内容に関する項目を報告する。

地域医療構想
医療機能（高度急性期・急性期・回復期・慢性期）ごとに2025年の医療需要と病床の必要量を推計し、定めるもの。

C. 地域包括ケアシステムの構築

　介護保険法の2011（平成23）年改正以降、日常生活圏域内における医

療・介護・予防・住まい・生活支援サービスが切れ目なく提供される**地域包括ケアシステム**の実現を目指している。介護予防が可能な高齢者が多い一方で、福祉サービス受給者に医療サービスの必要性が高まることから、介護事業の拡大と医療との連携の強化などが制度に位置づけられた。単身や重度の要介護高齢者に対応できるよう創設された24時間対応の定期巡回サービスを含めたものである。

2014（平成26）年6月、効率的かつ質の高い医療提供体制を構築し、地域包括ケアシステムを構築することを通じ、地域における医療および介護の総合的な確保の推進のために、医療法、介護保険法などの関係法律が整備され、**医療介護総合確保推進法**が成立した。また「我が事・丸ごと」の地域作り・包括的な支援体制の整備のため、市町村による地域住民と行政などとの協働による包括的支援体制作り、福祉分野の共通事項を記載した地域福祉計画の策定が努力義務化された。

これまで運用されてきている保健・医療・福祉制度の趣旨を踏襲しつつ、多様なニーズに対応した制度運用、およびセーフティネット機能の強化の方向性を示したものである。その具体化の1つとして、2015（平成27）年に国民健康保険法が改正され、国民健康保険の財政基盤の強化が図られることとなった。

D. 制度の持続可能性の確保

2017（平成29）年は医療法（第8次）、介護保険法、社会福祉法、障害者総合支援法、児童福祉法を合わせて改正をした。高齢者の自立支援と要介護状態の重度化防止、地域共生社会の実現を図るとともに、制度の持続可能性を確保することに配慮し、サービスを必要とする高齢者などに必要なサービスを提供することを目的とした。そのポイントは、地域包括ケアシステムの深化・推進と介護保険制度の持続可能性の確保である。地域包括ケアシステムの深化・推進としては、①自立支援・重度化防止に向けた保険者機能の強化などの取組みの推進、②新たな介護保険施設の創設、③地域共生社会の実現に向けた取組みの推進を挙げている。

近年、要介護認定率は、全国平均で見ると右肩上がりであるが、保険者機能の強化を先進的に取り組んだ自治体（埼玉県和光市、大分県）では低下し、介護保険料の上昇抑制も見られた[7]。保険者機能の強化とは、自立支援・重度化防止に取り組むよう、データに基づく課題分析と対応、適切な指標による実績評価、インセンティブの付与である。これらを法律により制度化し、全市町村が保険者機能を発揮できるような仕組みとした。

また、世代間・世代内の公平性を確保しつつ、制度の持続可能性を高める観点から、2割負担者のうち、特に所得の高い層に対し、月額負担の上限をつけながらも、3割負担とした。さらに介護納付金における総報酬割も導入され、被用者保険間では報酬額に比例して負担するよう、段階的に進められていくこととなった。

2006（平成18）年の医療制度改革の中で医療費総額抑制を主張する経済財政諮問会議における医療費適正化の議論を受け、患者の状態に応じた療養病床の再構成、すなわち老人保健施設などへの転換促進と介護療養病床を廃止することが決定した。しかし利用者の受け入れ施設が確保できないなどの理由により、廃止の時期が2回延長された。2017（平成29）年に創設された「**介護医療院**」が介護療養病床廃止後の受け入れ施設の1つとして位置づけられることにより、介護療養病床は2024年3月末までに廃止される予定である。

E. 在宅医療の役割と課題

地域包括ケアシステムの構築が進む中、医療のあり方が変化してきている。これまでの大病院での高度医療の提供だけでなく、住み慣れた自宅や地域での医療が求められている。2017（平成29）年の調査によると、在宅医療を受けた推計患者数は18万人余である。年次推移をみると、在宅医療を受けた推計外来患者数は2005（平成17）年までほぼ横ばいであったが、2008（平成20）年からは増加している[5]。往診は横ばいながら、訪問診療が増加している。訪問診療を受けるのは、75歳以上の高齢者が大半を占めるが、小児や成人にも一定程度存在し、その数は増加傾向にある[8]。加齢に伴い、さまざまな疾病リスクを抱える高齢の患者の中には、通院そのものが困難なケースさえある。

在宅医療の体制で求められる機能としては、①退院支援、②日常の療養支援、③急変時の対応、④看取りがある。在宅療養支援診療所や在宅療養支援病院は、これらの機能の確保に向けて積極的な役割を担っている。在宅療養支援診療所は、他の病院、診療所等との連携を図りつつ、24時間往診、訪問看護等を提供し、地域の在宅医療を支える診療所で、2006（平成18）年に創設された。また在宅療養支援病院は、診療所のない地域において在宅医療の主たる担い手となっている病院で、2008年に創設された。両者に共通する主な設置要件としては、①24時間連絡を受ける体制の確保、②24時間往診可能、③24時間訪問看護の提供可能、④在宅療養患者の緊急入院を受け入れる体制の確保、⑤医療サービスと介護サービス

との連携を担当する介護支援専門員（ケアマネジャーなど）との連携、⑥年1回の在宅看取り数の報告、がある。これらを起点として、質の高い在宅医療提供の整備が進んでいる。2013（平成25）年からは在宅医療を担当する常勤医3名以上の配置等を要件とする機能強化型在宅療養支援診療所、機能強化型在宅療養支援病院、連携強化型在宅療養支援病院も創設された。それぞれの施設数は、在宅療養支援診療所が1万4,000余、在宅療養支援病院が1,000余である[9]。さらに2014（平成26）年には、在宅療養後方支援病院が新設され、緊急時の対応が増強された。

　地域包括ケアシステムの確立を図るには、より質の高い在宅医療の確保が求められている。複数の疾患を抱えている患者が訪問診療を必要とするなど、在宅医療ニーズは多様化・高度化している。在宅医療の提供体制の確保も必須である。訪問診療を行う上での評価対象の拡大や、診療報酬上の加算も行われている[10]。しかし介護を担う家族の負担を軽減するシステムはまだ十分とは言えない。

在宅療養後方支援病院
当該病院を緊急時に入院を希望する病院としてあらかじめ当該病院に届け出ている患者について緊急時にいつでも対応し、必要があれば入院を受け入れる病院。

注)
　　　　ネット検索によるデータの取得日は、すべて2020年11月25日.
(1) 財務省ウェブサイト、財政制度等審議会「『経済・財政再生計画』の着実な実施に向けた建議」2017, pp.10-14.
(2) 厚生労働省ウェブサイト「平成29年度国民医療費の概況」2019.
(3) 厚生労働省ウェブサイト「令和元（2019）年医療施設（動態）調査・病院報告の概況」.
(4) OECDウェブサイト "Length of hospital stay".
(5) 厚生労働省ウェブサイト「平成29年（2017）患者調査の概況」.
(6) 厚生労働省ウェブサイト「平成29年受療行動調査（確定数）の概況」2019.
(7) 厚生労働省ウェブサイト「地域包括ケアシステムの強化のための介護保険法等の一部を改正する法律のポイント」.
(8) 厚生労働省ウェブサイト、第1回全国在宅医療会議、参考資料2「在宅医療の現状」2016.
(9) 厚生労働省ウェブサイト、第11回医療計画の見直し等に関する検討会資料「在宅医療の体制構築について」.
(10) 厚生労働省ウェブサイト「平成30年度診療報酬改定の概要」.

█ 理解を深めるための参考文献

● 東京大学公共政策大学院医療政策教育・研究ユニット編『医療政策集中講義─医療を動かす戦略と実践』医学書院, 2015.
　患者支援者、政策立案者、医療提供者、メディアの各分野からの提言をまとめた書。日本の医療の将来を考えるヒントが詰まっている。

第2章 医療保険制度の概要

今日、わが国では国民の平均寿命が延びる一方で、生活習慣病の拡大や高度医療技術の進展などによってもたらされる医療費の増加が、国民の健康と生活安定を支える医療保険制度に動揺を与えている。本章では、医療保険制度の意義と機能、仕組みと課題、給付内容と費用負担、さらに持続可能な制度構築に向けた改革の現状と方向性などについて学ぶ。

1

医療保険制度の意義と機能を知り、日本における制度の歴史的展開過程を概観することを通し、その成り立ちと見直しの動き中から生じてきた仕組みの特徴や問題点などを理解する。

2

日本の医療保険制度の種類と加入者の概要を知り、給付内容とそれがもつ意味を理解する。さらに医療を受ける患者の負担を軽減する高額療養費制度や傷病手当金、そして新施策について学ぶ。

3

医療保障と公費負担医療との関係、医療保障そのものの意義を理解する。一方で、さまざまな法制度の中に適用されている公費負担医療の種類の確認を通してその重要性を理解する。

4

急速な人口の高齢化と受療率の上昇、医療費増加の動向と政策の動きを確認し、近年における医療保険制度の運用変化や医療保障における障害者と高齢者を巡る課題などを理解する。

1. 医療保険の意義と歴史

A. 制度の意義と機能

[1] 制度の意義

医療保険制度は、国民の生活の安定と福祉の向上を目的とした**社会保険システム**の1つである。それは私たちが日常生活の中で業務上災害以外の病気やけが、もしくは出産や死亡などによって医療や手当を受けた場合、それらにかかる費用の一部、または全部を保険の仕組みでカバーする公的制度を指す。わが国では健康保険法や国民健康保険法などの法制度の整備が進み、すでにだれもがいつでも平等に診療や治療を受けることができる**国民皆保険**の体制を確立している。これは国民の生命と健康を守り、安心して生活するために必要な基本的な制度である。

[2] 制度の機能

医療保険制度は、その目的の達成のためにさまざまな保険事故に対して**保険給付**を行う。それは原則として保険医療機関による医療、すなわち、病院や診療所などでの**現物給付**による医療の提供に対して行われる。これにより、たとえ支払い能力が低い人びとでも安心して医療が受けられる環境が整うことになる。

人生においてだれもが病気やけがをするリスク（危険）を抱えている。出産や死亡も同様である。社会保険という**相互扶助**の仕組みによって軽い負担で医療を受けることができれば、傷病の重症化を防ぐことができ、生活の不安定化を回避することができる。そこには困窮状態への転落を防ぐ**防貧機能**があるといえる。また所得に応じて保険料負担を求める財源確保方法には**所得の再分配機能**があり、それ自体が所得の格差是正を促す**社会的平等推進機能**を有しているともいえる。

ちなみに、保険給付は**現金給付**でも行われている。本来、医療サービスの提供（現物給付）によって受ける療養の費用を被保険者が全額自己負担した場合や所定の要件に該当する場合、保険者に申請することで**償還払い**などの現金での給付を受けることができる。それにより医療を受ける上での負担を軽減し、所得を保障して生活の安定化を図るものである。

B. 日本における医療保険制度の歴史

[1] 制度の発足

　わが国の医療保険制度は、1922（大正11）年4月に制定された健康保険法が、1927（昭和2）年1月に全面施行されて始まった。一方、旧国民健康保険法は1938（昭和13）年4月に制定され、同年7月に施行された。1958（昭和33）年12月に全面改正され、市町村に実施を義務づけた国民健康保険法が制定され、1961（昭和36）年4月に施行された。これにより市町村に住所を持つ者で被用者保険に未加入の者を強制加入させ、保険料を支払い、一定の自己負担をすれば必要な医療が受けられる**国民皆保険制度**が確立したとされる。

　その後、景気拡大と福祉重視の考え方の広がりを背景に制度改善の進展や自己負担割合の引き下げなども行われ、1973（昭和48）年には**高額療養費制度**が創設された。

[2] 制度の見直し

　1973（昭和48）年の第1次石油危機を契機に急速な経済の悪化が進み、同時に高齢化社会への歩みを始めたわが国は、社会保障制度の見直しに取り組むようになった。その背景には景気の減速はいうまでもなく、公衆衛生の改善、生活水準の向上、さらに医学・医療技術の進歩があり、乳幼児死亡率が低下する一方で**平均寿命**の伸びがあった。その後、長引く景気の低迷のなかで医療給付の水準や内容、また負担割合の見直しが繰り返し行われるようになってきた。そこには人口の高齢化、**生活習慣病**の増加、さらに高度化する医療技術などによる医療費の増加があり、その対策として医療費抑制に迫られたことが挙げられる。

[3] 超高齢社会への対応

　1983（昭和58）年に**老人保健法**、1984（昭和59）年に国民健康保険制度のなかに**退職者医療制度**が創設され、高齢化社会進展への本格的な対応が図られた。それは幾度かの見直しを経て、2008（平成20）年4月の**後期高齢者医療制度**の創設とともに廃止された。そこには持続可能な社会保障制度の確立を目指して「**自助・共助・公助**」の最適バランスを追求しつつ、給付の重点化、また制度運営の効率化・適正化を推進していくとした狙いがあり、その財源は主に消費税によって賄うとされた。

　2013（平成25）年12月に「持続可能な社会保障制度の確立を図るための改革の推進に関する法律（**プログラム法**）」が成立し、2015（平成27）

年5月には「持続可能な医療保険制度を構築するための国民健康保険法等の一部を改正する法律」が成立した。その目的は、医療保険制度における財政基盤の安定化にあることはいうまでもない。負担の公平化、医療費の適正化を図ることはもちろん、**後期高齢者支援金**の**全面総報酬割**の導入によって国民健康保険制度の安定化を図ろうとしたものである。

2. 日本の医療保険の特徴と問題点

A. 日本の医療保険の特徴

[1] 社会保険方式による運用

　わが国の医療保険制度は、イギリスやスウェーデン、またはデンマークなどのような税を財源にし、原則自己負担なしで医療を提供する国民保健サービス方式とは異なる。またアメリカのような医療を商品の1つとして市場から購入する私費診療方式とも違う。わが国の制度は、社会保険料を主な財源とする**社会保険方式**によって運用されている。

[2] 3つの特徴

　その特徴としては、主に**国民皆保険、分立する制度、保険料と公費の混合**の3つが挙げられる。

　国民のだれもがいずれかの公的医療保険制度に加入することが義務とされる国民皆保険は、一定の自己負担はあるものの医療機関を自由に選び、被保険者証を提示することで、だれもが必要な医療を受けることができる体制をいう。

　それは、わが国の医療保険制度の歴史的成り立ちからいくつかの種類の保険者によって運営されている。制度発足時からの制約により、当初設定した保険料や自己負担、給付内容や水準などにはそれぞれ差があったことから、平準化に向けて改善されつつも、今日でも課題を抱えている。

　ところで、わが国の医療保険制度は基本的に**保険料**を財源に制度が運用されている。しかし、国民皆保険を維持するために**公費**の投入も行われており、保険料と公費の混合によって成り立っている。たとえば職域保険は被用者本人と使用者が保険料を**原則折半**で拠出し、これに公費が投じられている。労使拠出によって運営されてはいるものの純粋な保険とはなって

おらず、地域保険でも本人拠出の他に多額の公費が投入されている。

B. 日本の医療保険の問題点

[1] 多様な保険者とその限界

　わが国の医療保険制度がいくつかの種類の保険者により運営され、そこには制度間格差が生じていたことからその格差是正が課題となっていた。所得水準が比較的高く、安定した収入を得ている被用者が加入する**職域保険**は、比較的安定し、自己負担割合の軽減や給付改善の運営ができた。保険料も**労使折半**により軽減されており、若年層が多いことから医療費支出が少ないという特性もあった。

　一方、所得水準が比較的低く、使用者による保険料負担もない自営業者や農業従事者が加入する**地域保険**は、高齢者も多く、有病率の高さが医療費支出を押し上げていた。国庫負担があるとはいえ、国民健康保険および市町村を取り巻く環境変化も著しく、非正規化を含む雇用の多様化の進展は、職域保険間または職域保険から地域保険への加入者移動などの現象を生み、地域保険の弱体化がもたらされる要因にもなっていた。すなわち、加入者属性から生じる制度的限界の問題がここに生じてくる。

　市町村が運営する地域保険は、他にも数多くの課題を抱えてきていたが、2018（平成30）年4月から、その安定化を目的として都道府県が財政運営の責任主体となった。一方で、被用者保険の健康保険組合などが負担する**拠出金**（後期高齢者医療制度への**支援金**および国民健康保険の**前期高齢者納付金**）は、多くの健康保険組合の財政赤字の要因となっており、大きな課題となっている。

[2] 財政難と自己負担の増加

　高度経済成長期の時代から低成長の時代に移行する中で、保険料収入は伸び悩むようになり、一方で医療費の支出は増加してきた。わが国の医療保険制度では、財政難に対応するため**保険の収支均等化**を目的に受診時の**自己負担**を増やしてきた。2003（平成15）年4月から自己負担は各制度間において統一され、2006（平成18）年に成立した医療改革関連法では、70歳以上の高齢者で現役並みの所得を得ている者の自己負担の割合を2割から3割にした。新たに療養病床での食事・住居費にも自己負担を設け、**高額療養費制度**の自己負担限度額も引き上げた。自己負担の増加は、特に高齢者の**受診抑制**による重症化の要因になるとの批判があり、それは国民皆保険の本来の意味にも動揺を与えている。

自己負担割合
一般の患者負担は3割、低所得者（市〔区〕町村民非課税世帯）と75歳以上は1割。2008（平成20）年から義務教育就学前の子は2割、2014（平成26）年からは70歳から74歳の患者負担は2割となっている。

［3］制度機能の低下防止と公費負担

　わが国の医療保険制度に**公費負担**（国庫負担と地方負担）があるが、それは厳しい財政運営を迫られる保険者に対して国が行う対策であり、制度の機能低下を防ぎ、患者の**自己負担軽減**による医療保障の安定化を目的としてきた。現在、保険事業などに必要な費用（事務費）や給付費などの一部に補助を行っているが、その負担割合は、保険者ごとの財政状況などによって定められている。財政難が深刻化している組合健保への国庫負担は事務費のみである。一方で協会けんぽには医療にも充てられる国庫負担が多く、国民健康保険にはさらに多額の公費負担が行われている。そこでは医療給付費の増加は避けられず、したがって国や都道府県、市町村の財政にこの公費負担が深刻な影響を及ぼしている。

3. 医療保険制度と医療保障

A. 医療保険制度の種類と給付内容

［1］医療保険の種類

　すでに述べてきたが、わが国の医療保険制度は3つに分けることができる。被用者が加入する職域保険と、それ以外の75歳未満の人びとが加入する地域保険、そして75歳以上の高齢者（寝たきり状態などの障害が認められた65歳以上の者を含む）が加入する後期高齢者医療制度である。

（1）職域保険

　職域保険は一般の民間企業などに働く者を対象とした健康保険、船舶所有者に使用される船員を対象とした船員保険、国家公務員や地方公務員、私立学校教職員を対象とした各共済組合に係る短期給付の法制度などであり、これらが被用者とその家族の医療を支えている。

　健康保険では、大企業もしくは企業グループ、あるいは同業種の企業の被用者と家族を加入対象とする「**組合管掌健康保険（組合健保）**」の他、700人に満たない中小零細企業などの被用者と家族を対象とした「**協会管掌健康保険（協会けんぽ）**」がある。協会けんぽの中には、日雇労働者のみを対象とした日雇特例被保険者制度もある。

（2）地域保険

　地域保険は、国民健康保険法で規定されている。職域保険以外の自営業

職域保険
職域保険は、健康保険法、船員保険法、3つの共済組合法の法制度によって規定されている。

組合管掌健康保険（組合健保）
法律上は、常時300人以上の従業員を使用していることが必要となっているが、実際には単一組合で700人以上、総合組合で3,000人以上が必要となる。

協会管掌健康保険（協会けんぽ）
2008（平成20）年10月1日よりスタート。それ以前は政府管掌健康保険（政管健保）と呼んだ。

者や農業従事者、退職高齢者、増加傾向にある失業者などが加入し、医療保険制度の最終的な受け皿的存在となっている。国民健康保険には、市町村が保険者となる「市町村国保」の他に、同種の業務や事業に従事する者（医師、歯科医師、薬剤師、食品販売業、土木建築業、理容美容業、浴場業、弁護士など）が300人以上で組織する国民健康保険組合（国保組合）がある。国保組合は、都道府県知事の認可による公法人である。

（3）後期高齢者医療制度

　高齢者の医療保障制度には、前期高齢者（65〜74歳までの高齢者）と、後期高齢者（75歳以上と寝たきり状態などの障害が認められた65歳以上の者を含む高齢者）を対象にした2つの制度がある。前期高齢者の場合、従来から加入していた制度の保険者に加入したまま、かかる費用を保険者間の財政調整で分担する仕組みとなっている。一方、後期高齢者については、それまで加入していた職域保険や地域保険から全く別建ての**後期高齢者医療制度**が担っており、都道府県単位の全市町村が加入する広域連合によって運営されている。

［2］医療保険給付と関連事業・制度の内容

（1）保険給付

①現物給付

　被用者、すなわち健康保険などでの被保険者の業務外の病気やけがに対して、診察、薬剤・治療材料支給、処置・手術、居宅での世話・看護、入院での世話・看護などの療養の給付が行われる。このような医療の現物給付に対する自己負担を除いた費用が保険で賄われる。

②現金給付

　健康保険などでは、現物給付以外に現金給付が行われている[1]。

（2）高額療養費制度

　高額療養費制度は、現物給付におけるその月の患者の自己負担が一定額を超えて高額となった場合、その超えた全額を医療保険から**償還**することで家計の負担を軽減しようとする仕組みである。自己負担限度額は年齢、所得区分に応じて定められている。また条件によっては負担をさらに軽減する仕組みがある（世帯合算・多数回該当）。また償還手続きには3カ月程度時間を要する。事前に保険者から認定証を受けることで限度額を超える負担の必要がなくなる。

　この制度は医療費の負担増加が家計を圧迫することで、患者の**受診抑制**（保健医療サービスの買い控え行動）が生じ、病状悪化の原因になることを防ぐ意味から設けられている。高齢社会を迎えて**受療率**が高まる中で、

療養の給付
入院時食事療養費、入院時生活療養費、訪問看護療養費、保険外併用療養費、高額療養費・高額介護合算療養費、療養費などがある。医療にかかるものでも適用外となるものとしては単なる疲労・倦怠、美容整形手術・治療、正常出産、人間ドック・健康診断、眼鏡・補聴器、経済的理由による人工妊娠手術、研究段階の先端医療、陶製材料を使用したものなどの特殊な歯科補綴、薬局で購入する風邪薬などの売薬などがある。被用者の家族に対しては、家族療養費、保険外併用療養費、家族訪問看護療養費、高額療養費・高額介護合算療養費などが給付される[1]。

現金給付
被保険者に対しては移送費、埋葬料・埋葬費、出産育児一時金、出産手当金、傷病手当金があり、被扶養者には、家族移送費、家族埋葬料、家族出産育児一時金などがある。

生活の不安定化、貧困への転落を防止する意味から重要な仕組みである。

(3) 高額医療・高額介護合算療養費制度

　高額医療・高額介護合算療養費制度は、国民健康保険や後期高齢者医療制度などに加入している世帯に介護保険の受給者がいる場合、世帯単位で医療保険と介護保険の自己負担額の1年間（毎年8月1日〜翌年7月31日）の合計の金額が**自己負担限度額**を超えた場合、その超えた分の金額が支給される制度である。限度額は世帯員の年齢構成や所得区分に応じて設定されている。

(4) 無料低額診療事業

　無料低額診療事業とは、医療機関が主に低所得者などを対象に無料で、もしくは低額な料金で診療を行う事業を指す。低所得者のほか要保護者、ホームレス、DV被害者、人身取引被害者などの生活困難者が対象となる。これは社会福祉法2条3項9号の規定に基づき、生活困難者や特殊事情によって医療が受けづらい者に必要な医療を提供する社会福祉事業である。

(5) 傷病手当金

　被用者を対象とする職域保険では、病気で休業した場合に休業の4日目から最長で1年6ヵ月間、給付基礎日額（平均賃金相当）の3分の2相当額が「**傷病手当金**」として支給される。これは所得を保障するための現金給付である。けがや病気による収入の中断への対応であり、高額療養費制度と同様に生活の不安定化、貧困への転落を防止する仕組みである。ちなみに、地域保険には傷病手当金はない。

(6) 労災保険

　労災保険は、正式には「**労働者災害補償保険**」という。雇用されている者に仕事や通勤途上におけるけが、病気、また死亡などの「**業務災害**」があった場合、療養、休業、障害、遺族、葬祭料・葬祭、傷病、介護などの**補償給付**を行う制度である。仕事など業務との因果関係が認められる病気を「**業務上疾病**」、合理的な経路、方法によって往復する通勤途上でのけがや病気、死亡などは「**通勤災害**」という。労働者を1人でも雇用する会社は本保険への加入が義務づけられ、保険料は全額事業主負担となっている。

　健康保険における傷病手当金に対して、労災保険の場合、**休業補償給付**として給付基礎日額の6割、また**休業特別支給金**が2割付加される。

(7) 保険外併用療養費制度

　わが国では、保険診療と**保険外診療**を併用する「**混合診療**」が禁止されており、もし保険外診療が行われた場合は、保険適用される診療も含めて医療費は全額が自己負担となる。ただし、保険外診療を受ける場合でも、「評価療養」（将来に向け、保険適用するかどうかの評価段階にある高度

な医療技術による療養）と「選定療養」（快適性や利便性などを求める患者が自ら選択する特別な医療サービス）については保険診療との併用が認められている。また「患者申出療養」（困難な病気と闘う患者の希望に対応して申出を受け、未承認薬などを迅速に提供する保険外併用療養）も同様に認められている。

通常の治療と共通する診察や検査、投薬や入院などの費用は、保険診療との併用が認められれば一般の保険診療と同様に扱われ、一部自己負担分も生じる。自己負担金以外は保険外併用療養費として健康保険からの給付が行われ、被扶養者においても家族療養費として給付が行われる。

B. 医療保障と公費負担医療

わが国の医療保障は、医療保険制度を中心に展開されている。それは、職域・地域の医療保険制度、後期高齢者医療制度、そして「公費負担医療制度」の3つによって医療保障が構成されている。社会保険料を主な財源とする医療保険制度に対して、全額が租税によって賄われている公費負担医療制度は、医療保険では対応できない特定集団、もしくは特定の傷病を対象とする医療給付制度である。これによって憲法25条の**「生存権」**を保障する意味での「医療保障」が成立する。

医療保障は、国民の生活安定と福祉の向上を目指し、その基本ともいえる健康問題への課題解決を図る国家的政策手段である。したがって、国や地方自治体はいうまでもなく、これらに関連するあらゆる機関が相互に協力し、医療だけでなく保健サービスをも伴って国民の健康上の障害や事故の防止、早期発見・早期治療、社会復帰への支援に取り組むことが求められている。ここにセーフティ・ネットとしての意義がある。

[1] 公費負担医療の種類

公費負担医療については、その成り立ちや目的がそれぞれに異なる。さまざまな性格を持つ医療は、大きく分けると①補償的医療、②社会防衛的医療、③福祉的医療、④治療研究的医療の4つに区分できる。一方、これらを公費負担の割合から区分すると、①全額国庫負担医療（すべて国の負担）、②全額公費負担医療（国とともに地方自治体も負担）、③公費負担優先医療（医療保険より公費負担を優先—患者の自己負担は保険から給付）、④保険負担優先医療（公費負担より医療保険を優先—患者の自己負担は公費負担医療から給付）に分けることができる。

［2］公費負担医療と法

公費負担医療は、さまざまな法制度の中で適用されている。

①**補償的医療**：原子爆弾被爆者に対する援護に関する法律（原爆被爆者援護法）、戦傷病者特別援護法、毒ガス障害者医療費、予防接種法。

②**社会防衛的医療**：麻薬及び向精神薬取締法、感染症の予防及び感染症の患者に対する医療に関する法律（感染症予防・医療法）、結核予防法、精神保健及び精神障害者福祉に関する法律（精神保健福祉法）。

③**福祉的医療**：生活保護法、身体障害者福祉法、児童福祉法、母子保健法、精神保健福祉法（医療保険における患者の自己負担分は公費負担。生活保護法の適用者は全額医療扶助によって医療が提供される）。

④**治療研究的医療**：難病対策としての特定疾患治療研究事業（難病法に基づく特定疾患医療費助成制度の施行へ）、小児慢性特定疾患治療研究事業（児童福祉法改正に基づく小児慢性特定疾患医療費助成制度の施行へ）（特定疾患の場合、医療保険の患者の自己負担分を公費で負担する）。

社会防衛的医療
ここでいう社会防衛とは公衆衛生を図るという意味であり、地域社会の健康を守るという目的をもつ。感染症に関する法律が含まれているのもそのためである。精神保健福祉法で定められている措置入院や医療保護入院なども、精神障害者が地域で安心して暮らすために公費負担医療として行われている制度である。

4. 医療保険制度の運用と現状

A. 医療保険制度の運用をめぐる環境変化

［1］高齢化と受療率

わが国の平均寿命は 2019（令和元）年現在、男性が 81.41 歳、女性が 87.45 歳となっている。世界トップクラスの長寿国となり、今後も人口の高齢化が進む。一方、さまざまな要因から生活習慣病の増加が課題となっている。特に循環器系の生活習慣病では、高齢期になるに従って受療率の上昇傾向が顕著となるため、その動向が注目されている。

［2］医療費の現状と動向

年齢階級別の 1 人当たり医療費は年齢が高くなるにつれて急増する。また高齢になるに従って受診率が上昇するので、**国民医療費**における老人医療費は増加する。これを国民医療費統計（2018 年度年齢階級別国民医療費）でみると、人口の 1 人当たり医科医療費は 65 歳未満が 18 万 8,300 円で、これに対して 65 歳以上では 73 万 8,700 円となり、約 4 倍である。これは全人口の 28.7％にあたる 65 歳以上の高齢者の医療費が、国民医療費

生活習慣病の増加
生活習慣病の増加は、中高年齢者を中心に医療需要を拡大させることになる。その受療率の上昇は、医療保険制度での療養諸費を増加させ、医療給付費を押し上げる。これが今後の医療保険財政を厳しくする、と懸念されている。

全体の 60.6％を占めていることになる。

　医療機関の運営費では約 5 割半ばが医療従事者の人件費であり、高額化する医療機器や専門職による医療サービス、市販売薬ではない薬剤費が人口の高齢化とともに国や地方自治体、医療保険の財政を圧迫する要因になっている。

[3] 公費負担と医療保険負担

　2018（平成 30）年度の国民医療費は 43 兆 3,948 億円となった。国民所得に対する割合は 10.73％にのぼる。制度区分別の割合では、公費負担医療給付分 7.3％、医療保険等給付分が 45.5％、後期高齢者医療給付分が 34.7％、患者等負担分が 12.5％。また軽減特例措置に関する国庫負担が 0.1％となっている。後期高齢者医療給付分が 3 割を越えてきていることに注目する必要がある。

[4] 医療費増加に対する政策動向

　国は、増加する医療費の抑制を図りつつ、安定的で持続可能な医療保険制度の運営確保が必要だとして、2006（平成 18）年 2 月に「健康保険法等の一部を改正する法律案」（**医療改革関連法案**）を提出し、同年 6 月に成立して施行された。改革は、主に①中長期的な**医療費適正化**対策の推進、②保険給付の内容・範囲の見直し、③介護療養型医療施設の廃止、④新たな高齢者医療制度の創設、⑤都道府県単位を軸とした保険者の再編・統合の方針に沿っており、介護療養病床の廃止期限延長などはあるが制度変更が進められている。その後、2013（平成 25）年 12 月の**プログラム法**の成立を踏まえ、国保制度の安定化に向けた改正法が 2015（平成 27）年 5 月に可決、成立した。この改正は、2018 年 4 月から施行されているが、これにより国保の財政運営の責任主体は都道府県に、現場運営の責任主体は市町村となり、運営体制が大きな転機を迎えているといえる。

プログラム法
2012（平成 24）年に社会保障制度改革推進法が成立し、そこでの報告書を踏まえ、翌年 12 月にプログラム法（「持続可能な社会保障制度の確立を図るための改革の推進に関する法律」）が成立した。

B. 医療保険制度の運用の現状と課題

　わが国の医療保険制度は、数多くの「保険者」によって運営され、被保険者（および被扶養者）の数や年齢構成、所得や職業などにより、異なる課題を抱え、財政的、事業的にも各特性や各地域に応じた運営が求められている。

[1] 協会けんぽ（協会管掌健康保険）

　政府管掌健康保険（政管健保）の運営が、2008（平成20）年10月に社会保険庁から全国健康保険協会に移管され、政管健保は「**協会けんぽ**」となった。全国一律の保険料率・保険運営であった制度は、都道府県単位の支部による独自の保険料率・保険運営の制度に改められた。**保険料率**は、各支部の評議会が自主自立運営の理念のもとに検討し、健康診断や保健事業は地域性を考慮して取り組むことになった。地域単位の保険運営では高齢者割合や所得水準などの違いにより財政状況に差が生じるので、調整する仕組みを組み込むことになっている。いずれにしても保険料率の地域間格差が生じ、新たな課題が懸念されている。被用者を対象とした医療保険として組合健保と比較すると中小零細企業の事業所が中心となり、所得水準が低い上に高齢化も進んでいる。政管健保の構造をそのまま引き継いでいることから、財政調整による拠出金の支出も重い負担となり、運営面で厳しい状態が続くと予想される。特に2020（令和2）年からの新型コロナウイルスの世界的な感染拡大は、急速な経済の悪化を招き、厳しさをより増したといえる。

[2] 組合健保（組合管掌健康保険）

　健康保険組合は、基本的に企業、または企業グループ単位で運営されている。母体企業の経営状況が医療保険財政に直接影響するので、近年、経済のグローバル化やわが国におけるサービス経済化の進展、それに伴う急激な環境変化によって財政基盤が弱体化している。そこに新型コロナウイルスの感染拡大の影響が及んでいる。特に雇用の抑制、リストラなどによる被保険者数の減少と保険者規模の縮小がみられる。一方で賃金が伸びず、保険料収入の減少、保険者間財政調整による**拠出金**や**支援金**などの増加により、企業経営を圧迫するとの理由から解散を余儀なくされる例も増えている。一方で、同一都道府県内で再編・統合の受け皿として企業や業種を超えた地域型健康保険組合の設立が認められている。

[3] その他の職域保険

　職域保険は、この他にも船員保険、国家公務員共済組合、地方公務員共済組合、私立学校教職員組合などの保険者によって運営されている。いずれも最大の課題は財政問題であり、医療費と拠出金（支援金および納付金）の支出増加が、保険者機能を低下させている。

［4］市町村国保（地域保険）

　市町村国保は、職域保険および後期高齢者医療制度加入者以外の者が被保険者となり、市町村によって運営されている。被保険者の所得が低く、高齢者が多い特質から構造的な財政問題を抱えており、近年は就業率が高まり、失業者が減少している傾向であっても、財政悪化はさらに深刻化している。もともと保険者規模が小さく、リスク分散機能が低い中での事業運営には限界があり、保険者機能と財政の安定化を図るためには規模の拡大に向けた再編・統合が迫られていた。2012（平成24）年に都道府県単位での共同化による財政基盤強化を目的とした国民健康保険法の改正が行われ、さらにプログラム法の方針に基づいて見直しが進んだ。2018（平成30）年4月からは「持続可能な医療保険制度を構築するための国民健康保険法等の一部を改正する法律」の施行によって、国保への財政支援の拡充が行われ、また都道府県が財政運営の責任主体となったことにより、財政の安定化とともに効率的な事業展開が期待されている。

［5］後期高齢者医療制度

　75歳以上の高齢者個人が加入する後期高齢者医療制度は、2008（平成20）年4月から都道府県ごとの広域連合によって運営され、保険料の決定および医療給付を行っている。財源は加入者の保険料が約1割、現役世代の保険料による後期高齢者支援金が約4割、公費負担が約5割となっている。診療費、受診率の高さが注目されている。2017（平成29）年4月から後期高齢者支援金について全面総報酬割が実施されることになり、財政の安定化が図られている。現在はこの制度と前期高齢者（65歳〜74歳）を対象とした財政調整制度から高齢者医療制度が構成されている。

5. 障害者、高齢者の医療保障の課題

A. 障害者の医療保障

［1］障害者総合支援法に基づく医療保障

　「障害者及び障害児が基本的人権を享有する個人としての尊厳にふさわしい日常生活又は社会生活を営むことができること」を目的に、「**障害者総合支援法**」が施行された（2013〔平成25〕年4月、一部2014〔平成

26〕年4月施行）。それまでの障害者自立支援法からの名称変更、基本理念の設定、難病患者など障害者範囲の拡大、支援内容の見直しとともにサービスの追加・拡大、サービス基盤の計画的整備、さらに障害支援での「障害者程度区分」から「**障害者支援区分**」への変更などの改正だった。障害者自立支援法への強い批判から一時は国も廃止を確約したものの、廃止をせずに改正というかたちで新たなスタートを切った。

　障害者総合支援法に基づく医療保障は、障害者・児に対する自立支援医療制度による。それは①更生医療、②育成医療、③精神通院医療の3つからなるが、2006（平成18）年4月の障害者自立支援法の施行に伴い、更生医療は身体障害者福祉法から、育成医療は児童福祉法から、精神通院医療は精神保健福祉法からそれぞれ同法の自立支援医療に移行・統合されたものである。その後、3つの自立支援医療制度は障害者総合支援法に引き継がれ、今日に至っている。

　自立支援医療制度は、障害者の心身の障害を取り除き、軽減するための医療に対して医療費の自己負担分を公費負担するものである。福祉的医療の原則から医療保険が優先し、従来は患者負担となる部分が公費によって負担されていたが、現在の3割負担では2割を自立支援医療制度によって負担し、残る1割を患者の自己負担としている。ただし、患者の自己負担については世帯の所得（市町村民税の課税状況）に応じて枠組が定められている。また負担能力はあっても重度で継続的な医療を必要とする**高額治療継続者**および育成医療の中間所得層には、月当たりの負担額に上限が設けられている。

［2］自立支援医療制度の給付対象と課題

　更生医療は、身体障害者手帳の交付を受けた者で、その障害を取り除き軽減する手術などの治療によって着実にその効果が期待できる者（18歳以上）を対象としている。そこでの医療は日常の生活能力、職業能力の回復や向上のために身体の機能障害部位に行われるもので、一般的疾病での治療的医療とは区別される。**育成医療**は、身体に障害を有する児童でその障害を取り除き軽減する手術などの治療により確実に効果が期待できる者（18歳未満）、**精神通院医療**は、精神障害者の心身の障害を取り除き軽減する通院での治療をする者が対象となる。各対象者の心身の状態はさまざまであり、治療はそれぞれ心臓手術や腎臓機能障害者の人工透析、整形外科、眼科、耳鼻咽喉科などの疾患から先天性の臓器障害、統合失調症や精神作用物質による急性中毒、その他に難病への治療も加わった。しかし、以上のようなほんの一部の給付対象医療項目例を見るだけでも日常生活で

の困難は想像に難くない。

　自立支援医療制度では、非課税世帯などへの減免措置はあるが1割負担は軽い負担とはいえない。また当該制度は**申請主義**であるため、制度を利用する際には申請が必要であり、手続きに必要な証明書費用、手間、時間などの負担は心身が不自由な障害者にとって煩雑である。援助を受けることができるとはいえ利用面での課題はまだ多くあり、今後、超高齢社会を迎えるにあたってだれもが障害者となる可能性を考えれば新たな課題も出てくるだろう。

B. 高齢者の医療保障

［1］制度の課題

　老人保健法は、患者の一部自己負担の復活、病気の予防と早期発見を目指した40歳からの健診・健康指導、財政調整などが制度の目的とされた。しかし、老人保健拠出金が増え続け、現役世代と高齢者世代との世代間費用負担の関係や財政運営面での責任所在などが不明確だとされた。一方で、退職者医療制度の仕組みも、雇用の流動化が顕著となる中で、長期雇用を前提とする保険制度では、高齢者医療費を制度間で均衡に負担するのは事実上不可能だと指摘された。これら国庫負担の軽減化に寄与してきた制度は、多くの課題を抱え、抜本的な見直しが求められてきた。

［2］制度の現状

　急速に進む少子高齢化の進展の中で、団塊の世代と呼ばれる年代層が後期高齢者となる時代を迎えている。高齢者の医療保障の問題はますます大きな課題となりつつあり、介護の問題とともにさらなる制度改革が進められつつある。特に国民医療費に占める65歳以上の医療費の割合は5割を超え、後期高齢者医療費の割合が急速に増加する中での国民医療費の総額が43兆円を超える現状からすれば、さらなる改革は避けて通れないものと思われる。

　高齢者のみならず、病院での入院・治療のあり方、また負担のあり方等については大きな転換期を迎えているとも言われ、近年、その動きは顕著である。2016（平成28）年4月から行われている「大病院への受診に際して紹介状がない場合の定額負担の導入」「入院時の食事代の段階的引き上げ（低所得者、難病・小児慢性特定疾患患者は除く）」をはじめに、「入院時の居住費」についても2017（平成29）年8月、2018（平成30）年8月と相次いで引き上げの見直しが行われた。この見直しと同時期に医療療

養病床に入院する 65 歳以上の患者（難病患者は除く）が負担する光熱水費相当額の居住費も引き上げられた。これらは介護も含めて「施設から在宅へ、地域へ」の流れの中にある見直しであると言えるだろう。

　高齢者の負担が増すことになる見直しは、このほかにもある。高額療養費における 70 歳以上の自己負担限度額が 2017 年 8 月に続き、2018 年 8 月にも引き上げられた。また後期高齢者の保険料軽減特例で世帯所得に応じて保険料の軽減が行われていたものが、均等割の軽減を据え置く一方で所得割の軽減を 2018 年 4 月から廃止にした。前述したように医療を受ける際に、75 歳以上でも現役並みに所得がある場合は自己負担割合を 3 割としている。医療をできるだけ受けないことを目指した予防・健康づくりに関する被保険者の自助努力への支援に力を入れていこうとする取組みも含め、これらは医療保険の財政基盤を維持し、持続可能性を高める重要な取組みとなっている。

注)
(1)　日本生産性本部生産性労働情報センター編『社会保険ポイント解説 '20/'21 ―制度改定の動向としくみ』日本生産性本部生産性労働情報センター，2020.

■ 理解を深めるための参考文献

● 椋野美智子・田中耕太郎『はじめての社会保障―福祉を学ぶ人へ（第 17 版）』有斐閣アルマ，2020.
　「社会保障入門」という位置づけの文献であるため、堅苦しくなく、大変わかりやすい。第 1 章で「医療保険」を取り上げており、版の改訂頻度が高いため常にデータが更新され、制度改正についても丁寧に変更点を説明している。

● 西沢和彦『医療保険制度の再構築―失われつつある「社会保険としての機能」を取り戻す』慶應義塾大学出版会，2020.
　わが国における医療保険制度の現状と課題をデータに基づいて詳しく説明している。基本的には「制度の再構築」を主張している文献ではあるが、曖昧な記述が少なく、被保険者や患者などの「医療を受ける側の立場」に立って書いてあるため、受験勉強を念には念を入れてと考える人には役に立つ。

第3章　医療施設と診療報酬制度の概要

医療技術の高度化は医療施設の専門化・機能分化を促した。また高齢化社会は急性期から回復期、療養期、在宅療養へと連続した医療を求めている。医療を財政的に支える診療報酬制度もそれらに対応し改定を続けている。この章では急性期から療養期に至る医療施設の展開と診療報酬制度を概説し、その中での社会福祉士の役割を学ぶ。

1

現代の医療は急速に進歩し同時に細分化が進んでいる。保健医療提供体制もそれに応じて機能分化が進んでいる。医療現場では専門性を持つ人びとがチームを組んで医療を行うチーム医療が重要になった。

2

医療提供施設も専門性を高めると同時に疾患特異性に応じた診療体制が整えられるようになった。また単に身体的な治療のみならず心理・社会性まで含めた全人的・包括的なケアが目指されるようになってきた。

3

さらに地域医療施設間の連携を深めるとともに、患者が住み慣れた地域で安全に暮らす地域包括ケアシステムとの連携を強めるよう求められている。

4

医療保険における診療報酬制度は医療提供システムの財政面を支えている。診療報酬制度は医療供給体制の変化に応じると同時に、医療機関に経済的なインセンティブを与えることによって医療供給体制の変化を誘導する働きもしている。

1. 医療施設

A. 現代医療の展開

［1］ 医療の進歩と専門分化

　医学・診療技術・治療法は絶え間なく進歩し多くの専門分野が生まれ、細分化が進行している。医療に従事する人びとも医師、歯科医師、薬剤師、看護師等従来の保健医療関係者のみならず分子生物学、化学、工学等多くの分野の専門家が加わり医療の分野で活躍している。

［2］ キュアからケアへ

　半世紀以前の医療は疾病の治療（キュア）を目的としていた。しかし世界保健機関（WHO）が憲章の前文で健康について定義したごとく真の健康を目指す保健医療は物理的な心身のケアのみならず、社会的なケア、心理的ケア、さらにはスピリチュアルなケアまで含めた全人的なケアを目指している。その実現のためには社会福祉士、精神保健福祉士、心理師、宗教家等多彩な人びとの保健医療への参加が必要になる。

キュア
cure

ケア
care

WHO による健康の定義
「健康とは完全な肉体的、精神的及び社会的福祉の状態であり、単に疾病または病弱の存在しないことではない。到達しうる最高基準の健康を有することは、人種、宗教、政治的信念又は経済的もしくは社会的条件の差別なしに万人の有する基本的権利の一つである。」（WHO 憲章前文、1946 年）

［3］ 地域包括ケアシステムとの連携

　さらに保健医療は医療機関内で完結するのではなく、予防医療も含めた地域包括ケアシステムとの連携が重要になっている。そのためには行政に従事する人びとと、地域社会で活躍する人びとと、ボランティアさらに家族等広い範囲の人びとの参加が期待されるようになった。

［4］ 統合と情報共有

　このような保健医療の拡大と質の変化が進むなかで、ある課題を解決するためには多くの職種がチームを作って連携しさまざまな情報を統合して対応するチーム医療が必須になってきた。また医療従事者のみならず、患者、地域住民の間で、情報を共有する必要があり、情報公開が広く必要になってきた。

　変化に対応しながら現実の医療提供体制を機能させ持続させていくためには、①マンパワー（いわゆる「ヒト」）、②施設・設備（いわゆる「ハコ」）、③医薬品、医療器材など（いわゆる「モノ」）、④運営を維持するた

めの資金（いわゆる「カネ」）が必要である。

B. 医療提供体制を支える「マンパワー」と「施設」

[1] わが国の医療法制の構成

わが国における医療供給体制の法律は大きく、①保健医療関係者等の身分に関する法律（医師法、歯科医師法、保健師助産師看護師法、薬剤師法、社会福祉士及び介護福祉士法等）と、②施設に関する法律（医療法および関連諸法等）、③保健医療対策に関する法律（地域保健法、感染症の予防及び感染症の患者に対する医療に関する法律（感染症法）等に分けられる。医薬品、医療機器等の効果の認定、安全性などについて規定していた「薬事法」は2013（平成25）年に「医薬品、医療機器等の品質、有効性及び安全性の確保等に関する法律」（薬機法）に改正された。

[2] 医療の専門分化とチーム医療の発展

(1) 医療の現場で働く人びと

かつての医療機関では医師をトップとして、指示が上意下達で行われるピラミッド型の階層制度がとられてきた。しかし医療技術の高度化、多様化、複雑化によって現在の医療はさまざまな職種から構成されるチームによって行われるようになった。病院では20種を超えるさまざまな国家資格をもった専門家が働いている。

医療ソーシャルワーカー（MSW）は国家資格ではないが、多くの病院では社会福祉士あるいは精神保健福祉士の資格を医療ソーシャルワーカー採用の条件としている。また病院の機能を支えるための診療報酬請求などの医事業務、医師の事務負担を軽減する医療秘書も専門技量が必要とされる職種である。さらにその病院の特色を生かすために医療通訳、**パストラルワーカー**等が置かれていることもある。

(2) チーム医療の推進には

チームの成果を上げるためには参加する各専門家がその役割を十分認識する必要がある。本書では**第6章**で主な専門職の役割を詳しく述べている。またチーム医療を効率よく行うために**クリニカルパス**などの方法が開発されている。

[3] 医療法における医療提供施設

医療法は医療施設、医療行政に関する基本法である。医療法では医療提供施設を病院、診療所、介護老人保健施設、介護医療院、調剤薬局その他

パストラルワーカー
pastoral worker
病人やその家族のスピリチュアルケア、宗教的ケア等、心のケアを担当する。

クリニカルパス
clinical path
その病院において治療とその経過が定型的である疾患について「臨床的な径（みち）＝クリニカルパス」をパス委員会で作成する。多くの場合は横軸が経過（入院からの日数）、縦軸には各職種がどの時期に係るかが記載された表になっている。パスは患者にも公開されている。パスを計画（plan）、実行（do）し、パスから逸脱する事例（バリアンス）をチェック（check）し、パスの妨げになっている院内の仕組み、あるいはパスそのものの欠点を正す行動を行う（action）。このPDCAサイクルを繰り返してゆく。

医療法における医療提供施設
「医療は、国民自らの健康保持増進のための努力を基礎として、医療を受ける者の意向を十分に尊重し、病院、診療所、介護老人保健施設、介護医療院、調剤を実施する薬局その他の医療を提供する施設（以下「医療提供施設」という）、医療を受ける者の居宅等（居宅その他厚生労働省令で定める場所をいう）において、医療提供施設の機能に応じ効率的に、かつ福祉サービスその他の関連するサービスとの有機的な連携を図りつつ提供されなければならない。」
（「医療法」1条の2第2項）

の医療を提供する施設としている。この中で、介護老人保健施設と介護医療院は介護保険法にも規定されている。また、この条文では医療が提供される場として、「居宅」を明文化している。調剤薬局は薬機法において規定されている。

　病院と診療所の差は病床数で病院は20床以上の病床を持ち、診療所には無床（「無床診療所」）あるいは19床以下の病床を持つ「有床診療所」がある。

［4］ 医療法による病床種別

　医療法7条では病床を以下のよう種別している。

①精神病床：精神疾患を有する者を入院させるもの

②感染症病床：感染症法における一類感染症、二類感染症（結核を除く）、新型インフルエンザ等感染症または**指定感染症**、新感染症の所見がある者を入院させるもの

③結核病床：結核の患者を入院させるもの

④療養病床：主として長期にわたり療養を必要とする患者を入院させるもの

⑤一般病床：上記に掲げる病床以外のもの

　それぞれについて、医師、看護職員の人員配置、設備の最低限の基準が示されている。実際の病院では後述する診療報酬の仕組みによってより細かく分かれて運用されている。

［5］ 医療法によって目的を付加された病院

　医療施設機能体系化の一環として目的を付加された病院が医療法によって決められている。

（1）地域医療支援病院

　患者に身近な地域で医療が提供されることが望ましいという観点から、紹介患者に対する医療提供、医療機器等の共同利用の実施等を通じて、第一線の地域医療を担うかかりつけ医、かかりつけ歯科医等を支援する能力を備え、地域医療の確保を図る病院として相応しい構造設備等を有する病院である。原則200床以上の病床を持ち、救急医療を提供する能力が必要とされている。都道府県知事が個別に承認する。

（2）特定機能病院

　高度の医療の提供、高度の医療技術の開発および高度の医療に関する研修を実施する能力等を備えた病院である。人員配置は通常の病院より多く医師は通常の2倍程度必要であり、集中治療室、無菌病室、医薬品情報管

指定感染症
新型コロナウイルス感染症は2020（令和2）年1月に指定感染症に指定された。

地域医療支援病院の増加
地域医療支援病院は地域医療の連携を推進する国の方針を受けて急速に増加しており、2019（令和元）年の10月では全国で618施設ある。

特定機能病院数
大学病院を中心に2020（令和2）年では全国で86施設ある。管理運営の不足を問われて認定取り消し、再認定などがあり、数に増減がある。

理室等を備え、400床以上の病床を持ち、16以上の診療科があり、査読の
ある雑誌に掲載された英語論文数が年70件以上あること等が条件である。
厚生労働大臣が個別に承認する。

(3) 臨床研修中核病院

革新的医薬品、医療機器等の開発を推進するため国際水準の臨床研究等
の中心的役割を担う病院である。厚生労働省令で定めた基準に沿う特定臨
床研究の計画立案・実行、他の病院または診療所と共同する際は研究の主
導的な役割を果たし、特定臨床研究に関する研修を行う。400床以上の病
床を持ち10以上の診療科を有する等の条件がある。厚生労働大臣が個別
に承認する。

[6] 医療計画と基準病床数

医療法では都道府県に地域の実情に応じた医療計画を作成し、その一環
として地域医療構想を定めることを求めている（地域医療構想については
第4章で解説する）。地域医療構想では構想区域における病床の機能区分
ごとに将来の病床数の必要量を基準病床数として定める。基準病床数は整
備目標であるとともにそれ以上の病床の増加を抑制するという両面を持っ
ている。わが国は基本的に医療機関を自由に開設できる「自由開業制」を
採ってきたが、病床については基準病床数を超える病床は都道府県によっ
て認可されない。

[7] 国立医療機関

(1) 国立高度専門医療研究センター

国がその医療政策を担うべきと定めている医療分野（「**政策医療**」）に対
し医療の提供のみならず研究・開発、医療従事者の研修、情報発信、政策
提言等を行うナショナルセンターとして現在6つの**国立研究開発法人**が設
立されている。

(2) 国立病院機構

かつての国立病院は2004（平成16）年に独立法人国立病院機構となり、
地域における政策医療提供の中核となるとともに、臨床研修、医療従事者
の養成を一体的に行っている。またそのネットワークを生かして大規模災
害や感染症発生時には国立病院機構災害医療センターを中心に人的・技術
的支援を行っている。

[8] 介護療養病床から介護医療院へ

医療法に定める療養病床には医療保険を財源とする医療療養病床と介護

臨床研修中核病院数
2020（令和2）年では全
国で13施設ある。認定
の条件が厳しく施設数の
増加は少ない。

政策医療
がん、循環器病、精神疾
患、神経・筋疾患、成育
医療、腎疾患、重症心身
障害、骨・運動器疾患、
呼吸器疾患、免疫異常、
内分泌・代謝性疾患、感
覚器疾患、血液・造血器
疾患、肝疾患、エイズ、
長寿医療、災害医療、国
際医療協力、国際的感染
症の19分野。

国立研究開発法人
①国立がん研究センタ
ー：がん
②国立循環器病研究セン
ター：循環器病（心臓
病、脳卒中、血管疾患
等）
③国立精神・神経医療研
究センター：精神疾患、
神経・筋疾患、重症心身
障害、（国立看護大学校
もセンターに含む）
④国立国際医療研究セン
ター：エイズ、国際医療
教育、国際的感染症
⑤国立成育医療研究セン
ター：成育医療（先天性
免疫不全症、先天性代謝
異常症、遺伝子・細胞治
療等）
⑥国立長寿医療研究セン
ター：加齢に伴う疾患
（認知症等）

保険を財源とする介護療養病床がある。国は 2006（平成 18）年の医療保険制度改革／診療報酬・介護報酬同時改定に際し介護療養病床を 2011（平成 23）年度末で廃止する方針を決定した。しかし転換は進まず 2008（平成 20）年に介護療養病床の廃止期限を 2017（平成 29）年度末まで延長した。調査により介護療養病床の患者には経管栄養や喀痰吸引等日常生活に必要な医療処置が多数あり、高齢者が多く、充実した看取りを実施する体制が必要であることが明らかになった。このような施設として 2017 年の介護保険制度改正により介護医療院が創設され、従来の介護療養病床の廃止は 2024（令和 6）年 3 月末に延期された。

療養病床の患者の医療の必要性は非常に多彩でこの転換がそのニーズを満たしながら進むのか、なお予断を許さない。

2. 診療報酬制度の概要

A. 医療保険診療の仕組み

［1］診療報酬の流れ

医療保険については前章で述べられているので本章では医療現場で医療保険がどのように使われているのかを述べる。

図 3-2-1 に沿って診療の提供と診療報酬の流れの概略をみてみよう。

①保険証の発行

わが国では国民皆保険が確立しているのですべての国民は公的医療保険のいずれかに加入している。保険者は加入者（被保険者）に保険証を配布する。

②診療の提供（医療給付）

被保険者（患者）は医療が必要になったとき、医療機関（病院・診療所・調剤薬局）を受診する。わが国では美容などごく一部を除いては保険医療機関となっており、そこで働く医師も保険医の登録をしている。したがって現在ではほとんどの場合、保険医療機関であるか否か確認しないで受診している。保険医は社会保険のルールに違反したとき登録を停止されることがあり、臨床業務に従事できなくなるのでルールに従った診療を行う。

診療の提供は「医療給付」あるいは「現物給付」とも呼ばれる。

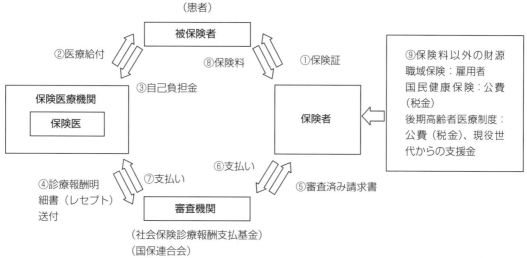

図 3-2-1　診療報酬の流れ

（患者）

被保険者

②医療給付　　　⑧保険料　　①保険証

保険医療機関
保険医

③自己負担金

④診療報酬明
細書（レセプト）
送付

⑦支払い

保険者

⑨保険料以外の財源
職域保険：雇用者
国民健康保険：公費
（税金）
後期高齢者医療制度：
公費（税金）、現役世
代からの支援金

⑥支払い　　⑤審査済み請求書

審査機関

（社会保険診療報酬支払基金）
（国保連合会）

出典）著者作成.

③自己負担金の支払い

　医療にかかった費用について患者はその一部を医療機関の窓口で自己負担金として支払う。多くの人びと（小学生から69歳まで）は医療費の3割、義務教育就学前は2割、70〜74歳は2割（現役なみ所得者は3割）、75歳以上の後期高齢者医療制度では1割（現役なみ所得者は3割）となっている。

④診療報酬の請求

　医療機関では後述する方法によって医療費用を計算し、自己負担金を除いた額を診療報酬明細書（レセプト）にまとめ、月ごとに各都道府県に設置された審査機関に送付する。

⑤審査と審査済請求書の送付

　送られたレセプトを国民健康保険（国保）では国民健康保険団体連合会（国保連合会）、その他は社会保険診療報酬支払基金が審査する。現在ではこの過程はオンライン化され全レセプトについて自動的に審査されるが、医師裁量に任された部分などは診療側、保険者側、学識経験者から選ばれた医師・歯科医師・薬剤師等によって構成される審査会によって人的に審査される。過誤のあるレセプトは医療機関に戻され（返戻）、医療機関は訂正ののち再提出する。審査の結果、減額された場合は自己負担金を含めて訂正することになる。

　審査の済んだレセプトは保険ごとに分けられ保険者に送付される。

⑥請求金額の支払い

⑦診療報酬の支払い

審査機関（社会保険診療報酬支払基金、国保連合会）は各医療機関に診療報酬を支払う。医療機関が診療から報酬を受け取るまで約2ヵ月かかる。

⑧保険料（掛金）の支払い

被保険者は加盟する保険に保険料を支払う。被用者保険では雇用主と加入者本人が折半で負担する。国民健康保険では世帯主が家族の分をまとめて市町村など保険者に納付する。後期高齢者医療制度では年金から天引きされる（特別徴収）か、市町村など保険者に直接納付する（普通徴収）。

⑨保険料以外の財源

保険の運用の財源は保険料だけでは足りず、国民健康保険では公費（税金）が負担している。後期高齢者医療制度は保険料（約1割）、公費（約5割）と現役世代からの支援金（約4割）によってまかなわれている。

［2］ 自己負担金の軽減

（1）高額療養費制度

自己負担（月額）が「自己負担限度額」を超えた場合、超過金額が払い戻される。原則として「自己負担限度額」は所得額を70歳未満は5段階、70歳以上は6段階に区分して算出する。実際には高額の医療費をいったん医療機関の窓口で払わなくても済むように、あらかじめ保険者に「限度額適用・標準負担額減額認定証」の交付をもとめ、医療機関に提出することが行われている。

（2）公費負担医療制度

社会的弱者の救済、障害者の福祉、強制処置による医療、治療研究の助成等さらには災害等の救済のために国あるいは地方自治体が公費によって医療費用を負担する多くの制度がある。自立支援医療では人工透析、腎移植、人工ペースメーカー植込み、人工関節置換術、白内障手術など身近な治療法にも助成が適応される。これらの制度は原則、患者の申請によって適応が開始され、手帳の交付、必要な診断書の入手など手続きが必要である。多くの場合、病院あるいは保健所・自治体・福祉事務所さらには患者団体などで社会福祉士が患者に情報提供し申請の援助を行っている。

公費負担医療における負担のパターン
公費負担の方法には、①医療費の全額を公費負担する（感染症法：新感染症・指定感染症等）、②自己負担分を公費負担する（生活保護法等）、③自己負担分の25％を負担する（感染症法：結核患者の適正医療）、④自己負担分の一部を所得に応じて自己負担し残りを公費で補う（難病法・特定疾患治療研究事業等）等のパターンがある。

［3］ 現金給付

医療保険による給付には上記の「現物給付」の他に、傷病手当金、出産手当金、埋葬料、自己負担金への補助など保険者から被保険者に直接現金が給付される「現金給付」がある。財政的な理由から保険の種別によって

異なった内容になっている。

B. 診療報酬点数と積算の方法

[1] 診療報酬点数表

　診療報酬は診療報酬点数表を基に計算する。診療報酬点数表には医科、歯科、調剤の3種類がある。また後述するDPCを用いる急性期病院では「診断群分類点数表」も用いられる。診療報酬点数表では約5,000の医療サービス・技術、約1万7,000の医薬品について点数（1点10円）が定められ、それを請求する際の要件が記載されている。点数は全国一律である。診療報酬点数表は2年に1回、厚生労働大臣が中央社会保険医療協議会（中医協）に諮問し改定され告示される。

　点数表に記載されていない内容の医療は保険医療とは認められず「自由診療」として自費払いとなる。また保険診療と保険外診療を混合して行うことは原則として禁じられており（「混合診療」の禁止）、自費払いとなる。これは患者の貧富の差によって保険医療が不平等になるのを防ぐためである。

[2] 診療報酬点数表の構成

　点数表は「基本診療料」と「特掲診療料」より成る。基本診療料には、①初診料、②再診料、③入院基本料、入院基本料加算、④特定入院料が含まれている。特掲診療料には、①医学管理料、②在宅医療、③検査、④画像診断、⑤投薬、⑥注射、⑦リハビリテーション、⑧精神科専門療法、⑨処置、⑩手術、⑪麻酔、⑫放射線治療、⑬病理診断が含まれている。保険請求できる薬剤の薬価は別に「薬価基準」に、医療材料は「材料価格基準」にて定められている。

[3] 積算の方法

（1）出来高払いと包括払い

　診療報酬の計算には従来、一つひとつの診療行為に対する点数に、算定できる加算等を積み上げて診療報酬を決める「出来高払い」が用いられてきた。一方、症状が安定し治療も定型化してくる慢性期を対象とする病棟、比較的単一の疾患を対象とする病棟では点数をまとめて定額化する「包括払い」が用いられてきた。療養病棟では、疾患、持続点滴・人工呼吸器装着等の有無などの医療による区分、患者のADLの高低によって入院料が定められ多くの診療行為が包括化されている。両者にはメリットデメリッ

医療保険適応外の診療
正常な妊婦の出産、経済的理由等の人工妊娠中絶、美容整形、近視等の矯正治療、健康診断・人間ドック、予防注射等。なお、業務中の傷害、死亡には労働者災害補償保険（労災）が、自動車交通事故には主に自賠責保険が適応される。

保険外併用療養費
保険診療と保険外診療との併用が例外的に認められるのは、下記の場合である。この場合保険外医療の部分は自費負担である。
①評価療養：保険導入のための医薬品、機器、再生医療等の評価、治験等。
②患者申出療養：患者の希望の治療を臨床中核病院を通じて国が審査し個別に許可する。
③選定療養：差額ベッド、大病院における初診および再診、制限回数を超える医療等。

トがある。「出来高払い」では医師の裁量で診療行為が決定され、診療行為を増やせば収入が増えるため「乱診乱療」になる可能性があり、「包括払い」では手抜きをしても収入は変わらないので「過少診療」「粗診粗療」の可能性がある。一方「包括払い」では医療行為を効率化しコストを下げれば病院の収入を増加させることができる。病棟機能の機能分化が進むにつれ最近では「包括払い」を取り入れる方向に向かっている。

(2) 診断群分類定額報酬算定制度（DPC/PDPS）

　DPC/PDPS は一般病棟の急性期入院医療を対象とした1日当たり包括払い制度である。DPC（Diagnosis Procedure Combination）は診断と診療内容などによって分類された診断群分類である。診療中に最も医療資源を要した傷病名について、国際分類である ICD-10 を基本とした 18 の主要診断群に大別される 502 の基礎疾患に分け、さらに、入院理由、重症度、手術・処置の有無等によって 3,990 の群に分類し、それぞれ包括点数をつける。加えて手術、麻酔、1,000 点以上の処置、放射線治療、医学管理料については出来高で計算し、両者を合算する。請求の総額は入院時食事療養費等を加えたものになる。PDPS（Per-Diem Payment System）は DPC に基づく1日当たり定額報酬算定制度である。

　DPC/PDPS は 2003（平成 15）年に始まり急速に普及し全病院の約半数、急性期病院では 8 割を超える施設がこの方式を取り入れている。

C. 診療報酬による病棟の機能分化

[1] 特定入院料による急性期機能の充実

　医学の進歩とともに特定の状態、特定の疾患に対応した診療体制、設備を備えた病棟（あるいは部屋、病床）が必要になり、**図3-2-2** に示すように一般病床の機能分化が進んでいる。診療報酬制度では施設基準に適合し届け出た施設には特定入院料を設け、診療報酬の面から厚遇している。

　急性期に対応する特定入院料としては、①救急救命センター、②特定集中治療室、③ハイケアユニット、④脳卒中ケアユニット、⑤小児特定集中治療室、⑥新生児特定集中治療室、⑦総合周産期特定集中治療室、⑧新生児治療回復室がある。特定入院料では、検査・注射・処置・入院基本料は包括化されている。

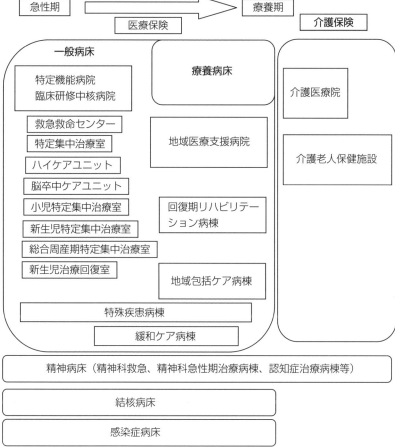

図 3-2-2　病棟・病床の機能分化

出典）著者作成.

［2］特殊疾患・感染症への特定入院料

（1）特殊疾患

　脊髄損傷等の重度障害者、重度の意識障害者、筋ジストロフィー・筋萎縮性側索硬化症患者等の筋・神経疾患等では、人工呼吸器をはじめ医療の必要性が高い療養が長期にわたって必要になる。日常の療養は定型的であっても急変への対応が重要であり特殊疾患入院医療管理料が定められている。

（2）感染症病床

　特定感染症指定医療機関または第一種感染症指定医療機関で算定することができ新感染症または一類感染症の患者（疑いまたは無症状の感染者も含む）が対象になる。

［3］精神病棟への特定入院料

　精神病棟では、①精神科救急、②精神科急性期治療病棟、③認知症治療病棟等が特定入院料の対象となる。

［4］緩和ケア病棟

　悪性腫瘍または後天性免疫不全症候群の患者が対象になり、家族控え室、面談室、談話室、患者専用の台所など心休まる環境を備えている。

D. 診療報酬による保健医療・福祉政策の推進

　国の施策に沿って診療報酬を設定することによって医療機関に「経済的動機（インセンティブ）」を与え、その施策を具体化することができる。

［1］総医療費の抑制

　わが国の医療費は高齢化の進行とともに増加を続けている。医療の質を落とさず費用を抑制するよう診療報酬点数表の改定が行われている。

(1) 平均在院日数の短縮

　限られた病床を効率的に使うためには入院期間の短縮が有効である。一般病棟の入院料は入院してからの日数がたつと初期加算が少なくなって低くなる。医療機関としてはできるだけ効率的な治療を行って平均在院日数を減らそうとする。

(2) 入院基本料の低減

　1日当たりの入院料は一般病棟では急性期を対象にする急性期一般入院料と回復期を対象とし地域医療との連携を重視する地域一般入院料に分かれ、それぞれに数段階に分かれており、病棟種別、平均在院日数、**看護配置**、看護師比率等の設備基準で決定されている。国は医療費の抑制を目指して、入院料の種別を細分化する、施設基準をより厳しくする等の点数改定を行い、点数の高い**急性期一般入院料1**から点数の低い入院料への転換を図っている。

(3) 入退院調整チーム

　平均在院日数短縮を目指して各病院では医師、看護師、医療ソーシャルワーカー、事務職等によって入退院調整チームが編成されている。入退院支援の具体的な内容は、①退院困難・支援が必要な患者の抽出、②退院支援計画の作成、③退院先の確保などの調整、支援、④退院後のフォローアップ等である。診療報酬で入退院支援加算が得られるがその設置基準とし

入院後の日数による1日当たりの入院費の低減
たとえば、急性期一般入院料1では一般病棟初期加算後の点数は入院後14日以内2,100点、15〜30日1,842点、30日越え1,650点と入院後日数がたつと低くなる。

看護配置
看護配置は患者数に対する常勤換算の看護職数比である。実際には看護職の多くは3交代なので70床の7：1病棟では70÷7×3で30名以上の看護職が必要になる。10：1であれば21名以上であり、医療費、人件費を低くできる。

急性期一般入院料1の施設基準
最も点数が高い急性期一般入院料1の施設基準には、①7：1以上の看護職員、②看護職員の70％以上が看護師であること、③平均在院日数が18日以内、④重症度が医療・看護必要度の基準を超える患者を31％以上入院させていること、⑤常勤医師が入院患者10人に対し1人以上であることが挙げられている。重症度の判定はいくつかの項目の調査による医療・看護必要度で行うが、減収を嫌って、過剰診療を招く可能性がある。そのため判定項目の改定が繰り返されている。

て「専従の看護師あるいは社会福祉士が必要である」と定められているようにチーム内での社会福祉士の役割は大きい。

（4）薬価切下げと後発医療品使用の促進

医薬品の値段は開発経費を評価しながら市場での実勢価格を参照に「薬価」で決められ2年に1回見直しが行われている。実勢価格の変動は大きいので改定間隔は1年へと見直しが進んでいる。

新薬（先発医薬品）は特許が切れると他のメーカーも発売することができ、後から製造した薬を「後発医薬品＝ジェネリック医薬品」と呼ぶ。後発医薬品のほうが安いので国はジェネリック医薬品の使用を熱心に勧めている。

［2］地域医療・地域包括ケアシステムとの連携

国は住み慣れた地域での健康的な生活の支援を目指している。

（1）地域連携部門

平均在院日数の短縮は、入院患者数の増加なしには病床稼働率の低下をまねき、病院経営を悪化させる。そこで多くの病院では地域の医療・福祉施設との連携を強めるための部門を設置し、紹介患者の受け入れ、円滑で効率的な入退院の調整、地域の医療福祉関係者の研修、病院機能の広報などを行っている。ここでも医療ソーシャルワーカーが活動の中枢として働いている。

（2）回復期リハビリテーション病棟

急性期入院と慢性期（在宅あるいは福祉施設）を結びリハビリテーションを集中的に行う施設である。特定入院料が認められるがその入院料1と2では、施設基準で病棟ごとに在宅復帰支援を担当する専任の社会福祉士1名以上の配置が義務づけられている。他の診療報酬制度と異なりここでは入院の成果（アウトカム）が評価されている。

（3）地域包括ケア病棟

国の地域包括ケアシステム推進の方針を受けて、①急性期からの受け入れ、②在宅・生活復帰支援、③緊急時の受け入れを行う地域包括ケア病棟が2014（平成26）年に新設された。地域包括ケアの中核を担う病棟として注目され、また診療報酬上も推進措置がとられたため200床以下の中小病院を中心に多くの一般病棟が地域包括ケア病棟に転換した。

（4）在宅療養支援診療所／病院

在宅療養支援診療所は24時間体制で在宅療養を支える施設として2006（平成18）年に創設された。施設基準は、①24時間連絡を受ける保険医または看護職員をあらかじめ患者に文書で提供する、②24時間往診可能

成果主義
診療報酬は治療の成果が問われることはなく、行った診療そのものが点数化される。たとえば、患者が回復しても死亡しても治療行為が同じであれば同じ診療報酬である。回復期リハビリテーション病棟では治療前後のADLを比較し一定の改善（アウトカム outcome）があれば点数が増加する成果主義を取り入れている。

在宅療養支援診療所の数
医師1人の診療所で24時間診療体制を保つのは困難である。在宅療養支援診療所の数は14,000程度で伸びていない。そこでいくつかの施設が連携してこの条件を満たす方向に向かっている。今後は施設の地域偏在の是正、実際に施設基準が満たされているかの検証が課題になっている。

な体制を他の医療機関と連携して整える、③緊急時患者が入院できる病床を確保しておく、④訪問看護ステーションとの連携等の機能等が要求され、基準を満たせば、在宅時医学総合管理料等が大きく上乗せされる。200床以下の病院で4km以内に診療所がない病院も同様の基準を満たせば在宅療養支援病院となれる。2013（平成25）年には在宅医療を担当する常勤医師が3名以上配属された「機能強化型在宅療養支援診療所／病院」が設定された。

E. 介護保険施設における介護報酬

　介護保険における介護報酬の流れは**図3-2-1**と同様であるが保険医療機関は介護事業の事業所であり、審査機関は国保連合会である。報酬は「点数」ではなく「単位」であらわされる。医療保険と異なり1単位は10円とは限らず地域の事情に応じた地域加算があり全国一律ではない。介護保険施設におけるケアの費用は施設の種類（個室、多床室、ユニット型等）と介護度等で決定される介護保険施設サービス費に包括化されている。施設でケアできる範囲を超える医療が必要になったときは病院・診療所の外来あるいは転院して医療保険を用いて治療する。

注）
　本章の側注における数値データはすべて、①厚生労働省ウェブサイトを検索、②2020（令和2）年4月より施行された「診療報酬点数表」より同年10月12日に取得した。

■理解を深めるための参考文献
● 厚生労働統計協会編『国民衛生の動向』厚生労働統計協会，各年次版.
　わが国の公衆衛生に関する最新の基本的データが記載されている。また医療、保健福祉、環境、労働などについての政策も具体的な施策と関係づけられながら述べられている。
● 医学通信社編『医療費早わかりBOOK2020-21年版』医学通信社，2020.
　診療報酬の仕組みがQ&A方式でわかりやすく図解されている。
● 青山道子『診療報酬・完全攻略マニュアル2020-21年版』医学通信社，2020.
　点数表として読みやすい。診療報酬は2年に1回改定されているため各改定年版が出版されている。

第4章 保健医療政策の概要

保健医療政策は国が制度を策定し、自治体がその基本的な考えに基づき計画を策定し運用している。保健と医療は異なる法制度に基づくものの地域住民にとってはどちらも健康に関するもので、分け隔てるものではない。本章では、医療制度と保健制度、医療施設と保健施設がどのように住民の安心に寄与しているのか理解することを目的とする。

1

わが国の保健医療政策が少子高齢化、経済の低成長への移行などの大きな環境変化へ対応するために既存の法律・制度の改正だけではなく、新たな法律や制度を設けていることを理解する。

2

医療計画は医療法に基づき各都道府県が自地域の特性に合わせて策定している。各項目について内容を理解するとともに、近年の医療環境の変化に対応するために策定された地域医療構想などが、どのような問題点に対してアプローチをしているのか理解する。

3

地域保健対策は、住民ニーズに対応するために個人を対象とした公助を行ってきたものから、保健医療と福祉の連携強化による自助および共助を支援する形態へ移行していることを理解する。

4

抗微生物剤は感染症の治療など保健医療に多大なる貢献をもたらしたが、不適切な利用が新たな脅威を生み出している。医療にとどまらず家畜や水産動物の分野でも広く利用されている状況と、ワンヘルス・アプローチによる取組みの必要性について理解する。

1. 地域生活における保健医療政策

A. 保健医療政策に関連する法律・制度

保健および医療は地域住民が健康な生活を過ごしていく上で欠かせないものであるが、それぞれ異なる法律・制度に基づき提供されている。特に近年の保健医療の環境変化に深く関連する法律・制度についてみていこう。

[1] 医療法

医療法は医療を受ける者の利益の保護および良質かつ適切な医療を効率的に提供する体制の確保を目的として、1948（昭和23）年に公布された法律である。医療計画は本法により都道府県が、地域の実情に応じて作成することとされており、その中で地域医療構想、医師確保計画、外来医療計画が策定されている。

[2] 地域保健法

地域保健法は1947（昭和22）年に制定された保健所法を前身とした法律で、1994（平成6）年に改正されたものである。地域保健対策の推進を目的とする法律で、保健所や市町村保健センターの設置、地域保健対策を円滑に実施するための人材確保、地域保健対策の推進に関する基本的な指針（以下、基本指針）に関して定められている。

[3] 高齢者の医療の確保に関する法律

1982（昭和57）年に施行された老人保健法を前身としており、2008（平成20）年より施行されている。

国民保健の向上および高齢者の福祉の増進を図ることを目的とする法律で、高齢期における適切な医療の確保と医療費の適正化の推進を図るため、医療費適正化計画および特定健康診査や特定保健指導に関すること、前期高齢者（65歳〜74歳）に関わること、および**後期高齢者医療制度**（75歳以降）に関して定められている。

後期高齢者医療制度
➡ p.19 第2章3節参照。

[4] 医療介護総合確保推進法

2014（平成26）年に施行された法律で、正式名称は、「地域における医

療及び介護の総合的な確保を推進するための関係法律の整備等に関する法律」である。高齢者をはじめとする国民の健康の保持および福祉の増進を図り、生きがいを持ち健康で安らかな生活を営むことができる地域社会の形成に資することを目的とする法律である。本法において**地域包括ケアシステム**が定義され、「地域医療構想」「病床機能報告制度」が制度化されている。

地域包括ケアシステム
➡ p.134 第8章1節参照。

[5] 医療情報提供制度

　医療機関が地域住民に情報を提供する手段である広告は制限を受けている[1]。そのため住民が症状に合わせた適切な医療機関を選択するにあたり、医療機関からの情報だけでは不十分だった。そこで、住民は患者やその周囲の人びとによる評判を口コミで入手するなど、医療機関や行政から必要な情報を得られない状況だった。

　その後インターネットの普及により、医療機関がウェブサイトによる医療情報の提供[2]を行えるようなったことや、BBSの普及により、患者だけではなく医療関係者とのコミュニケーションも可能になったが、その内容は口コミのレベルから専門的なものまであり、情報がまちまちであった。

　医療機能情報提供制度（医療情報ネット）は2007（平成19）年より開始された医療法に基づく制度で、情報の提供により、住民が適切な医療機関を選択できるよう支援することを目的としている。医療機関は診療科目、診療時間のほか対応可能な疾患や治療実績など、一定の情報を都道府県知事へ報告する。都道府県は、報告を受けた情報を集約・整理し、ウェブサイトで公表している。各都道府県は利用する住民の利便性を高める工夫をしているものの、他の都道府県の情報を掲載していない。そのため、住民は必要に応じて他の都道府県のウェブサイトにもアクセスしなくてはならない。

BBS
bulletin board system の略。電子的な掲示板のことを指しインターネット上で利用できる。制限を設ける場合もあるが、学校などの掲示板と同様に誰もが読み書きできるシステムである。医療機関のウェブサイトで運用されるケースもある。

[6] 病床機能報告制度

　地域医療構想の策定および進捗状況を把握するには、それぞれの医療機関の病床数だけではなく、実際に入院している患者にたいしてどのような診療科がどのような医療を提供しているのか把握する必要がある。本制度は2014（平成26）年に医療介護総合確保推進法により改正された医療法に基づき実施されている。各医療機関（病院、病床を有する診療所[3]）が病棟単位別で医療機能、診療科、運営に関わる情報および2025（令和7）年時点で想定している医療機能（高度急性期、急性期、回復期、慢性期）を報告するものである。提出データは各都道府県より公開されており、地

■■■■■■■■■■■ 域医療構想調整会議などでの活用だけではなく、地域住民や医療機関も自由に利用できる。

B. 医療計画

　医療計画とは、都道府県における医療提供体制の確保を図るための計画のことを指し、医療法において、各都道府県が地域の実情に応じて定めることとされている。名称は「〇〇県医療計画」とすることが望ましいとされているが、「〇〇県保健医療計画」として、保健領域に関する内容や関連

図 4-1-1　医療計画で定める事項

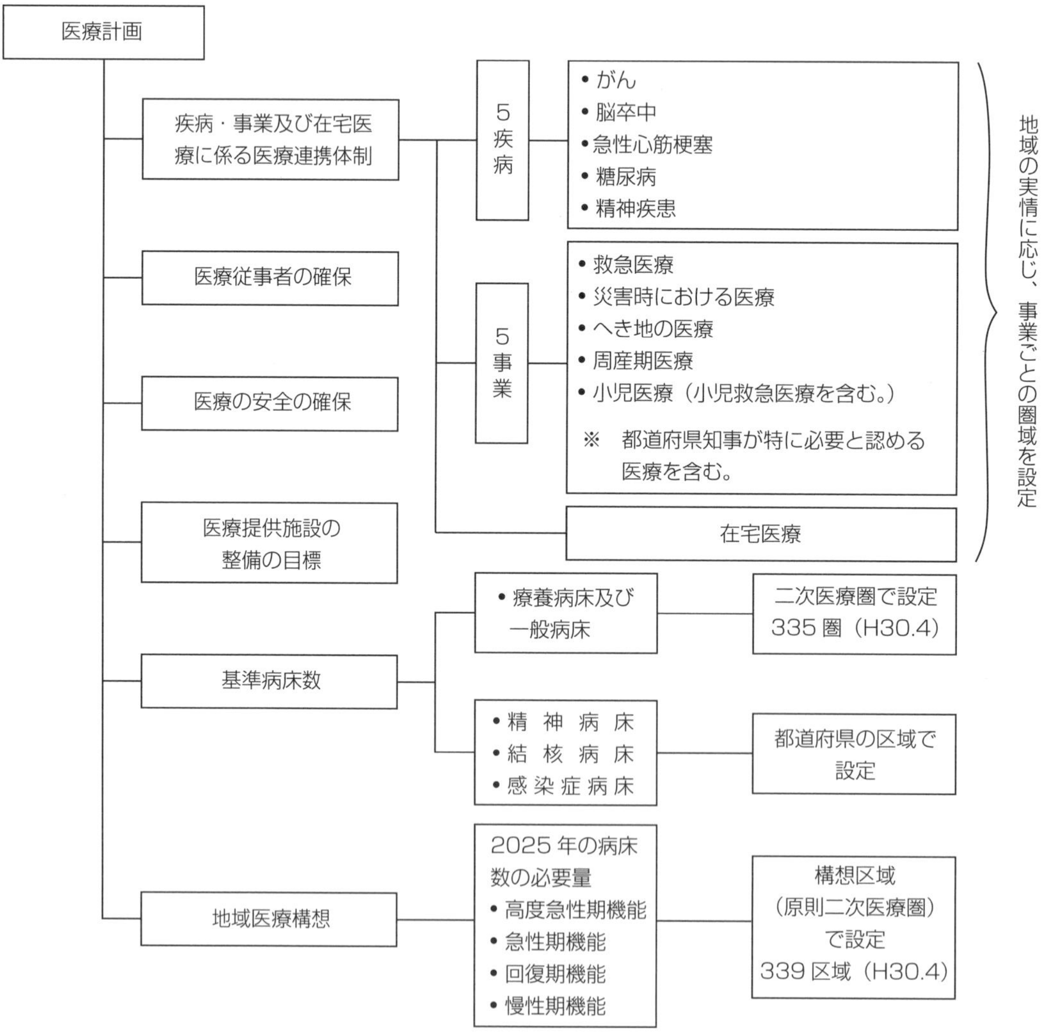

医療計画			
	疾病・事業及び在宅医療に係る医療連携体制	5疾病	・がん ・脳卒中 ・急性心筋梗塞 ・糖尿病 ・精神疾患
	医療従事者の確保	5事業	・救急医療 ・災害時における医療 ・へき地の医療 ・周産期医療 ・小児医療（小児救急医療を含む。） ※　都道府県知事が特に必要と認める医療を含む。
	医療の安全の確保		
	医療提供施設の整備の目標	在宅医療	
	基準病床数	・療養病床及び一般病床	二次医療圏で設定 335圏（H30.4）
		・精 神 病 床 ・結 核 病 床 ・感 染 症 病 床	都道府県の区域で設定
	地域医療構想	2025年の病床数の必要量 ・高度急性期機能 ・急性期機能 ・回復期機能 ・慢性期機能	構想区域 （原則二次医療圏）で設定 339区域（H30.4）

地域の実情に応じ、事業ごとの圏域を設定

出典）厚生労働省ウェブサイト「令和2年版厚生労働白書―令和時代の社会保障と働き方を考える（資料編）」p.50 を加工して作成.

する分野を含んでいても差し支えない[4]。各都道府県が策定する介護保険事業計画と一体的な運用ができるよう、3年ごとに一部見直し、6年ごとに改定することとなっている。医療計画は医療法により定める事項が規定されているが（**図4-1-1**）、ここでは、特に主要な項目についてみていこう。

[1] 医療圏

医療圏は各都道府県が**病院**や**診療所**の病床の整備に関して定めた地域的単位であり、計画の基礎となるものである。一次から三次までの医療圏があり、医療計画では三次医療圏と二次医療圏について策定することが求められている。医療計画では医療圏の設定および基準病床数が定められており、病床を有する医療機関の新規開業や増床には知事の認可が必要である。

三次医療圏は、先進的な技術や特殊な医療機器を必要とするものなど特殊な診断および治療を提供する病院における医療を提供する体制の整備を図るべき地域的単位である。原則として都道府県単位を区域とするが、区域が著しく広いなどの事情があるときは複数の三次医療圏の設定をすることができ、北海道は6圏域設定している。これは北海道総合計画における連携地域と整合性を図るためのものである。また長野県は三次医療圏を県全域とするものの必要に応じて4圏域（東信、南信、中信、北信）に区分している。

二次医療圏は地理的条件等の自然的条件および日常生活の需要の充足状況、交通事情等の社会的条件を考慮し、病院および診療所における入院に係る医療を提供する体制の整備を図るべき地域的単位である。単一もしくは複数の基礎自治体で設定する場合が多いが、逆に基礎自治体を複数の二次医療圏（神奈川県川崎市は川崎北部、川崎南部）に分割する場合もある。

一次医療圏に関しては医療法において明確な定義がなされていないが、病床の整備を目的としたものではなく、居住地域で日常生活を営むことができるよう、外来診療等の医療の整備を図るべき地域的単位とされ、市町村（もしくは市区町村）単位と一般的に解釈されている。

[2] 5疾病・5事業および在宅医療（医療連携体制）

5疾病とはがん、脳卒中、急性心筋梗塞、糖尿病および精神疾患を指し、症状の経過に基づくきめ細やかな対応と、医療機関の機能に応じた連携が必要となる疾患である。

5事業とは救急医療、災害時における医療、へき地の医療、周産期医療および小児医療（小児救急医療を含む）を指し、住民が安心して医療を受けられる体制を構築するものである。

病院
20床以上の病床を有する医療機関。

診療所
19床以下の病床を有する、もしくは無床の医療機関。

北海道総合計画における連携地域
経済や文化、医療などの面で拠点性の高い札幌市、函館市、旭川市、釧路市、帯広市および北見市を拠点としたエリア。

基礎自治体
市町村および特別区（東京23区）。

5疾病・5事業および在宅医療については、医療連携体制について調査を通じて現状を把握した上で課題を抽出し、解決に向けた数値目標の設定および施策の明示、および進捗状況の評価等の実施までの計画を策定することとなっている[5]。

［3］地域医療構想

　地域医療構想は医療介護総合確保推進法に基づき策定するものである。**団塊の世代**のすべてが75歳以上となる2025（令和7）年の医療需要と病床の必要量を推計し、目指すべき医療提供体制を実現するための施策を定めるものである。地域医療構想における地域単位は構想区域とされ、二次医療圏と同一の場合が多い。

　医療計画の病床種別は、一般病床、療養病床、精神病床がある。その中の一般病床、療養病床に関して、機能を高度急性期、急性期、回復期、慢性期とフェーズ別に細分化した上で、2025年に必要とされる機能別の病

団塊の世代
一般的に1947（昭和22）～1949（昭和24）年に生まれた世代を指す。

図4-1-2　地域医療構想による2025年に必要とされる機能別病床数

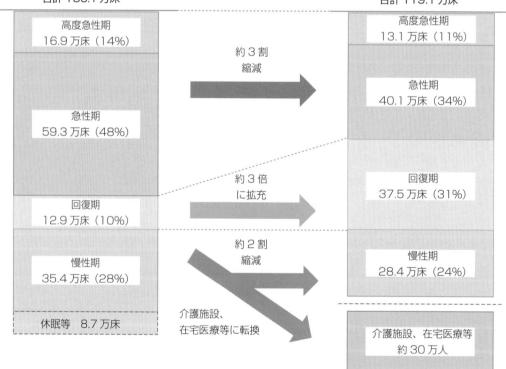

【足元の病床機能】
（2015（平成27）年7月現在）

合計 133.1万床

| 高度急性期 16.9万床（14%） |
| 急性期 59.3万床（48%） |
| 回復期 12.9万床（10%） |
| 慢性期 35.4万床（28%） |
| 休眠等 8.7万床 |

約3割縮減

約3倍に拡充

約2割縮減

介護施設、在宅医療等に転換

【2025年の病床の必要量】

合計 119.1万床

| 高度急性期 13.1万床（11%） |
| 急性期 40.1万床（34%） |
| 回復期 37.5万床（31%） |
| 慢性期 28.4万床（24%） |
| 介護施設、在宅医療等 約30万人 |

出典）厚生労働省ウェブサイト「平成29年版厚生労働白書—社会保障と経済成長」p.315.

床数を推計している（**図4-1-2**）。医療提供体制についての議論は構想区域ごとに設置された「地域医療構想調整会議」において行われている。そこでは、地域の医療機関が競合関係になるのではなく、役割分担を行うことで連携する関係になることが期待されている。

　地域の医療機関が連携することで、医療圏全体の医療機能が向上した事例として奈良県の南和医療圏がある。急性期医療で競合関係にあった設置主体の異なる公立3病院を、県および南和医療圏の基礎自治体により設立した一部事務組合で再編したものである。その結果、急性期機能が集約化され、各病院で機能分担されたことで、医療圏における医師数が全国平均より少ない中でありながら、病床利用率や救急搬送の受け入れ件数が向上した（**図4-1-3**）。

一部事務組合
事務の一部を共同処理するために設ける特別地方公共団体。

図4-1-3　医療資源の再編による課題解決例（奈良県）

再編前
- 3つの公立病院（急性期）がそれぞれ医療を提供
（町立大淀病院、県立五條病院、国保吉野病院）

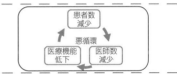

再編の内容

医療機能が低下している3つの公立病院を、1つの総合医療センター（急性期）と2つの病院（回復期・療養期）に役割分担し、医療提供体制を再構築

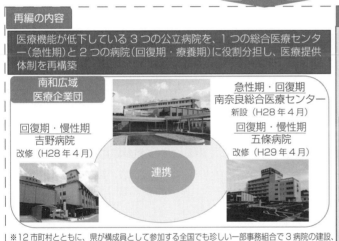

南和広域医療企業団

回復期・慢性期
吉野病院
改修（H28年4月）

急性期・回復期
南奈良総合医療センター
新設（H28年4月）

回復期・慢性期
五條病院
改修（H29年4月）

連携

※12市町村とともに、県が構成員として参加する全国でも珍しい一部事務組合で3病院の建設、改修、運営を実施
※過疎債を活用。市町村の起債償還額の60%超を県が負担。赤字発生の場合、県が1/2負担。

再編の成果
- 急性期から慢性期まで**切れ目の無い医療提供体制を構築**
- **病床稼働率の飛躍的向上**
- **集約化による急性期機能の向上**
  3病院の医師数計
  48.4人⇒60.8人（H28.4月時点）
  （1.26倍）に対し

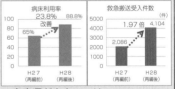

- **奈良県ドクターヘリ**（H29.3.21運行開始）
  出動回数**402件**（H29.3.21〜H30.3.31）
- **へき地診療所との連携強化**
  （医療情報ネットワークで結び、病院の予約や検査結果の相互利用）

出典：首相官邸ウェブサイト「第8回　社会保障制度改革推進会議議事次第」資料3
　　　「奈良県における地域医療構想の取組」を加工して作成.

［4］医師確保計画

　医行為を業とできるのは医師のみであるため、医療を提供するにあたり必要不可欠な存在であるものの、地域によっては医療の提供に必要な医師を確保できていない問題がある。この問題は医師偏在と呼ばれ、医師確保

医行為
医学的判断を以ってするのでなければ人体に危害を及ぼし、または危害を及ぼすおそれのある行為。

計画では2036年までに医師偏在是正の達成を目標としている。是正に向けて地域による偏在だけではなく診療領域による偏在についても考慮しなくてはならない。

地域における医師偏在状況の把握は、従来から用いられていた**人口10万対医師数**ではなく、5要素（医療需要および人口・人口構成とその変化、患者の流出入、へき地等の地理的条件、医師の性別・年齢分布、医師偏在の種別〔区域、診療科、入院／外来〕）を考慮した医師偏在指標を用いている。

計画の策定において、国は都道府県を**医師多数都道府県**、医師少数都道府県およびどちらにも属さない3群に分類した上で、各都道府県は二次医療圏の医師少数区域および多数区域および医師少数スポットを決定し、それぞれの区域に必要な医師を確保する方策を計画する。具体的な取組み内容としては医師少数区域の不足分を多数区域が補う手段などが想定されているが、医師の働き方改革や地域医療構想との整合性を取る必要がある。

医師確保計画に記載された対策の実施にあたっては、地域の医療機関の管理者や関係市町村、地域住民を代表する団体等から構成された地域医療対策協議会において協議・調整される。

［5］外来医療計画

外来医療の6割を担っている無床診療所は、地域包括ケアシステムの構築における入院医療と外来医療をシームレスにつなぐ重要な役割を持っている。しかしながら、無床診療所の新規開業にあたっては病床を有する医療機関と異なり制限が無いことから、都市部に偏っていることや、診療所における診療科の専門分化が進んでいることなどの問題点があった。外来医療機能の偏在等の可視化においては、勤務医師数に依存するところが多いことから、医師確保計画と同様に5要素を考慮した外来医師偏在指標をベースに計画を策定している。計画には外来医療に関する協議の場を設け無床診療所の新規開業について、地域で不足する医療機能を考慮できる仕組みなどが含まれている。

C. 地域保健対策

地域保健対策とは地域住民の健康の保持および増進を図ることを指すが、その実施にあたっては高齢化の進展や非感染症疾患の増加、また新たな感染症による危機など、さまざまな変化に対応していかなくてはならない。

ここでは、これからの地域保健対策の方向性および関連する組織につい

人口10万対医師数
地域の医師数を地域の住民数を10万人とした時の値として算出した値。住民人口の異なる地域間で医師数を比較することができる。

医師多数都道府県
医師偏在指標を都道府県ごとに算出し上位33.3%以内の都道府県。

医師の働き方改革
これまでの医師の長時間労働により成立していた医療提供を、タスクシフティングやICTの活用、他医療機関との連携などにより労働時間を削減しつつ成立させる取組み。

てみていこう。

[1] 地域保健対策の方向性

　地域保健法により厚生労働大臣が定めることとされている基本指針は
1994（平成6）年に告示され、以降状況に応じて改正が繰り返されている。
2015（平成27）年に行われた改正では、市町村、都道府県、国が取り組
むべき方向性として以下が示されている。

（1）自助および共助の支援の推進

　住民のニーズに応えるサービス提供を、自助努力への支援およびソーシ
ャル・キャピタルの活用を積極的に進めていくことで実現していく（図4-
1-4）。

ソーシャル・キャピタル
social capital
社会関係資本と一般的に
呼ばれる。ここでは人的
なつながり（ネットワー
ク）を指す。

（2）住民の多様なニーズに対応したきめ細かなサービスの提供

　画一的なサービスから多様なニーズに応じたきめ細かなサービスへの転
換を実現するには、住民個人それぞれのニーズへの対応が必要になる。実
現に向けてニーズを把握するためにはプライバシーに深く関わる内容も取
り扱わなくてはならないため、対応できる体制の整備が必要となる。その
うえでサービスを提供するためには、種類、時間帯や実施場所等ニーズを
満たすことができるよう一定の選択を可能にするような配慮を実現してい
く。

（3）地域の特性を活かした保健と福祉の健康なまちづくり

　住民にとって日常生活の一部である保健サービスおよび福祉サービスを
一体的に行うには体制の整備が必要となる。そのうえで基礎自治体は地域
の幅広い主体（学校、企業など）との連携を進め、住民との協働による健
康なまちづくりを推進し、都道府県と国は基礎自治体が必要とする環境を
整備していく。

（4）医療、介護、福祉等の関連施策との連携強化

　住民が日常生活を過ごすうえで、健康状態の変化に対して適切な対応が
可能な環境が求められている。市町村は介護、福祉サービスとの連携体制
の強化、都道府県および保健所は医療機関間の連携や地域包括ケアシステ
ムの強化に努めていく。

（5）地域における健康危機管理体制の確保

　地域における健康危機管理として、地域の保健衛生部門の役割を明確に
したうえで保健医療に精通している保健所長が管理責任者となる体制、大
規模災害への備えとして十分に保健活動を実施することができない状況を
想定した体制、そして健康危機が発生した際にリスクコミュニケーション
が実施できる体制を構築する。

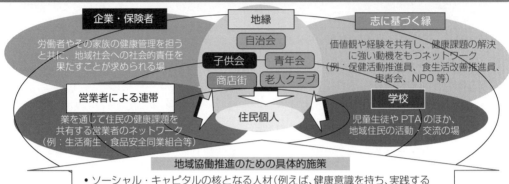

図 4-1-4 これからの地域保健対策

今後の地域保健対策のあり方
〜 地域のソーシャル・キャピタルの活用を通じた健康なまちづくりの推進 〜

企業・保険者
労働者やその家族の健康管理を担うと共に、地域社会への社会的責任を果たすことが求められる場

地縁
自治会
子供会　青年会
商店街　老人クラブ

志に基づく縁
価値観や経験を共有し、健康課題の解決に強い動機をもつネットワーク
（例：保健活動推進員、食生活改善推進員、患者会、NPO 等）

営業者による連帯
業を通じて住民の健康課題を共有する営業者のネットワーク
（例：生活衛生・食品安全同業組合等）

住民個人

学校
児童生徒や PTA のほか、地域住民の活動・交流の場

地域協働推進のための具体的施策
• ソーシャル・キャピタルの核となる人材（例えば、健康意識を持ち、実践する「健人（仮称）」など）の計画的な発掘・育成を通じた住民主体の保健活動の推進
• 学校保健委員会等の学校を取り巻く協議の場への積極参画
• 企業や同業組合等による取組みを促進させる環境整備
• リスク・コミュニケーションを含めた地域への分かりやすい情報提供の推進
• 各種保健施策のほか医療・介護福祉施策との連携による効果的な施策展開など

今後の地域保健対策を見据えた具体的体制整備
• ソーシャル・キャピタルの活用に向けた地域保健担当部門の体制整備
• 地域の健康課題等の共有のため、標準化された指標による評価・分析を通じた PDCA サイクルの確立
• 各種保健施策や医療・介護福祉施策との効果的連携のための自治体内における体制整備
• 情報共有体制の強化や担当職員の資質向上のほか、平時からの自治体間連携の枠組み構築等による健康危機管理体制の強化
• 国、都道府県・保健所、市町村による分野横断的・重層的な連携体制の構築　など

出典）厚生労働省ウェブサイト「地域保健対策検討会　報告書（概要）」p.4 を加工して作成.

(6) 科学的根拠に基づいた地域保健の推進

　疫学的な手法などにより地域保健対策の評価などの調査研究を行い科学的根拠に基づく地域保健対策の企画・実施や、地域の健康課題について地域住民に分析結果および評価を広く公表することで、対策を一体的に推進する必要がある。その中で、保健所および地方衛生研究所が技術的中核機関としての機能を果たす。

(7) 国民の健康づくりの推進

　市町村保健センター、保健所が中心となって、都道府県および市町村が定めた健康増進計画の目標を達成するための行動計画を設定し、健康課題の解決に向けた効果的な取組みを図る。

(8) 快適で安心できる生活環境の確保

　都道府県と国は、食中毒等に係る情報共有体制および保健所の機能強化および食品安全、生活衛生等の施策の推進を図り、食品の安全性等に係るリスクコミュニケーションを進める。

［2］地域保健対策に関連する組織

　地域保健は対人保健と対物保健に分類することができる。対人保健は地域の住民を対象とするもので、感染症対策、結核対策、エイズ対策、難病対策、精神保健福祉対策、障害者対策、母子保健対策、老人保健対策、健康増進対策としての健康相談、訪問指導等がある。

　対物保健とは地域の飲食店や施設等を対象としたもので、食品衛生に係る営業許可、監視または指導、生活衛生に係る営業許可、立入検査、廃棄物の処理に係る許可等がある。

　地域保健対策を推進する組織には保健所、市町村保健センターおよび地方衛生研究所がある。

（1）保健所

　保健所は対人保健サービスのうち、広域的、専門的技術を要するサービスおよび多種の保健医療職種による緊密な連携を要するサービスと対物保健等を実施する機関である。基本指針では運営に関して以下の項目が挙げられている。

- 健康なまちづくりの推進
- 専門的かつ技術的業務の推進
- 情報の収集、整理および活用の推進
- 調査および研究等の推進
- 市町村に対する援助および市町村相互間の連絡調整の推進
- 地域における健康危機管理の拠点としての機能の強化
- 企画および調整の機能の強化

　設置主体別にみると、都道府県によるものが本所・支所合わせて414、**指定都市**によるものが88、**中核市**によるものが60、**その他の政令で定める市**が5、**特別区**が23設置している（2020〔令和2〕年12月時点）。都道府県が保健所を設置する場合は、保健医療に係る施策と社会福祉に係る施策との有機的な連携を図るため、二次医療圏、老人福祉圏を参考にして保健所の所管区域を設定しなければならない[6]。

　保健所の所長は、医師であることが条件とされているが、医師を充てることが困難な場合、最長4年以内の期間で医師以外の者が所長となることができる。

（2）市町村保健センター

　地域保健対策の推進において、保健所よりも地域住民との関係性の強い組織として、市町村保健センターがある。保健所より専門的・技術的援助を受け、地域住民に密着した対人保健サービスを実施している。基本指針では運営に関して以下の項目が挙げられている。

指定都市
地方自治法で「政令で指定する人口五十万以上の市」とされていることから政令指定都市、政令市と略されることがある。

中核市
地方自治法で「政令で指定する人口二十万以上の市」と定義されており、申し出に基づき指定される。

その他の政令で定める市
地域保健法施行令で保健所を設置する都市として、指定都市、中核市の他に定められている小樽市、町田市、藤沢市、茅ヶ崎市および四日市市。

特別区
東京都の23区を指す。

- 健康相談、保健指導および健康診査等の地域保健に関する計画の実施
- 社会福祉施設等との連携などによる保健と福祉の総合的な機能の獲得
- ソーシャル・キャピタルを活用した事業の展開
- 精神障害者の社会復帰対策を関係機関と連携、協力の下での実施

　市町村保健センターは必要に応じて設置でき、全国で 2468 と保健所よりも多い（2020〔令和 2〕年 12 月時点）。保健所と異なり、所長に関する規定は無く医師以外の者が所長になっても差し支えない。

（3）地方衛生研究所

　地方衛生研究所は地域の科学的かつ技術的中核として設置されている。地域保健対策を効果的に推進し、公衆衛生の向上および増進を図るため、調査研究、試験検査、研修指導および公衆衛生情報等の収集・解析・提供を行うことを目的としている。

　基本指針では病原体などについての迅速な検査および疫学調査の機能を図るため以下の項目について強化していくことが求められている。
- 施設および機器の整備
- 調査および研究の充実ならびに研修の実施等による人材育成
- 救急救命センター、国立試験研究機関等との連携体制の構築
- 休日および夜間において適切な対応を行う体制の整備

　全国に 83 設置されており（2020 年 12 月時点）、保健所の職員や市町村の衛生関係職員に対する研修指導なども行っている。市町村保健センター等と同様に、医師以外の者が所長になっても差し支えない。

2. 薬剤耐性（AMR）対策

　AMR とは薬剤耐性（antimicrobial resistance）の略語で、抗微生物製剤の不適切な使用を背景として薬剤耐性を有する菌の増加が世界的な問題となっている。2015 年 5 月の**世界保健機関（WHO）**総会において加盟各国は 2 年以内に AMR に関する国家行動計画の策定を求められた。

　わが国における AMR 対策は、国際的に脅威となる感染症対策関係閣僚会議において決定された薬剤耐性（AMR）対策アクションプランに基づき実施されている。ここでは抗微生物製剤の不適切な利用が新たな健康への脅威となっている理由や具体的な取組みについてみていこう。

世界保健機関（WHO）
「全ての人々が可能な最高の健康水準に到達すること」を目的として設立された国連の専門機関。

抗微生物製剤
抗菌薬、抗生物質、抗生剤のことを指す。

A. 抗菌薬

　抗微生物製剤の１つである抗菌薬は、細菌などの微生物の成長を阻止する物質である。有名なものに、フレミングにより偶然発見された青カビから産生される抗生物質のペニシリンがある。抗菌薬は細菌による感染症に効果があるものの、細菌以外のウイルス等による感染症には効果が無い。さらに細菌であっても抗菌薬に耐性を持つ薬剤耐性菌についても効果が無い。

　薬剤耐性は、元々有している微生物も存在するが、生き延びようとする必然的な現象により獲得される場合もある。ペニシリンの場合は使用数年後にペニシリン耐性を持つ黄色ブドウ球菌が出現した。そこで、ペニシリン系抗生物質であるメチシリンを開発したものの、今度はメチシリン耐性

図 4-2-1　抗菌薬と薬剤耐性菌出現の歴史

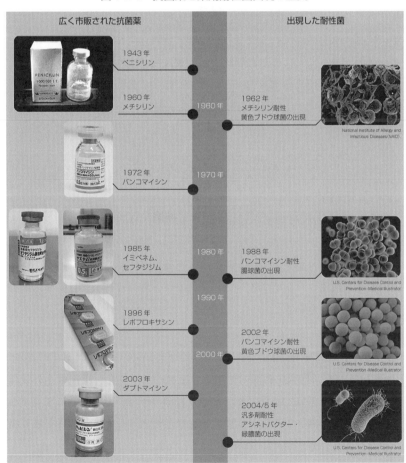

出典）AMR 臨床リファレンスセンターウェブサイト「医療現場での耐性菌増加」を加工して作成.

を持つ黄色ブドウ球菌が出現している。以降も薬剤耐性菌は出現し続けている（図4-2-1）。

　薬剤耐性菌は、特に抗菌薬を投与している状況で存在した場合、非耐性菌が減少するため増殖の機会を得やすくなる。また抗菌薬の投与量や期間が不足している場合は、薬剤耐性菌のみ増殖しやすい環境になるため、増殖を抑えるには量も期間も十分な投与が必要となる。

B. 薬剤耐性（AMR）対策アクションプラン

ワンヘルス・アプローチ
one health approach
「地球上の生態系の保全は、ヒトおよび動物の健康の両者が相まって初めて達成できる。その実現と維持のためには、ヒトと動物の健康維持に向けた取り組みが必要」[7]という考え方に基づいた取組み。

　わが国では、WHOの「薬剤耐性に関する国際行動計画」を踏まえ、**ワンヘルス・アプローチ**の視野に立ち、集中的に取り組むべき対策として薬剤耐性（AMR）対策アクションプランをまとめた。抗菌薬はヒトだけではなく動物に対しても使用されており、動物への使用によっても薬剤耐性菌は出現する。さらに動物からヒトに伝搬することも確認されており、食肉を通じたケースもある。そのため保健医療福祉の従事者だけにとどまらず、食品、畜水産に関わる従事者を中心に国民に広く知識と理解の増進を図る必要があった。こうした経緯から対策は従来の内閣府食品安全委員会、厚生労働省および農林水産省がそれぞれ対応する体制から、内閣官房が必要な調整を行いつつ、関係省庁が協力する形態に変わっている。2016〜2020年の計画では6分野が掲げられ、それぞれ「目標」、「戦略」「具体的な取組」が示されている。

［1］普及啓発・教育

　「国民の薬剤耐性に関する知識や理解を深め、専門職等への教育・研修を推進する」という目標の下でウェブサイトの開設などの、国民に対する啓発活動および、将来、医療、獣医療、介護福祉、農業・畜水産食品衛生に関連する職業を目指す学生への卒前教育など関連専門職者に対する教育や研修を推進している。

［2］動向調査・監視

　「薬剤耐性及び抗微生物剤の使用量を継続的に監視し、薬剤耐性の変化や拡大の予兆を適確に把握する」という目標の下で、薬剤耐性に関連する分野を横断的に調査するとともに、検査手法の標準化や機能強化の取り組みがなされている。

［3］感染予防・管理

　「適切な感染予防・管理の実践により、薬剤耐性微生物の拡大を阻止する」という目標の下で、検査機関と医療機関と地方自治体の連携体制整備などの地域連携の推進や、HACCP の推進など、畜水産、獣医療、食品加工・流通過程における感染予防・管理などの取組みがされている。

［4］抗微生物剤の適正使用

　「医療、畜水産等の分野における抗微生物剤の適正な使用を推進する」という目標の下で、抗微生物薬適正使用（AMS）の推進のための整備や、動物用抗菌性物質の慎重使用徹底のための体制強化や使用量のモニタリングが行われている。

［5］研究開発・創薬

　「薬剤耐性の研究や、薬剤耐性微生物に対する予防・診断・治療手段を確保するための研究開発を推進する」という目標の下、薬剤耐性の伝搬機序や社会経済に与える影響や適正使用、新たな予防法などの研究を推進している。

［6］国際協力

　「国際的視野で多分野と協働し、薬剤耐性対策を推進する」という目標の下、世界保健機関や先進国首脳会議（G7）の薬剤耐性に対する取組みの支援などを通して、日本の主導力を発揮した取組みを行っている。

HACCP
Hazard Analysis and Critical Control Point の頭文字をとったもので、抜き取り検査のように完成品のみを検査するのではなく、原材料の受け入れから出荷までの工程を管理し製品の安全性を確保する方法。

注）

(1)　医療法において「医業若しくは歯科医業又は病院若しくは診療所に関しては、文書その他いかなる方法によるを問わず、何人も次に掲げる事項を除くほか、これを広告してはならない。」とされており、項目が限定されている。

(2)　ウェブサイトによる医療情報の提供はインターネットが普及した当初は医療法の広告制限の対象外だったが、2018（平成30）年の改正により対象となった。

(3)　一般病床および療養病床を対象としているため、精神病棟のみを有する医療機関は制度の対象外となる。

(4)　厚生労働省ウェブサイト「医療計画について（平成29年3月31日付け医政発0331第57号医政局長通知）」.

(5)　厚生労働省ウェブサイト「第二回医療計画の見直し等に関する検討会」.

(6)　しかしながら、奈良県のように二次医療圏や老人福祉圏と保健所の所管区域が異なるケースもある。

(7)　厚生労働省ウェブサイト「One Health とは（人と動物の一つの衛生を目指すシンポジウム—人獣共通感染症と薬剤耐性菌　資料）」, p.7.

■ **理解を深めるための参考文献**

● 厚生労働省編『令和2年版厚生労働白書—令和時代の社会保障と働き方を考える』日経印刷，2020.

白書は2部構成になっており、第1部はその時々でテーマが変わっている。執筆時点で最新の令和2年版の第1部は「令和時代の社会保障と働き方を考える」というテーマで20年後の2040年に向けた内容となっている。第2部の「現下の政策課題への対応」では広く保健、医療、介護、福祉に関する状況がデータとともにまとめている。

● 中根晴幸『次代を担う医療者のための地域医療実践読本』幻冬舎，2016.

病院完結型の医療から地域完結型の医療への向かううえで生じるさまざまな問題をわかりやすく示している1冊。実際に筆者の取り扱った症例についてもわかりやすく記されており、地域における医療と福祉に関する理解を深めることができる。

● 医療情報科学研究所編『公衆衛生がみえる 2020-2021』メディックメディア，2020.

執筆時点で最新のものは2020-2021版である。地域における医療と保健に関してグラフィカルに表現されてわかりやすいだけではなく、疫学や保健統計学に関する丁寧な解説もなされており実践においても役立つ1冊である。

 医療の近未来

　あなたは、地域の皆さんが何かと頼りにしている病院や百貨店といえば「○○」と思い浮かぶことだろう。病院には、さまざまな診療科があり、一日で複数の診療科を受診される方もおられる。さしずめそれは百貨店というところだろう。病院も百貨店も、必要なことは全て揃うというイメージがあると思う。

　小売業はこれまで百貨店がさまざまなサービスを提供していたが、ショッピングモールのようにさまざまな出店者で成立する形態も普及してきた。さらにネット上のショッピングモールでは、自宅にいながら商品の受取りまでできるようになってきた。医療も病院完結型から地域のさまざまな医療機関が連携する地域完結型に移行し、在宅診療なども行われるようになってきた。

　さて近未来の小売業は、技術の進展により人を介する部分がドローンやロボットなどで代替され、お店に店員のいない形態が普及し、移動販売車も自動運転になることだろう。近未来の医療も、自宅にいながらオンライン診療で薬も配送。さらにIoTデバイスが異常を感知して自動運転の救急車（移動処置室）が家までやってくるようになるのかもしれない。

　「もしかして未来の社会では医療従事者がいなくても医療が完結するようになるのかな？」「いやいや、技術は社会を良くするための手段ですから、役割は変化していくものの人の力は必要不可欠ですよ。」

第5章 保健医療領域における社会福祉士の役割

医療ソーシャルワーカーが医療機関の中で認知されたのは、医療制度の改革に伴い、より効率的な医療を求められ在院日数の削減が目標となった結果でもある。また、医療機関も地域包括ケアシステムの構築に貢献することが求められ、医療ソーシャルワーカーは地域にも軸足を置き「橋渡し役」として実践をする多種多様な役割を担っている。

1

医療ソーシャルワーカーの役割は患者を含む家族への心理社会的支援する役割が主である。それを「医療ソーシャルワーカー業務指針」から考えることで多種多様な役割を理解する。

2

医療制度の改革を含む社会情勢の変化が医療ソーシャルワーカーにどんな役割を担うことを求めているのか、とくに診療報酬の改定に伴う役割の変化を理解する。

3

種々の社会情勢の変化に惑わされることなく医療ソーシャルワーカーがその価値と倫理を遵守し実践することで、今後の社会情勢の変化にも耐えうる社会福祉専門職となることを理解する。

1. 医療ソーシャルワーカーとは

A. 医療ソーシャルワーカーに求められるもの

　医療を取り巻く変革の中で、ソーシャルワーカーの業務内容は多岐にわたるようになった。「**医療ソーシャルワーカー業務指針**[1]」（以下、業務指針）に示された主なものは、入院患者の退院援助や患者・家族の心理社会的援助などであるが、さらに、医療機関がより専門分化され、そのシステムの狭間にいる患者・家族からの苦情対応や**権利擁護**なども新たな業務として求められるようにもなった[2]。

　また、直接的な援助業務以外にも、医療機関の中でソーシャルワーカー自身の職場内での位置づけや、その専門性の認知を高める戦略も練る必要がある。

権利擁護
医療制度の改革が、患者の医療を受ける権利を阻害することは少なくない。

B. 医療ソーシャルワーカーが立つ位置

　2004（平成16）年度の**日本医療社会福祉協会**の調査によると、全国の66.1％の病院にソーシャルワーカーが配置され、200床以上の病院においてはソーシャルワーカーの配置は90％前後にも及ぶ。1998（平成10）年以降は、毎年100人以上のソーシャルワーカーが全国の医療機関で採用されている。

　その背景には、①医療制度改革、②患者・家族の生活の課題の多様化および深刻化、③生活課題の多様化および深刻化が円滑な病院運営や収益効果を損ねる、④厚生労働省による2度の「医療ソーシャルワーカー業務指針」(1989〔平成元〕年、2002〔平成14〕年）の通達[3]、⑤**介護保険**等の導入などによる病院と地域・関係機関との連携促進の必要性、などが指摘されている[4]。つまり、戦後の医療機関にソーシャルワーカーが導入された歴史の中で徐々に認知されてきた結果である。最近では度重なる医療制度改革や、2008（平成20）年の診療報酬において、社会福祉士の位置づけが明確となり医療ソーシャルワーカーの必要性が高まったと言えるだろう。

　このように、医療の中でのソーシャルワーカーの認知度は、着実に向上していると言ってよい状況である。医療機関ではソーシャルワーカーに、患者の不安に対する心理的援助、医師と患者の調整役、**退院援助、医療福**

日本医療社会福祉協会
1953（昭和28）年設立。医療ソーシャルワーカーの職能団体で、初任者研修やその他種々の卒後教育に力を注いでいる。会員数は2018（平成30）年現在5,740名である。

介護保険
家族の形態や機能が大きく変化する中で、介護保険の重要性は大きい。

医療福祉制度
制度が改変されるに伴いより複雑な仕組みとなり、患者や家族には理解が困難な場合が多い。

祉制度の情報提供などのサポートを求めているという指摘[5]がある。しかし医療機関の管理者には認知されてきたと言えるが、患者・家族に医療ソーシャルワーカーの存在は十分に認知されているとは言いがたい部分もある。それらのサポートを提供する存在が、ソーシャルワーカーであることを実際の受け手である患者や家族に認知されるような社会的アピールが足りない[6]、という指摘もある。

2. 医療ソーシャルワーカーの役割と業務

業務指針には、「病院等の保健医療の場において、社会福祉の立場から患者のかかえる経済的、心理的・社会的問題の解決、調整を援助し、社会復帰の促進を図る」と保健医療分野のソーシャルワーカーの業務内容が示されている。業務の範囲として大きく6つの範囲が明確にされている。ここでは事例（プライバシーに配慮し内容を改変している）を用いて、それぞれ範囲ごとの業務について具体的に示し、医療ソーシャルワーカーの役割を考えてみよう（事例は時系列で説明はしていない。敢えて理解を深めるために業務指針に沿って説明しているのでそれぞれの業務を読み返しながら理解すること）。

A. 療養中の心理・社会的問題の解決

業務指針にある「(1) 療養中の心理的・社会的問題の解決、調整援助」は、入院、入院外を問わず、生活や傷病から生じる心理的・社会的問題を早期に対応し課題解決へと援助すると説明されている。この患者やその家族が持つ生活上の課題を社会福祉の専門的知識や技術で援助し解決することは、医療ソーシャルワーカーが医療機関に存在する大きな意義がある役割である。以下、Aさんの事例を通して解説する。

40歳代の女性Aさんは、無職のため蓄えを切り崩しながら大腸がんの**化学療法**を受け、高校生の一人娘と細々と生活していた。**相談支援センター**を初めて訪れた理由は、「このままでは蓄えも底を尽いてしまう。不安になり市役所の福祉課に相談に行ったが、『現状では生活保護の適用は無理』と言われた」ためであった。まさしく、経済的問題である。経済的問題である「くらし」と心理的問題である「こころ」は切り離すことができ

医療ソーシャルワーカー業務指針
この業務指針は、これから医療ソーシャルワーカーになろうとする者には、何度も繰り返し読むことを勧める。

化学療法
がん治療における化学療法は外来で行われることが少なくない。

相談支援センター
がん診療連携拠点病院には、必ず相談支援センターが設置されている。その病院の患者だけではなく、地域住民のためにがんに関する種々の相談に対応することが求められている。

ない問題であり、がんの治療をしている「からだ」の問題も相互に影響している。その後もＡさんはたびたび相談支援センターを訪れ、自分の気持ちや今後の生活上の課題を医療ソーシャルワーカーとともに整理することで、いま何を優先的に考え行動すればよいのかを決めていった。

そして、娘の今後数年間の生活や進学のための必要資金を具体的に見積もり、自分の病状と予後を十分に考慮しながら自分の治療に充てることのできる金額を計算した。つまり、自分自身の死をも見据えて自分の命の算段をしたのである。残された治療の機会はもう無いかも知れないという難しい局面で、医療ソーシャルワーカーはＡさんが自己決定できるように、状況を整理して支持的に関わっていった。「こころ」と「くらし」は分離できないものであり、医療ソーシャルワーカーはその両方を見据えて援助しなければならない。患者や家族の訴えに対して、ただ単に何らかの情報を提供するのではなく、クライエントの持つ潜在的課題に対しても、絶えず相談場面の中で社会福祉の専門的技術と知識に基づいて把握しなければならない。

患者やその家族は日常の生活の中で種々の役割を担っている。本事例のＡさんの場合は、母であるということが主観的な役割感としても大きく、がんの罹患によってその役割が十分に担えないこと、つまり、役割の葛藤が「療養中にある心理的・社会的問題」につながっていた。

一方、患者の家族は、生活の中で家族としての役割と患者を介護する役割とが重なり負担となる場合がある。病院の医療専門職や地域の医療や福祉の専門職は、家族を「介護に専念する人」と見なす傾向もあり、家族はその役割を担わされているというプレッシャーを受けることは少なくない。もちろん家族自身もその役割を担いたいと考えているからこそ、大きな葛藤を生むのである。医療ソーシャルワーカーは、患者だけではなく、患者を含む家族全体に対して援助する視点を持つことが必要である。

B. 退院援助

昨今の医療制度の変革に伴い医療機関の専門分化が進み、より効率的に診療を行うためには在院日数の短縮が求められ、2014年度診療報酬改定において退院支援部門に社会福祉士等を配置することが条件となった。これによって、全般的には、医療分野のソーシャルワーカーの業務範囲のうち、「退院支援」業務の占める割合は大きくなっている。

Ａさんは全身状態の悪化に伴い緊急入院となった。がんを積極的に治療することが困難になり、症状緩和を主目的にした療養場所の選択をする

時期を迎えた。すなわち、**訪問診療**を受けながら在宅生活を継続するか、または**緩和ケア**病棟のある病院に転院するかである。いずれの選択肢もこの時に初めて考えたのではなく、Ａさんが医療ソーシャルワーカーに初めて相談に来た時から、自分の予後について冷静に考え医療ソーシャルワーカーに療養場所についても相談し計画を練っていた。治療が難しい局面での課題も想定し、介護保険のサービスを受けるための**要介護の認定の申請**、**在宅療養支援診療所**の確保などを含め、**地域包括支援センター**との連携も準備していた。

また、自宅に近い緩和ケア病棟にも問い合わせていた。病状の難しい局面で自らが重大な意思決定をすることは容易なことではない。決定のプロセスにおいては、「できる限り娘のそばにいてやりたい」という願いが、最終的に在宅生活の継続への意思決定を促した。医療ソーシャルワーカーは病状と心理社会的状況を十分に把握したうえで、**専門的援助関係**を構築してきたのである。

C. 社会復帰援助

業務指針にある「(3) 社会復帰援助」は、退院・退所後における、社会復帰が円滑に進むように、社会福祉の専門的知識と技術に基づいて援助を行うと説明されている。

Ａさんの場合、がんの診断直後に事務職のパートを自ら退職していた。一般的に、がん診断後にあらゆることがマイナス思考になり、「職場に迷惑をかけたくない」「がんになったら働けないのではないか」などと考え、長年続けていた仕事を退職してしまうことは少なくない。告知直後は、がん＝死であると思い込むなど精神的に大きなダメージを受けている場合が多いので、大事な決断をすることは避けるよう助言することが重要である。最近では、がん医療において治療と仕事の両立は大きなテーマの１つとして重視され、その支援に医師や医療専門職等が関わることが国の方針として掲げられている。Ａさんについては治療の早期から援助していた訳ではないが、もし早期から援助していたならば医療ソーシャルワーカーはＡさんに退職については慎重に考えることをアドバイスし治療と仕事の両立支援に関して援助する必要があったと考える。

業務指針の「(3) 社会復帰援助─①患者の職場や学校と調整を行い、復職、復学を援助すること」の中には、職場復帰で生じる課題を想定して準備することも援助の内容として含まれる。Ａさんの事例とは別になるが、胃がんの術後の患者で十分に食事が摂れず体重減少により体力も低下して

訪問診療
計画的に患者の自宅で診療を行うこと。往診は患者の要請を受けて医師がその都度診療を行うこと。

緩和ケア病棟
がんに罹患した時から緩和ケアは受けることができるが、特に終末期の看取りを目的としている。

要介護の認定の申請
がん末期を含め特定疾病の場合は、40歳から65歳未満の第二号被保険者であっても要介護状態の認定を受け介護サービスを受けることができる。

在宅療養支援診療所
24時間体制の往診や訪問看護等を実施する診療所。

専門的援助関係
援助の開始より将来起こりうる課題に関して、予想した上で構築される専門職とクライエントとの関係。

治療と仕事の両立
治療と仕事は相反するものではなく、治療の中にその患者が価値を置いている仕事も配慮して支援すること。

リモートワーク
remote work
在宅勤務について検討す
る必要があるが、元々の
その患者の業種や仕事内
容によって難しい場合も
少なくない。

いるならば、すぐに常勤職として復帰するのではなく半日勤務など段階を踏むことや、通勤の混雑に慣れておくことなど、その患者にあわせた職場復帰のためのリハビリテーションプログラムを提案することも援助の1つである。会社との間ではリモートワークや時差通勤や短時間勤務、時間休等の就業上の措置をしてもらえないか等の交渉を提案することもできるだろう。

　また学齢児童の復学の場合、学校は生活のすべてであると言ってもよい状況であるため、学習から友人関係まで学校生活全般について、保護者や学校側との密接な打ち合わせが必要である。学習の遅れや障害などがいじめへと進展する場合も少なくない。小児がんの患児が治療の副作用で脱毛したことが、不登校のきっかけになった例もある。そのような場合、患児、その家族、医療関係者、学校関係者とで事前に話し合い、同意が得られるならば、医療ソーシャルワーカーが復学するクラスの児童に対して病状やその副作用等について説明した上で必要な配慮を求めることができる。

D. 受診・受療援助

　医療機関を受診した人すべてが即座に治療を開始できるわけではない。また、患者自身は治療の必要性を認識していても、心理社会的問題を抱えているために受診すら困難な場合もある。

　Ａさんの場合、別の病院の医師の意見を聞くため、**セカンド・オピニオン**で現在の病院を訪れていた。その際、主治医が提示している薬剤とは異なる化学療法も選択肢として考えられるが、治療は長期にわたると説明を受けた。Ａさんは、経済的な負担に対する不安だけでなく、大きな抵抗感も抱えた。化学療法を外来でも受けられることを知らなかったため、治療の間、娘を1人自宅に残してはいけないと考え、転院して新しい治療に臨むことをすぐに決めることができなかった。もしこの段階から医療ソーシャルワーカーが援助していたならば、一人娘との生活を基本に仕事も含め治療を受けながら生活することができる選択肢の提示が可能であった。

　業務指針の「(4) 受診・受療援助─③診断、治療内容に関する不安がある場合に、患者、家族の心理的・社会的状況を踏まえて、その理解を援助すること」とあり、最も早期に援助介入できるポイントである。セカンド・オピニオン後のように治療方針を選択する必要がある場合に医療ソーシャルワーカーが介入し、患者やその家族の不安を軽減したり理解を助けたりすることは有用である。心理的・社会的な問題が決断を左右することがあるためである。しかし患者にとってまだ治療を受けていない病院の相

談部門を利用することは、ハードルが高いかもしれない。がん診療拠点病院における相談支援センターのように、患者やその家族、まだ患者になっていない地域の人びととでも利用できる相談部門を構築することが重要である。後述する診療報酬における「入退院支援加算」は入院前から患者に介入することをねらいとして創設されたものである。

E. 経済的問題の解決、調整援助

　Aさんはがんの診断直後に退職してしまったので、蓄えを細々と使いながら生活していた。将来のことを不安に思い行政の窓口に相談したところ、「加入中の生命保険を解約し、それを生活費に充ててはどうか。貯金が一定額以下になれば生活保護の適用も可能ではないか」とアドバイスを受けた。

　Aさんは、生命保険の解約は全く考えていなかった。娘に残してやれる唯一のものが、自分の死亡保険金だと思っていたからである。その後、医療ソーシャルワーカーとともに加入している生命保険について調べていくと、「リビングニーズ特約（生前給付）」が付加されていて、「余命6ヵ月以内」と診断されれば、死亡保険金と同額の保険金を請求できることがわかった。Aさんは治療が難しい局面に来ていることは十分に理解していたが、主治医に自分の余命を尋ねたり、余命の長さに応じて必要な生活費や医療費の自己負担を考え経済的見立てをしたりすることは精神的な負担が大き過ぎると医療ソーシャルワーカーは感じた。結局、Aさんはこのまま残り僅かな蓄えでつないでいくことを決断した。

　従来から医療ソーシャルワーカーの業務には経済的問題への援助の割合が多くを占めるが、背後にある種々の心理的・社会的問題にも広い視野を持って関わることが重要である。

　業務指針では「(5) 経済的問題の解決、調整援助—入院、入院外を問わず、患者が医療費、生活費に困っている場合に、社会福祉、社会保障等の機関と連携を図りながら、福祉、保険等関係制度を活用できるように援助する」と明記されている。Aさんのように、経済的に困窮する状況が明らかに近い将来予想されながら、公的な福祉、保険等の関係諸制度が適用されない場合もある。

F. 地域活動

　医療制度上、医療機関はより専門分化すること、効率よく治療を行い、

地域包括ケアシステム
住み慣れた場所で自分らしい生活を最期まで送れるようにサポートしあうシステム。

地域ケア会議
地域包括支援センターにおいて、多職種で話し合い、住み慣れた地域で継続して暮らすことができるようによりよい生活支援等を実現するために課題を的確に把握し、解決していくために開催される会議。

ピアサポート
同じ疾患、同じ課題を持つ仲間同士で支え合うこと。

診療報酬改定
診療報酬上、社会福祉士が位置づけられているものは 2020（令和 2）年 8 月現在、患者サポート体制充実加算、入退院支援加算 1 〜 3、入院時支援加算、認知症ケア加算、回復期リハビリテーション病棟入院料 1、在宅時医学総合管理料、ウイルス疾患指導料 2、介護支援連携指導料、退院時リハビリテーション指導料等が挙げられるが、診療報酬改定によって新たな加算や指導料が増減することが予想される。

社会福祉士資格を有する医療ソーシャルワーカー
職能団体である日本医療社会福祉協会は医療ソーシャルワーカーの基礎資格として社会福祉士を位置づけしている。

より早く患者が地域で生活できるように支援することが求められている。そこでは医療ソーシャルワーカーは病院と地域の架け橋的な役割を担っており、そのような立場にいるからこそ、近年の独居や高齢者世帯の増加、家族機能の低下なども踏まえ、地域の人を支えていくシステムの構築、すなわち**地域包括ケアシステム**の構築のために地域の関係諸機関、多職種との連携と協働が期待されている。業務指針の「(6) 地域活動」の「③地域ケアシステムづくり」「④在宅ケアや社会復帰について地域の理解を求め、普及を進めること」は、まさしく地域包括ケアシステムの構築である。Aさんと娘の二人暮らしの家族であっても、患者本人が望むならば終末期においても在宅生活が可能な地域づくりがなされなければならない。病院に所属する医療ソーシャルワーカーであっても、**地域ケア会議**等に出席し在宅生活を可能にする地域づくりに貢献する必要がある。

また、業務指針の「(6) 地域活動」には「①患者会、家族会等の育成、支援すること」が挙げられている。患者会は「ⅰ．仲間による支援が不安を取り去り安心感を生み出だす。ⅱ．実際に体験に基づく情報を仲間に提供する、ⅲ．専門職の支援を補完する当事者自身によるシステム創造」[7]であるから、インフォーマルなサポートの構築として重要である。近年、がん医療の領域において患者会等の**ピアサポート**が評価されている[8]。

3. 診療報酬と医療ソーシャルワーカー

A. 医療ソーシャルワーカーと退院援助

2008（平成 20）年度の診療報酬改定で、「退院調整加算」が新設された。その施設基準は、「病院では、入院患者の退院に係る調整・支援に関する部門が設置されており、退院調整に関する経験を有する専従の看護師又は社会福祉士が 1 名以上配置されていること」とされた。これは、医療ソーシャルワーカーの業務指針（2002 年）における「退院援助」と呼応し、従来から医療ソーシャルワーカーが退院支援において担ってきた役割が高く評価されたことによるものと言っても過言ではないだろう。病院に従事する社会福祉士資格を有する医療ソーシャルワーカー数が年々増加[9]している状況は、病院の医療ソーシャルワーカーに対する期待を表している。

退院調整のためには、退院の阻害要因、すなわち患者やその家族の心理

社会的課題に関し、退院という目標に向かって支援することが重要である。経済的な理由で転院先がスムーズに選定できない、あるいはネグレクトやDV等家族関係の問題で自宅に帰れず退院できない等、多様な課題を抱えた患者やその家族に社会福祉の視点で支援を行うことで、治療効果が損なわれることなくスムーズに転院あるいは退院につなげることに医療ソーシャルワーカーは大きな貢献をしてきた。その結果、医療ソーシャルワーカー業務全体において退院支援業務の占める割合が増大[10]したのである。

B. 入院前から援助するソーシャルワーカー

　2018（平成30）年度の診療報酬改定で、「退院支援加算」は「入退院支援加算」に名称変更された。このねらいは、「患者が安心・納得して退院し、早期に住み慣れた地域で療養や生活を継続できるように、施設間の連携を推進した上で、入院早期より退院困難な要因を有する患者を抽出し、入退院支援を実施する」[11]ことにある。すなわち、入院から退院までの流れを重視し、入院前から院内外の多職種連携と協働のためのチーム強化を促進し、切れ目のない支援を評価するのである。

　また、新設された「入院時支援加算」は、入院前の外来において患者の情報を収集し、治療や看護の療養計画に活用し、より早い段階から退院支援を行うことを狙ったものである。看護師や社会福祉士が入院予定の患者と**医療支援センター**等の名称の部門で面談し、入院中の療養や退院支援計画に参考となる情報を収集し、その内容を病棟職員と共有する。面談で取り扱う項目[11]は以下の通りである。

ア）身体的・社会的・精神的背景を含めた患者情報の把握（必須）

イ）入院前に利用していた介護サービスまたは福祉サービスの把握（該当する場合は必須）

ウ）褥瘡に関する危険因子の評価

エ）栄養状態の評価

オ）服薬中の薬剤の確認

カ）退院困難な要因の有無の評価

キ）入院中に行われる治療・検査の説明

ク）入院生活の説明（必須）

　さらに、必要に応じて院内外の相談窓口や各種制度等の情報提供を行う。介護との連携も重要視され、介護保険サービスを利用している患者の担当ケアマネジャーと入院前から退院後の方針の協議に入るなど計画的な支援を行う。退院後に介護保険制度によるサービスが必要と予想される患者に

医療支援センター
医療機関によって名称は異なり、たとえば、入退院支援センター、患者支援センター、総合支援センター等と称されている。

は認定のための申請手続き等を支援することも含まれている。

　患者やその家族の多くは、生活上の課題を抱えていても治療や検査のために入院することで精一杯で、それらを病院職員に相談することを思いつかない。したがって、入院前の手続きの一環すなわちルーティンとして医療支援センター等で専門職が患者と面談を行うことは、患者の持つ心理社会的課題を入院予定病棟の退院支援スタッフへうまく橋渡しをするためのきっかけとなり、スムーズな退院計画を入院前から立案する第一歩となる。入退院支援加算の取得のために、入院前から退院への支援という新たなシステムを病院は構築しなければならないが、結果的には患者、病院双方にとって利益が大きい。

　なお、2020（令和2）年の診療報酬改定では入退院支援の取組みを推進するため、入院時支援加算の見直しがされた。関係職種と連携して入院前に上記のア～クの項目をすべて実施し、病棟職員との情報共有や患者またはその家族等への説明を行う場合、さらに診療報酬の点数が高く評価されている。

　また診療報酬の中で医療ソーシャルワーカーが大きな役割を担うものとして「患者サポート体制充実加算」も挙げられる。医療機関はより専門分化し、治療の効率を求められる一方、患者の悩みや声に十分に応えられない現状がある。そのために、入院する前段階である外来部門においてあらゆる相談ごとに対応することが診療報酬として評価された。医師、看護師、薬剤師、社会福祉士などを1名以上配置することが要件とされているが、日頃の経験や知識が認められて医療ソーシャルワーカーの配置が多い。

C. 医療ソーシャルワーカーのジレンマ

倫理的ジレンマ
価値を巡る、相反する考えの板挟み状態。病院という組織の価値とソーシャルワーカーの価値の衝突、患者主体というソーシャルワーカーの価値と家族のニーズとが相反する場合に生じる。

　診療報酬に医療ソーシャルワーカーが組み込まれることによって、大きな**倫理的ジレンマ**[12]を生むこともある。患者やその家族の持つ生活上の課題は多種多様であり、こころと暮らしの専門家として医療ソーシャルワーカーがそのすべてを支援したいと考えるのは当然で、それが責務であることは自明である。一方、診療報酬に関わる業務は一職種のみで完結するのではなく、院内、院外多職種との連携と協働が不可欠[13]であり、その結果業務量も増加する。経営的な視点から所属する医療機関側は、医療ソーシャルワーカーに診療報酬の取れる支援業務を優先的に行うよう要請することは想像に難くない。必ずしも潤沢な数の医療ソーシャルワーカーが配置されている訳ではない現状では、他に優先して診療報酬に関わる業務を行わざるを得ない。多くの課題が積み残されたままの退院や転院を幾度

となく目の当たりにすることによって、医療ソーシャルワーカーは患者やその家族と病院側との板挟みとなり、専門職としての倫理的ジレンマを経験する。

　しかし、そのジレンマを可視化し解決に近づけることが医療ソーシャルワーカー自身の実力を向上させることにつながることも事実である。診療報酬によって医療ソーシャルワーカーの役割は狭められた[14]という意見もあるが、別の角度から考えるならばその実力が試されていると捉えることもできるだろう。他の医療分野の専門職も診療報酬との関係で同様な道を辿ったのではなかろうか。医療の現場で患者の適切な医療を受ける権利が阻害されているのかどうかを絶えず自分たちの価値と倫理から吟味しながら前進することが、結果として医療分野における福祉の専門職としての成長という大きな成果を生むに違いない。

4. 専門職としての責務—よりよい援助の基盤づくり

　医療ソーシャルワーカー個人が、専門職としての技術や知識をより向上させることだけで、クライエントのニーズに十分に応えられるものでもない。ソーシャルワーカーとして、自分が勤める施設の中でどれだけ認知されるか、組織の中の種々のシステムの中にどう位置づけされるかが大きな鍵となっている。つまり院内でのソーシャルワーカーの組織化が、間接的にクライエントへの援助に影響するのである。言い換えるならば、医療機関の中に社会福祉、つまり生活の視点が組み込まれることである。したがって、院内に自らの業務を認知させる戦略を立てることは、医療分野のソーシャルワーカーにとって大きな責務である。

A. 院内での多職種との協働

　患者や家族は、自主的にソーシャルワーカーが所属する相談部門に来室するのではなく、患者やその家族が困っている様子を見た他の職員から「ソーシャルワーカーに相談したらどうですか」と、紹介され来室することも多い。したがって、日常の診療の中に、ソーシャルワーカーも**チーム・ケア**の一員として加わる必要性がある。

　業務指針にある「生活と傷病の状況から生ずる心理的・社会的問題の予

チーム・ケア
あらゆる医療の領域でチームを組んで、医療サービスを提供することは多くなっている。

ケースカンファレンス
case conference
患者や家族の生活について、十分に配慮した治療が行えるように、協議すること。医療の専門職の中で患者の生活をみていくソーシャルワーカーの視点は重要である。

防や早期の対応」を行うため、多職種との協働は必要不可欠である。具体的には「ケースカンファレンス」や「入退院の判定に関する委員会」などに常時参加することで、患者や家族の心理社会的側面の情報提供や患者・家族の立場に立った代弁も可能となり、そのことが治療と生活のケアを同時に行えるメリットにもつながる。しかし、それはソーシャルワーカーが生活上の問題の予防や早期の対応の必要性を主張したからといって、すぐに認められるものではない。そうした対応が治療上に大きな効果があった、という実体験がチーム内に共有されソーシャルワーカーを認知するのである。

B. 専門職としての業務バランス― 3 つの軸

ソーシャルワーカーとしてのよりよい援助を展開するためには、豊富な知識とより高いレベルの技術の習得が求められ、根源をなす専門職としての価値観や倫理観も絶えず問われる[15]。その対象はクライエントであり、業務指針の地域活動でも述べたように、患者会などの団体や地域そのもの

図 5-4-1　専門職としての業務バランス― 3 つの軸

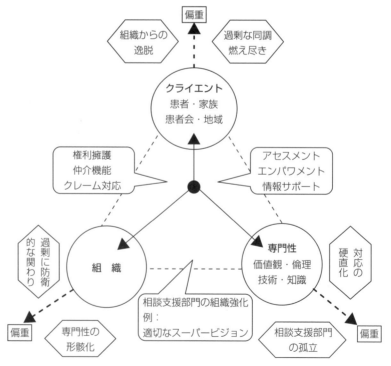

出典）『がん専門相談員のための学習の手引き―実践に役立つエッセンス』第 3 版，
　　　国立がん研究センターがん対策情報センター，2020, p.12.

が援助の対象にもなるが、目の前のクライエントを正視し続けることが大切である。しかし、専門職であっても医療機関という組織の一員であり、その組織の特徴や組織から求められる役割によって、ソーシャルワーカーの業務は大きく変化し、専門職としての判断の中に絶えず影響する。その組織に認知されたいために組織のニーズだけを優先すると、ソーシャルワーカーの専門性は形骸化しかねない危険性もある。つまり、「クライエント」「専門性」「組織」の3つの軸のバランスが重要である（**図5-4-1**）。

注)

ネット検索によるデータの取得日は，いずれも 2020 年 9 月 27 日.

(1) 日本医療社会福祉協会ウェブサイト「医療ソーシャルワーカー業務指針」2002.

(2) 鈴木裕介「医療ソーシャルワーカーが行うアドボカシー援助活動の構造」『社会福祉学』No.58，Vol.1，2017，pp.26-40.

(3) 「2 度」とは、健政発第 188 号「医療ソーシャルワーカー業務指針」(1989) と健政発第 1129001 号「医療ソーシャルワーカー業務指針（改定）」(2002) を示す。

(4) 熊谷忠和・四方克尚『保健医療分野におけるソーシャルワーカーの位置付けに関する現状と課題』日本医療社会福祉協会，2004，p.12.

(5) 広中良典『患者に対する心理的・社会的サポート—アンケート集計結果概要のお知らせ』No.128，COMOL，2001.

(6) 広中良典『ケアのゆくえ科学のゆくえ』岩波書店，2005，p.143.

(7) 増野肇「セルフヘルプ活動が精神医療の中で果たしてきた歴史的役割と治療的意義」『精神障害とリハビリテーション』11 (1)，2007，pp.7-10.

(8) 福井里美・吉田みつ子・守田美奈子・奥原秀盛・遠藤公久「長期がんサバイバーがピアサポート活動を続ける意味—10 年以上の活動を通して」『Palliative Care Research』2019 ; 14 (2)，pp.79-88.

(9) 二木立『地域包括ケアと医療・ソーシャルワーク』勁草書房，2019，p.60.

(10) 高山恵理子『医療ソーシャルワーカーの業務に医療政策が及ぼした影響—診療報酬の動向と医療ソーシャルワーカーの「退院支援」業務との関わり』上智大学社会福祉研究，2019，pp.10-30.

(11) 厚生労働省ウェブサイト「平成 30 年度診療報酬改定について」.

(12) 川村隆彦「ソーシャルワーク実践の価値と倫理［3］—現場での倫理的ジレンマの課題と対応」ソーシャルワーク研究所編『ソーシャルワーク研究』Vol.42，No.3，相川書房，2016，pp.200-205.

(13) 樋口美智子「医療ソーシャルワーカーが地域に出る意義—病院から地域へ MSW に求められていること」『地域リハビリテーション』Vol.14，No.5，三輪書店，2019，pp.314-319.

(14) 月刊ケアマネジメント編集部「退院調整が報酬で評価—MSW はこれからどうなる？」シルバー新報編『月間ケアマネジメント』19 (4)，環境新聞社，2008，pp.24-25.

(15) 日本医療社会福祉協会ウェブサイトにある「医療ソーシャルワーカーの倫理綱領」を熟読することを勧める。

理解を深めるための参考文献

● 公益社団法人　日本医療社会福祉協会編『保健医療ソーシャルワークの基礎─実践力の構築』相川書房，2015.
医療ソーシャルワークの実践と今日的課題を網羅している。医療ソーシャルワーカーを目指す学生は必読。

● 日本医療ソーシャルワーク学会編『地域包括ケア時代の医療ソーシャルワーク実践テキスト』日総研，2018.
医療ソーシャルワークの現場について理解するために学生にも理解ができるように書かれている。

● 高山恵理子『退院における医療ソーシャルワーカーの実践─「退院援助」から「地域ネットワーク構築」へ』相川書房，2020.
退院支援について医療機関を起点とした業務ではなく、地域ケアシステムを構築するために必要な方法として紹介されている。

第6章 保健医療領域における専門職の役割

1

医師、歯科医師の資格取得と役割、倫理について知る。医師と歯科医師の地域配置、不足の問題対策を考える。

2

薬剤師の資格と役割について知る。薬剤師の多職種連携の現状と課題について学ぶ。

3

保健師、助産師、看護師の役割と養成の課題を考える。チーム医療の推進と福祉職との連携の課題を考える。

4

理学療法士、作業療法士、言語聴覚士などの役割をみる。リハビリテーションの推進と課題について学ぶ。

5

臨床心理士・公認心理師の資格と役割について知る。精神、神経疾患の増加と臨床心理士・公認心理師の働きを考える。

6

管理栄養士の資格と役割について知る。栄養課題解決のためのチーム医療、多職種連携について考える。

7

精神保健福祉士の成り立ちと役割について知る。現代の精神保健の課題における精神保健福祉士の働きを考える。

8

介護福祉士、介護支援専門員、居宅介護従業者の役割を知る。保健医療領域における働きを考える。

1. 医師、歯科医師の役割と課題

A. 医師、歯科医師の役割

　日本において医師は古くより病気の診断、治療などを行ってきたが、その役割が法的に確立したのは1874（明治7）年に医制が発布されてからである。その後、試験制度や免許制度の整備が行われ、1906（明治39）年に旧医師法が制定され、第2次世界大戦後の1948（昭和23）年には現在の医師法となった。医師法では、医師の役割を高度な専門的知識と技術を有して、「医療及び保健指導を掌ることによって、公衆衛生の向上と増進に寄与し、もって国民の健康的な生活を確保するもの」としている。

　一方、歯科医師は口歯科、口中科などの名称で口、喉、歯の治療を行ってきたが、その役割が法的に定められたのはやはり1874年の医制発布においてであり、このとき歯科医師は医師の一種として扱われた。その後、1906年の旧歯科医師法で、はじめて歯科医師は医師から明確に区分され、1948年には現在の歯科医師法が制定された。歯科医師法では、歯科医師の役割を高度な専門的知識と技術を有して、「歯科医療及び保健指導を掌ることによって、公衆衛生の向上と増進に寄与し、もって国民の健康的な生活を確保するもの」としている。

B. 医師、歯科医師の業務と責務

　医師は医業を行うことを国により承認されており、歯科医師とは歯科医業を行うことを国により承認されている。医業とは**医行為**を業とすることであり、歯科医業とは歯牙および口腔に関する医行為を業とするものである。

　医師、歯科医師はそれぞれ医業、歯科医業の独占者であり、「医師でなければ医業をなしてはならない」と医師法に、「歯科医師でなければ歯科医業をなしてはならない」と歯科医師法に定められている（**業務独占**）。また、その名称についても「医師でなければ、医師又はこれに紛らわしい名称を用いてはならない」「歯科医師でなければ、歯科医師又はこれに紛らわしい名称を用いてはならない」と定められている（**名称独占**）。そして、医師、歯科医師以外の者が医業、歯科医業を行った場合や、紛らわし

医行為
医学的判断および技術を用いなければ人体に危害を及ぼすおそれのある行為。具体的な内容は医学の進歩などによって変化する。

業務独占
その資格を持っていない者にその業務を行うことを禁止すること。

名称独占
その資格を持っていない者に、その資格の名称またはそれに紛らわしい名称の使用を禁止すること。

い名称を用いたりした場合にはそれぞれ罰則が定められている。なお、医療関係職種がそれぞれの業務を行う場合、医療の統一性、安全性を確保するために、医行為については医師の指示のもとに、歯科医行為については歯科医師の指示のもとに行わなければならないとされている。

一方、医師には医師法、歯科医師には歯科医師法による、以下のような義務が課せられている。

①医師・歯科医師は、診察治療あるいは診断書交付の求めがあった場合には正当な理由がないかぎり拒んではいけない（**応召義務**）。

②医師・歯科医師は自ら診察しないで治療をしたり、診断書等を交付したりしてはいけない（**無診療治療等の禁止**）。

③医師は、死体または死産児を検案して異状が認められるときは、24時間以内に警察署に届け出なくてはならない（**異状死の届出義務**）。

④医師・歯科医師は患者に対し治療上薬剤を調剤して投与する必要があると認めた場合は、処方せんを交付しなければならない（**処方せんの交付義務**）。ただし、処方せん交付が診療または疾病の予後について、患者に不安を与えるような場合などは交付しなくてもよいとされている。

⑤医師・歯科医師は診療をしたときは、本人またはその保護者に対し、療養の方法その他保健の向上に必要な事項の指導をしなければならない（**療養指導義務**）。

⑥医師・歯科医師は、診療をしたときは遅滞なく診療録に記載しなければならない。診療録は5年間保存しなければならない（**診療録の記載および保存の義務**）。

これらの義務のうち、無診療治療等の禁止、異状死の届出義務、処方せんの交付義務、診療録の記載および保存の義務条項に関しては具体的な罰則規定がある。なお、業務上知り得た秘密を漏らした罪（**守秘義務**）、虚偽診断書等作成の罪、自殺関与および同意殺人の罪、業務上過失傷害の罪、堕胎の罪などは刑法により規定されている。

C. 医師、歯科医師の倫理指針

医師の倫理は、患者の自立性の尊重、善行、公正性の3つの原則が基盤となっている。日本医師会では、会員をはじめ広く社会に周知された「医の倫理綱領」に対し、一般の医師が具体的事例についてどう考えるべきかを示す「医師の職業倫理指針」を2004（平成16）年に策定し、さらに、2016（平成28）年には第3版[1]を発表した。第3版は、人生の最終段階における医療の決定プロセスに関するガイドライン[2]の改訂、遺伝子診

断・遺伝子治療の進展、虐待事例の増加など、近年の医師を取り巻く様々な状況の変化を踏まえている。

第3版には9つの柱がある。すなわち、①医師の基本的責務、②医師と患者、③終末期医療、④生殖医療、⑤遺伝子をめぐる課題、⑥医師相互間の関係、⑦医師とその他の医療関係者、⑧医師と社会、⑨人を対象とする研究である。②の医師と患者では、医師は患者の権利を尊重し、それを擁護するように努めなければならないとし、患者の権利としては、公正な医療を受ける権利、説明を受け自らの意思に基づき医療を受ける権利、逆に医療を受けない権利、プライバシーが守られる権利、**セカンド・オピニオ**
ンを求める権利などがあるとしている。また、医師は病名・病状を本人および家族に説明し診療に当たっては患者の自由な意思に基づく同意を得ること（**インフォームド・コンセント**）が必要であること、患者が未成年者・高齢者・精神障害者などの場合はわかりやすい言葉で説明しその了解を得ること（**インフォームド・アセント**）が望まれていることも記載されている。⑧の医師と社会では、虐待が疑われた患者を診察した場合は公的機関へ通報すべきであること、医療や介護の現場で医療者が必要と考えて身体拘束を行った場合でも虐待と捉えられることがあるので留意する必要があることなどが記載されている。

日本歯科医師会においても、2005（平成17）年に「歯科医師の倫理綱領」を制定し、2008（平成20）年には「信頼される歯科医師Ⅱ　歯科医師の職業倫理」(3)を作成している。医師の職業倫理指針と同様、インフォームド・コンセントなど患者を尊重した医療を行うこと等のほか、災害時の歯科救護活動の重要性や、被害者の歯科的所見から身元確認作業に対応できるように研鑽を積んでおくことの重要性等が記載されている。

D. 医師、歯科医師になるには

医師、歯科医師になるには、それぞれ所定の教育を受けた後、医師国家試験、歯科医師国家試験に合格して厚生労働大臣の免許を受けなければならない。医師国家試験は臨床上必要な医学および公衆衛生に関し、医師として必要な知識や技能を有しているかどうかを検定する。歯科医師国家試験は歯科医学および口腔衛生に関して、歯科医師として必要な知識および技能があるかどうかを検定する。国家試験はそれぞれ年に1回行われている。免許は、厚生労働省に備えられた医籍（医師）、歯科医籍（歯科医師）に登録することによって行われる。

診療に従事する医師・歯科医師に対する臨床研修は、かねてより努力義

務であったが、医師については 2004（平成 16）年より 2 年以上の研修が、歯科医師については 2006（平成 18）年より 1 年以上の研修が必修化された。

　臨床研修を修了した医師・歯科医師に対しては修了証が与えられ、臨床研修を修了したことを医籍・歯科医籍に登録することとなった。なお、医療法では、病院または診療所の管理者は臨床研修を修了した者でなくてはならないと定めている。

　また健康保険法では、医師や歯科医師が保険医療機関において健康保険の診療に従事するためには、その勤務地の地方厚生局長に申請し、厚生労働大臣から**保険医の登録**を受けなくてはならないと定めている。そして登録を受けた保険医が保険医療機関で診療を行うときは、保険医療機関及び保険医療養担当規則（療養担当規則）の定めるところにより、健康保険の診療に当たらなければならないとしている。この療養担当規則に違反したときは保険医の登録が取り消される。

E. 医師数、歯科医師数

　厚生労働省「平成 30 年医師・歯科医師・薬剤師統計」[4]によると、2018（平成 30）年末現在、届出医師数は約 32 万 7 千人で、人口 10 万対 258.8 人である。就業施設別にみると、病院が 63.6％、診療所が 31.7％であり、これらの医療施設全体では 95.3％にのぼる。医療施設に従事する医師のうち女性の割合は 21.9％で、年々増加傾向にある。人口 10 万対の医療施設従事医師数を都道府県別にみると、多いのは徳島県（329.5 人）、京都府（323.3 人）、高知県（316.9 人）である。少ないのは埼玉県（169.8 人）、茨城県（187.5 人）、千葉県（194.1 人）であり、都道府県間にはかなりの差が見られる。

　一方、同じく厚生労働省「平成 30 年医師・歯科医師・薬剤師統計」によると 2018 年末現在、届出歯科医師数は約 10 万 5 千人で、人口 10 万対 83.0 人である。就業施設別にみると、病院が 11.1％、診療所が 85.9％と、医師と異なり圧倒的に診療所の従事者が多い。医療施設に従事する歯科医師のうち女性の割合は 23.8％であり年々増加している。人口 10 万対の医療施設従事歯科医師数を都道府県別にみると、多いのは東京都（115.9 人）、徳島県（107.6 人）、福岡県（103.5 人）である。少ないのは、滋賀（54.9 人）、青森県（55.6 人）、島根県（56.2 人）であり、医師と同様に都道府県間にはかなりの差が見られる。

病院
病床が 20 床以上ある医療機関。

診療所
病床 19 床以下あるいは無床の医療機関。医院、クリニックとも呼ばれる。

F. 医師・歯科医師養成における課題

　厚生省（現、厚生労働省）では、将来的に医師の供給が過剰になると予測し、1985（昭和60）年から医学部の入学定員の削減を行ってきた。しかし近年、産科や小児科、外科などでの**医師不足**や病院勤務医の過重労働が指摘されている。厚生労働省では医療を取り巻く環境が急速に変化していることを踏まえ、2008（平成20）年6月に「安心と希望の医療確保ビジョン」をまとめ、医師養成数を増やす方針を打ち出した。さらに同年8月の「『安心と希望の医療確保ビジョン』具体化に関する検討会」[5]においては、高齢化の状況、患者の診療動向、女性医師の増加などを考慮して、必要な医師数を専門的に推計し直すこと、特定の診療科やへき地に勤務する医師へ手当を支給すること、地域医療の担い手の1つとして専門医としての総合医・家庭医のあり方について検討を進めること、地域医療を守るための住民の取組みを支援することなどを提言した。また同年9月からの臨床研修制度のあり方に関する検討会では、医師の地域偏在対応、大学等の医師派遣機能強化等の観点から、都道府県別の募集定員の上限を設定することとなった。さらに、2020（令和2）年度から、医師確保計画との整合性を確保する観点から、臨床研修病院の指定や、都道府県内の臨床研修医の募集定員の設定等の権限が都道府県に移譲された[6]。また、医学部入学定員の増加も徐々に行われ、2005（平成17）年度は7,695名だったものが、2020年度は9,415名となった[6]。

　歯科医師数に関しては、以前より歯科医師の著しい供給過剰が指摘され、1986（昭和61）年より入学定員の削減などが行われている。今後は、歯科医院に通院できない要介護高齢者や障害者に対して行う歯科訪問診療や、高齢者の増加に伴い増えている**誤嚥性肺炎**の予防、**摂食嚥下障害**の治療や予防、歯周病と糖尿病等全身疾患との関連など、新たな領域で活躍できる歯科医師のより多くの育成が望まれている。

G. かかりつけ医

　かかりつけ医とは、地域の診療所や医院で、患者の初期症状の治療や日常的な健康管理に当たっている医師のことで**家庭医**ともいう。入院や高度な検査が必要になった場合には、かかりつけ医は適切な専門医や病院などへ紹介する。専門的治療が終了した後は、患者は再びかかりつけ医に戻り、専門的治療の経過などが専門医や病院から報告される。このような仕組みを**病診連携**という。現在、在宅で療養する高齢者や慢性疾患を有する患者

にとって、かかりつけ医は欠かせない存在となっており、**介護保険制度の要介護認定**の際に添付する「主治医意見書」もかかりつけ医が書く場合が多い。また、**アドバンス・ケア・プランニング（ACP）**の際のチームにも加わる。臨床研修医制度ではこのような家庭医となれるような幅広い診療能力をもった医師の養成をその大きな目的としている。

　歯科においても、病診連携の仕組みは医科と同様であり、今後増加する在宅の要介護高齢者にとって、かかりつけの歯科医をもつことは重要である。2016（平成28）年の診療報酬改定で新たに制定された**かかりつけ歯科医機能強化型歯科診療所**は、一定の基準を満たした歯科診療所で、他の医療機関との連携や継続的な口腔管理を行っている。

H. 医科歯科連携

　近年、医科と歯科の連携が重要になってきている。要介護高齢者が死亡する直接的な原因としては誤嚥性肺炎が多いため、口腔ケアが重要であること、最後まで自分の口で食事をするためには入れ歯などの歯科治療が必要であること、糖尿病や心筋梗塞などには歯周病菌が関係していることが分かってきたため医科の治療と同時に歯科治療も必要であること、がん等の全身麻酔による手術を行う患者の術後の肺炎防止のために手術前後の口腔管理が重要であること等により、医科から歯科への患者の紹介、また歯科から医科への患者の紹介が多くなってきている。

注)
(1)　日本医師会『医師の職業倫理指針（第3版）』社団法人日本医師会，2016.
(2)　厚生労働省ウェブサイト「人生の最終段階における医療の決定プロセスに関するガイドライン」2015年3月最終改訂.
(3)　日本歯科医師会『信頼される歯科医師Ⅱ　歯科医師の職業倫理』社団法人日本歯科医師会，2008.
(4)　厚生労働省ウェブサイト「平成30年（2018年）医師・歯科医師・薬剤師統計の概況」.（2020年11月1日取得）
(5)　厚生労働省ウェブサイト「『安心と希望の医療確保ビジョン』具体化に関する検討会中間とりまとめ」（平成20年9月22日）.（2020年11月1日取得）
(6)　厚生労働統計協会編『国民衛生の動向（2020/2021）』厚生の指標増刊，厚生労働統計協会，2020，pp.208-209.

介護保険制度
要介護者を社会全体で支えるために、2000（平成12）年から導入された保険制度。

要介護認定
介護保険制度において、介護サービスを要する状態であることを公的に認定すること。

アドバンス・ケア・プランニング
ACP: advance care planning
人生の最終段階における医療やケアについて、本人が、家族や医療やケアの担当者と相談してあらかじめ決めておくこと。人生会議ともいう。

かかりつけ歯科医機能強化型歯科診療所（か強診）
口腔機能の管理、高齢者の心身の特性および緊急時の対応等の研修を修了した歯科医師の配置、訪問診療の実績、地域ケア会議等への参加実績などが算定の要件となる。

2. 薬剤師の役割

A. 薬剤師の歴史

　古くは、漢方医学で医師のことを「薬師（くすし）」といい、医師と薬剤師の区別がなく医師が医薬品を販売していた。無料で診察と助言を行う代わりに、投与した薬の料金を請求することで生計を立てていた。

　1874（明治7）年、明治政府は「医制」を公布し、近代的な医療制度が初めて導入された。これにより薬舗主（後の薬剤師）制度が設けられ、1925（大正14）年「薬剤師法」が公布されて薬剤師の身分が制定され、その後、1960（昭和35）年に現在の「薬剤師法」が制定された。

B. 医薬分業

　「医薬分業とは、医師が患者に処方箋を交付し、薬剤師がその処方箋に基づき調剤を行い、医師と薬剤師がそれぞれの専門分野で業務を分担することによって、医療の質の向上を図ることを目指すもの」[1]とされている。

表 6-2-1　施設・業務の種別にみた薬剤師数

各年 12 月 31 日現在

	平成 30 年（2018）		昭和 35 年（1960）	
	薬剤師数（人）	構成割合（%）	薬剤師数（人）	構成割合（%）
総　　数[1]	311,289	100.0	60,257	100.0
男	120,545	38.7	37,867	62.8
女	190,744	61.3	22,390	37.2
薬局の従事者	180,415	58.0	23,348	38.7
医療施設の従事者	59,956	19.3	9,575	15.9
介護保険施設の従事者	832	0.3	0	0.0
大学の従事者	5,263	1.7	1,149	1.9
医薬品関係企業の従事者	41,303	13.3	11,232	18.6
衛生行政機関又は保健衛生施設の従事者	6,661	2.1	2,999	5.0
その他の者	16,856	5.4	11,954	19.8
その他の業務の従事者	6,517	2.1		
無職の者	10,339	3.3		

注：1）「総数」には、「施設・業務の種別」の不詳を含む。
出典）厚生労働省「平成 30 年（2018 年）医師・歯科医師・薬剤師統計の概況」一部筆者改変.

薬剤師の持つ薬理学、薬物動態学、製剤学などの薬学的知見に基づいて薬学的管理・指導が行われることにより、複数診療科受診による重複投薬、相互作用の有無の確認や、副作用・期待される効果の継続的な確認ができ、薬物療法の安全性・有効性の向上に寄与する。

　他にも残薬解消や後発医薬品の使用促進を促すことにより医療保険財政の効率化等にも貢献している。

C. 薬剤師数の推移

　薬剤師数は、1960（昭和35）年12月末で6万257人であったが2018（平成30）年12月末では31万1,289人となった[(2)]（**表6-2-1**）。背景には薬剤師を取り巻く環境の変化や職域の拡大が挙げられる。2006（平成18）年から薬学教育は6年制になり、薬科大学または薬学部の新設が相次いだ。2002（平成14）年の時点では46校であったのに対し、2020（令和2）年では過去最多の77校となった。しかし処方箋の増加も縮小傾向にあり、将来的には薬剤師の過剰という問題が生じることが懸念されている。

D. 薬剤師の業務

　薬剤師の役割は薬剤師法1条において「調剤、医薬品の供給その他薬事衛生をつかさどることによって、公衆衛生の向上及び増進に寄与し、もって国民の健康な生活を確保するものとする。」と規定されている。この薬剤師法に基づき、医薬品に関わるあらゆる場に従事してきた。しかし医学、薬学の進歩や少子高齢化が進行した現在、薬剤師の業務はその範囲を広げ、医学的、薬物療法的知識、技術、さらには介護・福祉に関する知識が必要な時代に至っている（薬剤師の主な業務、薬剤師数は**表6-2-1**に記載）。

（1）薬局薬剤師

　処方箋を患者から応需し調剤を行う。調剤を行う前に、患者のアレルギー歴や、併用薬等に関して問題がないか確認し、処方されている薬剤の適応、用法用量に間違いがないか等処方監査を行い調剤する。もし問題がある場合は、医師または歯科医師に対し疑義照会や処方提案を行う。調剤後、薬剤を患者に交付し情報提供を行う。提供した情報に基づいて患者が薬物治療について正しく理解し、納得した上で適切に服薬できているかを確認する。**アドヒアランス**や**コンプライアンス**、治療効果の確認や副作用の発現をモニタリングし、必要がある場合は医師にその内容をフィードバックし患者の状態を継続して把握することが求められる。

疑義照会
医師の発行した処方箋の記載処方意図を明らかにし、「重複投与」「薬剤名」「用法」「用量」「薬物相互作用による禁忌」「投与日数」等の記載不備を発見し疑問点や不明点があるとき、記載内容について適切か処方医に確認すること。

アドヒアランス
adherence
患者が治療に積極的に参加して服薬の意義を理解し、実施、継続すること。

コンプライアンス
compliance
医師の処方通りに患者が服薬すること。

(2) 病院薬剤師

病棟ごとに専任の薬剤師を配置し、持参した薬を含む入院中に服用するすべての薬の管理を行い、患者の状態を把握した処方設計や処方提案、情報提供を行う。抗がん剤治療などより一層安全管理が必要な医薬品に関しては流量または投与量の計算や確認を行い、医師や看護師と連携して効果的かつ安全な薬物治療のための支援やリスクマネジメントに寄与している。また、医療施設内の感染制御チーム、緩和ケアチーム、褥瘡対策チーム、栄養サポートチームの一員としてチーム医療に参加し、薬物治療の適正化や医療過誤の防止に貢献している。

(3) ドラッグストア薬剤師

医療用医薬品以外にも、一般用医薬品、健康食品、サプリメント、化粧品、日用品などを取り扱っており日頃から服用している薬との併用や、健康食品関連の適切な選択、相談応需などを行う。またドラッグストアでは持病のない人の来店などもあり、**セルフメディケーション**の一環として、血糖値や中性脂肪、肝・腎機能などの簡易的な血液検査や、体組成計、血圧計の設置を行い、健康相談や場合によっては**受診勧奨**を行い病気の予防や早期発見、QOL の向上につなげることが期待されている。

(4) 衛生行政機関に従事する薬剤師

保健所や麻薬取締官などが挙げられる。保健所で勤務する薬剤師は地域住民への健康アドバイスや集団検診、献血推進活動に関わる。食中毒や伝染病などの非常事態に対応するのも保健所薬剤師の職務である。また、病院や薬局、美容院などの開設許可業務、指導、調査や、保健所のある地域単位での、医薬品、動物、食品などの管理等も行う。麻薬取締官は薬物の取り締まりなどの薬物犯罪防止、また病院や薬局、製薬会社が適切な方法で医療用麻薬を取り扱っているかを監視する。厚生労働省に所属し特別司法警察の権限が与えられている。

E. 後発医薬品（ジェネリック医薬品）への推移

近年少子高齢社会における社会保障費の増大が大きな問題になっている。また医療の進歩とともに、画期的な新薬やオーファンドラッグが開発され、患者の生命や QOL を守る重要な役割を果たしている。高齢者の服用している医薬品数が増加傾向にあることや、新薬、オーファンドラッグはおおむね高価であることが保険医療における医薬品費用を増大させる要因となっている。2019（令和元）年の薬剤費はおおよそ 8 兆円であり、国民医療費の約 18％を占めている。薬剤師が、後発医薬品を推奨し、薬剤費の節

セルフメディケーション
self-medication
自分自身の健康に責任を持ち、軽度な身体の不調は自分で手当てすること。

受診勧奨
ここでの受診勧奨とは、医療機関に受診を促すこと。

後発医薬品（ジェネリック医薬品）
generic drug/generic medicine
先発医薬品の特許が切れた後に製造販売される、新薬と同一の有効成分を同一量含み、同一の効能・効果を持つ医薬品のこと。

オーファンドラッグ
orphan drug
患者数が少なく（5 万人未満）、治療法が確立していない難病に対する希少疾病用医薬品のこと。

減に寄与することは、医療保険財政と患者の負担を軽減し国民の医療資源を守ることになる。「2020年（令和2年）9月までに、後発医薬品の使用割合を80%とし、できる限り早期に達成できるよう、更なる使用促進策を検討する」[3]との方針が策定された。後発医薬品使用割合は2007（平成19）年では32.5%であったが、2019年では74.9%まで増加している。

F. 地域包括ケアシステムにおける薬剤師の役割

厚生労働省より「2025年（令和7年）を目途に、地域包括ケアシステムの構築を推進する」[4]との発表があった。薬剤師は地域医療の担い手として日頃の健康相談やセルフメディケーション、薬物療法に貢献する必要がある。特に在宅医療に関しては医師や看護師などの多職種と連携し、患者の医薬品の適正使用や医療安全の確保、薬剤費用の適正化などへの貢献が期待されている。患者は通院から入院、退院を経て在宅医療までさまざまな治療過程を経る事が多く、その過程でもシームレスで適正な薬物治療が継続される必要がある。そのためには薬局と病院間での診療情報の共有化が必要である。近年は**地域連携パス**の活用や退院時カンファレンスに参加し多職種での患者情報の一元的・継続的な把握が行われている。

地域包括ケアシステム
高齢者の尊厳の保持と自立生活の支援の目的のもとで、可能な限り住み慣れた地域で、自分らしい暮らしを人生の最期まで続けることができるよう、地域の包括的な支援・サービス提供体制のこと。

地域連携パス
特定の疾患に罹患した患者を中心に地域で医療・介護に携わる人が役割分担を行い、お互いに情報共有すること。

G. 地域社会活動における薬剤師の役割

薬剤師は医薬品の供給、適正使用への関与にとどまらず地域社会や生活者の薬事・公衆衛生に関するニーズにも応えることが求められている。

(1) 学校薬剤師

学校保健安全法により大学以外の学校（幼稚園、小学校、中学校、義務教育学校、高等学校、中等教育学校、特別支援学校、高等専門学校）には学校薬剤師の設置が義務づけられ、学校環境衛生（換気、採光、騒音、照明など）の維持管理に関する指導・助言を行う。また、医薬品の基礎知識や飲酒・喫煙防止、薬物乱用防止等の教育を行い、次代を担う児童・生徒の健全な育成の一翼を担う。

(2) 災害派遣医療チーム（DMAT）

DMATとは医師、看護師、業務調整員で構成され、大規模災害や多数傷病者が発生した事故などの現場に、急性期（おおむね48時間以内）から活動できる機動性をもち専門的な訓練を受けた医療チームのことである。業務調整員には薬剤師、救急救命士、理学療法士などの医療職と事務職員が含まれる。薬剤師はその中で、医薬品の適正使用を行うための情報提供

DMAT（ディーマット）
Disaster Medical Assistance Teamの略。

や医薬品の管理だけではなく、業務調整員として情報の収集・発信や関係部署との連絡調整記録等の業務を行い、チームが効率よく活動できるように支援する。

(3) スポーツファーマシスト

日本アンチ・ドーピング機構（JADA）と日本薬剤師会が 2009（平成21）年に創設した資格であり、最新のドーピング防止規則に関する正確な情報・知識を収集し、アスリートやスポーツ愛好家に対し特に「意図しないドーピング」を防止することが期待される。処方箋医薬品に限らず、OTC 医薬品や栄養剤、サプリメントにも禁止薬物が含まれている場合があり、近年不注意で禁止薬物を摂取してしまうことが問題になっている。これらの使用を未然に防ぐ事が期待されている。

H. ICT の活用

近年 ICT を活用した地域医療の連携や患者情報の共有化が進んでおり、薬剤師が在宅医療で得られた患者情報は ICT を通じて即座に主治医や訪問看護師、ケアマネジャー等に送信されている。また、多職種が得た情報も即座に薬剤師に送信されるなど多職種間との連携や相互理解が進んでいる。

今後は複数の医療機関で処方された薬の情報を包括的に把握し、多剤併用や重複投与および残薬解消に取り組むことで、患者の服薬情報を活用した患者に対する最適な医療提供への貢献が期待されている。

注)
 ネット検索によるデータの取得日は，いずれも 2020 年 10 月 2 日．
(1) 厚生労働省ウェブサイト「薬局・薬剤師のあり方、医薬分業のあり方（その 1）」．
(2) 厚生労働省ウェブサイト「平成 30 年（2018 年）医師・歯科医師・薬剤師統計の概況」．
(3) 内閣府ウェブサイト「経済財政運営と改革の基本方針 2017」．
(4) 厚生労働省ウェブサイト「地域包括ケアシステム」．

3. 保健師、看護師、助産師の役割

A. 保健師の役割

看護職の資格および業務を定めた法律は 1948（昭和 23）年に制定された「保健婦助産婦看護婦法」（以下、「保助看法」とする）である。2001（平成 13）年に看護職の性別による相違をなくす名称統一として、「保健師助産師看護師法」（以下、「保助看法」とする）と改正された[1]。

保健師とは、「厚生労働大臣の免許を受けて、保健師名称を用いて、**保健指導**に従事することを業とする者」（保助看法 2 条）と定められており、所定の教育を受けた後（**表 6-3-1**）、保健師の国家試験に合格して得られる免許である。2007（平成 19）年度から保健師資格を取得するためには看護師資格が必須となった。保健師は**名称独占**の資格であるため、資格を持たない者が保健師あることを名乗ったり、紛らわしい名称を用いることはできない。しかし、保健指導は保健師だけの業務として規定されているわけではない。

保健指導
個人、家族、小集団に属する人びとが自ら健康課題を認識し、問題解決のために主体的に取り組むことができるように支援すること。

[1] 保健師の業務

保助看法において保健師は、傷病者の療養上の指導を行うに当たっては、主治の医師または歯科医師の指示を受けなければならない。また、保健師は、その業務に関して就業地を管轄する保健所長の指示を受けたときは、これに従わなければならないことになっている。保健師の就業先としては、自治体の**保健所**、**保健センター**に勤務する者が圧倒的に多く、企業の産業保健スタッフとして勤務する者、学校等で児童や生徒、学生および教職員の心身の健康保持に努める学校保健師、地域包括支援センターに勤務する者の 4 つに大別されるが、近年はさらに活動の場が広がっている。

自治体に勤務する保健師の主な業務のうち、乳幼児や妊婦、成人、高齢者など幅広い層を対象とした、住民に身近な保健業務は、市町村保健センターで行っている。また障害者（精神など）、難病や小児慢性特定疾患、結核やエイズ患者などへの保健サービスの提供、および**新型インフルエンザ**や新型コロナウイルス等の**感染管理**などに対する専門的・広域的な対応が必要な保健業務は、保健所で行っている。2018（平成 30）年度末の保健師就業数は約 5 万 3,000 人で、年々少しずつ増えている。中でも男性保

保健所
地域の公衆衛生活動の中心となる公的機関。都道府県、政令指定都市および東京都の特別区が保健所法に基づいて設置。

保健センター
地域の公衆衛生活動の中心となる公的機関。市町村が設置。住民に密着したサービスを提供している。

健師の増加がめざましい。

［2］近年の活動の場

2005（平成17）年の介護保険制度の改正により、高齢者が住みなれた地域で尊厳のある生活を継続することを目的に創設された「**地域包括支援センター**」において、保健師は、社会福祉士、**主任ケアマネジャー**とともに、地域での包括ケアの中核的活動を展開している。また、2008（平成20）年4月から始まった40歳以上75歳未満を対象とした、メタボリックシンドロームの予防・解消に重点を置いた、生活習慣病予防のための「**特定健康診査（特定健診）**」や「**特定保健指導**」において、保健師は中心的な実務者としての業務が期待されている[2]。

B. 看護師の役割

看護師は、「厚生労働大臣の免許を受けて、傷病者もしくはじょく婦（出産後の女性）に対する療養上の世話、又は診療の補助を行うことを業とする者」と定められている（保助看法5条）。

近年、看護師は病院などの医療機関に勤務し、実地のキャリアを身につけた上で、さらに教育を受け、**認定看護師・専門看護師**ならびに**特定行為**に関わる研修を受けた看護師といった専門分野に精通した、より高度な看護を提供する人材が生まれている[3][4]。また、日本には准看護師も存在するが、准看護師は国家資格ではなく都道府県知事の免許であり、看護業務を医師、歯科医師、または看護師の指示を受けて行うこととなっている（保助看法6条）。

［1］看護師の業務

保助看法において、医師、歯科医師、看護師・准看護師以外の者が看護を行うことが禁止されており（**業務独占**）、資格を持たない者が「看護師」や紛らわしい名称を用いることも禁止されている（名称独占）。また、「正当な理由がなく、その業務上知り得た人の秘密を漏らしてはならない」と、看護師への**守秘義務**が課せられている。看護師の就業先は、約8割が病院・診療所である。近年の医療現場では、在院日数をできるだけ短縮させる傾向にあり、そのため**医療依存度**の高い状態で退院する患者が多くなってきている。こうした患者の在宅療養が不安なく送れるように支援するため、医療機関内に「**退院支援室**」や「**地域連携室**」が設置され、医療ソーシャルワーカーと看護師とで協働して、院内と地域とのパイプ役を

担っている。また介護施設や**訪問看護ステーション**にも就労先が広がり、**在宅ケア**の中核的役割を担う訪問看護ステーションにおける看護師は、地域で療養する患者・家族にとって、重要な役割が期待される。

2018（平成30）年度末の就業看護師数は、約122万人で毎年増加している。一方、准看護師の就業者数は約30万4,000人で、減少傾向にある。

[2] 国外からの看護師受入

自由貿易協定や**経済連携協定**によって、看護師および介護福祉士といった日本の国家資格取得のため、必要な知識および技術の習得を目的とした看護師・介護福祉士候補者の受入れが可能となった。EPAの枠組みで2008（平成20）年度からインドネシア、2009（平成21）年度からフィリピン、2014（平成26）年度からベトナムの候補生を受け入れている[5]。

C. 助産師の役割

保助看法3条では、助産師とは「厚生労働大臣の免許受けて助産またはじょく婦もしくは新生児の保健指導を行うことを業とする女子」であり、現時点では男性は資格取得できない。保健師と同様に2007（平成19）年から助産師資格取得には看護師資格が必須である。

助産師の就業者数は、約3万7,000人（2018年）で、そのほとんどが病院やクリニックで働いている。少子化の影響で、子育てに不安を持つ母親も多く、産後うつやこども虐待につながる事例もあることから、助産師は地域における子育て支援に重要な役割を担っている[6]。

D. 保健師、看護師、助産師養成の課題と今後の展望

看護職の養成課程には、さまざまな形態がある。

看護師養成校は年々増加しており、中でも4年制大学の増設（平成3年11校、平成20年167校、平成31年272校）はめざましい。保健師の9割は4年制大学で養成されており、近年では助産師と同様に大学院修士課程で養成しているところもある。一方、短期大学と准看護師学校は減少傾向である[7]。看護基礎教育の充実に向けて教員不足や実習施設の確保困難が大きな課題である。

国は2025年を目途に、人びとが可能な限り住み慣れた地域で自分らしい暮らしを人生の最期まで続けることができるよう、地域における保健・医療・介護関係の専門職や機関が連携して、包括的かつ継続的な治療・ケ

訪問看護ステーション
訪問看護を行っている事業所。保健師・看護師が開設し、OT、PTも配属されているところもある。在宅での療養上の相談や看護のほか、医師の指示書による医療処置等も行う。

自由貿易協定
FTA: Free Trade Agreement

経済連携協定
EPA: Economic Partnership Agreement

妊婦、産婦、じょく婦、胎児、新生児
妊娠中の女性を「妊婦」、分娩直前の女性を「産婦」、分娩後は「じょく婦」、女性の体内にいる子どもは「胎児」、生後4週間までの子どもは「新生児」という。

アを、患者またはその家族に提供できるサービス提供体制つまり「**地域包括ケアシステム**」の構築を推進している[8]。地域包括ケアシステムにおける在宅医療を担う看護職の人材育成が重要な課題であり、それを見据えて**保健師助産師看護師学校養成所指定規則**の改正による新カリキュラム（2022年度の入学生から適応）においては、地域・在宅看護論の修得単位数が大幅に増加することになった[9]。

　チーム医療に不可欠な福祉職をはじめ、さまざまな職種の専門性を理解することが相互の信頼関係やサポート体制を構築するために重要である。

注）

　　ネット検索によるデータの取得日はすべて2021年1月20日.

(1)　厚生労働省ウェブサイト「保健師助産師看護師法」「保健師助産師看護師法施行令」.

(2)　厚生労働省ウェブサイト「特定健診及び特定保健指導の実施に関する基準に関する大臣告示」.

(3)　公益財団法人日本看護協会ウェブサイト「資格認定制度：専門看護師・認定看護師・認定看護管理者について」.

(4)　公益財団法人日本看護協会ウェブサイト「看護師の特定行為に関するポータルサイト」.

(5)　厚生労働省ウェブサイト「インドネシア、フィリピン及びベトナムからの外国人看護師・介護福祉士候補者の受入れについて」.

(6)　厚生労働省ウェブサイト「健やか親子21（第2次）」.

(7)　文部科学省ウェブサイト「看護師等医療技術者・福祉系人材の養成」.

(8)　臺有桂ほか編『地域療養を支えるケア（第6版）』ナーシング・グラフィカ　在宅看護論①，MCメディカ出版，2019.

(9)　厚生労働省ウェブサイト「看護基礎教育検討会　報告書（令和元年10月15日）」.

4. 理学療法士、作業療法士、言語聴覚士等の役割

A. リハビリテーションの理念と定義

[1] 全人間的復権

　リハビリテーションは、英語では rehabilitation とつづり、接頭辞の re は、recover などと同様に「再び」という意味である。語幹の部分では、habilitas は古典ラテン語では「適した能力、素質」、また中世英語の habile では、fitted, suited という意味があった。語源からは、「再びその人に適した能力を取り戻す」という意味が含まれていると考えられる。したがって、リハビリテーションの理念は、医療の分野にのみ限定されているのではなく、その人らしさを十分に発揮し豊かな生活の質を再獲得する「全人間的復権」を意味する。

リハビリテーション
rehabilitation
「障害者・負傷者・非行者などの社会復帰、更生」「社会復帰のための身体精神機能・技能・職業訓練」などの意味を表す。なお、リハビリは和製英語で、英語での省略形は、rehab である。

[2] リハビリテーションの定義とその領域

　1941 年に米国リハビリテーション委員会は、「障害者が身体的・心理的・社会的・職業的・経済的有用性を最大限に回復すること」、とリハビリテーションを定義した。

　また、1968 年に**世界保健機関（WHO）**は、「障害の場合に機能的能力が可能な限り最高のレベルに達するように、個体を訓練あるいは再訓練するため医学的・社会的・教育的・職業的手段をあわせ、かつ調整して用いること」とし、その後、自立と自己決定についての 1 文を追加した。

世界保健機関
WHO: World Health Organization

[3] リハビリテーションの対象・領域・方法

　WHO は、3 つのリハビリテーションの領域について以下のように定義している。

(1) 医学的リハビリテーション

　「個体の機能的または心理的能力、必要な場合は代償機能を活用することによって発達させる一連の医療であって、それによって障害者が自立し、活動的な生活を送ることができるようにすること」。

(2) 職業的リハビリテーション

　「職業指導、訓練、適職への就職など障害者がふさわしい雇用を獲得し、又はそれに復帰することができるように計画された職業的サービスを供与

すること」。

(3) 社会的リハビリテーション

「全リハビリテーション過程の妨げとなるすべての経済的・社会的困難を減少させ、障害者を家庭や地域社会や職業に適応できるように援助し、社会に統合あるいは再統合すること」。

B. 障害の定義

[1] 国際生活機能分類と国際障害分類

国際障害分類
ICIDH: international classification of impairments, disabilities and handicaps

WHO は、1980 年に**国際障害分類（ICIDH）**を公表した。障害を 3 つの構造に分類して定義し、医学的リハビリテーションでは特に多用された。

①**機能障害**（impairment）：身体の臓器機能あるいは外観の異常を示す（臓器レベルの障害）。

②**能力低下**（disability）：機能障害の帰結として、個体としての活動能力が低下した状態（日常生活活動等、個人レベルの障害）。

③**社会的不利**（handicap）：機能障害や能力低下の結果として社会生活で経験する不利益（社会的レベルの障害）。

これは、障害のマイナス面を分類したものであり、その後、ノーマライゼーションや障害の社会モデルという考え方が普及し、2001 年の**国際生活機能分類（ICF）**に大きく変遷した。

国際生活機能分類
ICF: international classification of functioning, disability and functioning

心身機能・身体構造
body functions and structures
生物（生命）レベル。

活動
activities
個人（生活）レベル。

参加
participation
社会（人生）レベル。

環境因子
environmental factors
物的環境や社会的環境、人びとの社会的な態度による影響力。

個人因子
personal factors
個人的な特徴の影響力。

ICF では、①**心身機能・身体構造**、②**活動**、③**参加**という 3 つの中立的な用語を用いた。さらに、障害の発生と変化に影響するものとして、新たに、**環境因子と個人因子**を加え、それぞれの要素が相互に影響しあう関係であることをモデルで示した（**図6-4-1**）。

図 6-4-1　ICF の構造

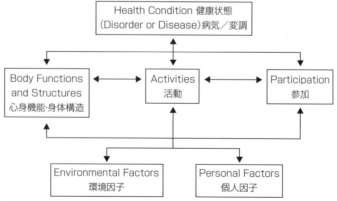

出典）障害者福祉研究会編『国際生活機能分類（ICF）―国際障害分類改定版』中央法規出版, 2002.

[2] リハビリテーションの対象となる主な疾患・障害

リハビリテーションは、新生児から高齢者までの身体疾患および精神疾患を対象として、病院や診療所などの医療機関、児童福祉施設、身体障害者施設、介護老人保健施設、介護老人福祉施設、福祉センターなどで実施される。小児領域では、リハビリテーションではなく、再びを意味する「リ」を省き**ハビリテーション**と呼ぶこともある。

2006（平成18）年診療報酬改定により、疾病や障害の特性に応じた疾患別リハビリテーション料が創設され、現在以下の5つが対象となっている。

(1) 心大血管疾患リハビリテーション

①対象疾患：急性心筋梗塞、狭心症、開心術後、大血管術後、慢性心不全で左心駆出率40％以下、冠動脈バイパス術後等。

②目的：心機能の回復、当該疾患の再発予防等を図るために、心肺機能の評価による適切な運動処方に基づき運動療法を個々の症例に応じて行う。

(2) 脳血管疾患等リハビリテーション

①対象疾患：脳血管疾患、脳外傷、脳腫瘍、神経疾患、神経筋疾患、脊髄腫瘍、高次脳機能障害等。

②目的：基本的動作能力の回復等を通して、実用的な日常生活における諸活動の自立を図るために、種々の運動療法、実用歩行訓練、日常生活活動訓練、物理療法等を組み合わせて個々の症例に応じて行う。言語聴覚機能に障害をもつ患者に対して言語機能もしくは聴覚機能に係る訓練を行う。

(3) 運動器リハビリテーション

①対象疾患：上・下肢の複合損傷、上・下肢の外傷・骨折の手術後、四肢の切断・義肢、熱傷瘢痕（はんこん）による関節拘縮（こうしゅく）等。

②目的：基本的動作能力の回復等を通して、実用的な日常生活における諸活動の自立を図るために、種々の運動療法、実用歩行訓練、日常生活活動訓練、物理療法、応用的動作能力、社会的適応能力の回復等を目的とした作業療法等を組み合わせて個々の症例に応じて行う。

(4) 呼吸器リハビリテーション

①対象疾患：肺炎・無気肺、開胸手術後、肺塞栓、慢性閉塞性肺疾患（COPD）であって重症度分類Ⅱ以上の状態の患者等。

②目的：呼吸訓練や種々の運動療法等を組み合わせて個々の症例に応じて行う。

慢性閉塞性肺疾患（COPD）重症度分類
年齢、性別、体格が同じ日本人の標準的な1秒量（予測値）との比率に基づいて分類される。
Ⅰ　軽度の気流閉塞：予測値の80％以上。
Ⅱ　中等度の気流閉塞：予測値の50％以上80％未満。
Ⅲ　高度の気流閉塞：予測値の30％以上50％未満。
Ⅳ　きわめて高度の気流閉塞：予測値の30％未満。

(5) 廃用症候群リハビリテーション（2016〔平成28〕年度追加）

①対象疾患：急性疾患に伴う安静による廃用症候群の患者であって、一定程度以上の基本動作能力、応用動作能力、言語聴覚能力および日常生活能力の低下を来している者。

②目的：基本的動作能力の回復等を通して、実用的な日常生活における諸活動の自立を図る。

この他にも、難病患者、障害児（者）、がん患者、認知症患者等についてもリハビリテーション料の算定ができる。

リハビリテーションは、急性期、回復期、維持期、終末期とその経過によっても分類される。維持期になると医療保険から**介護保険**に移行され、①通所リハビリテーション、②訪問リハビリテーション、③介護予防通所リハビリテーション、④介護予防訪問リハビリテーションが実施される。

C. 理学療法・作業療法・言語聴覚療法の内容

理学療法・作業療法・言語聴覚療法は、いずれも医師の指示の下に行われる。病院や診療所では、医師の処方箋（指示箋・依頼箋）によって開始され、評価を行ったのち、目標設定、治療プログラムが実施される。定期的に治療プログラムの効果を検証するために再評価がなされる。

［1］理学療法

理学療法とは、検査、測定評価に基づき、何らかの疾病、傷害（スポーツを含む）などに起因する機能・形態障害に対する運動療法による筋力、関節可動域、協調性といった身体機能、および温熱、水、光線、電気などの物理療法による疼痛、循環などの改善を図る治療科学である。また能力障害が残ったとき、基本的動作や日常生活活動を改善するための指導、そして社会生活を送る上で不利な要素を少なくするための福祉用具の選定や住宅改修・環境調整、在宅ケアなどが含まれる。近年では、生活習慣病の予防とコントロール、障害予防も理学療法の対象になっている。

［2］作業療法

作業療法とは、人びとの健康と幸福を促進するために、医療、保健、福祉、教育、職業などの領域で行われる、作業に焦点を当てた治療、指導、援助である。作業とは対象となる人びとにとって目的や価値をもつ生活行為を指す。作業療法の対象となる人びとにとは、身体、精神、発達、高齢

評価
関節可動域テスト（ROM-test）や徒手筋力テスト（MMT）、日常生活活動テスト（ADL-test）、高次脳機能検査などがある。

理学療法
PT: physical therapy

作業療法
OT: occupational therapy

期の障害や、環境への不適応により、日々の作業に困難が生じている、または それが予測される人や集団を指す。作業には、日常生活活動、家事、仕事、趣味、遊び、対人交流、休養など、人が営む生活行為とそれを行うのに必要な身体の活動が含まれる。

[3] 言語聴覚療法

　　言語聴覚療法の対象には、声や発音、話し方などの発声発語に関わる**音声機能の障害**と、そしゃくや嚥下機能の障害がある。音声障害、構音障害（機能性構音障害、器質性構音障害、運動障害性構音障害）、吃音なども言語聴覚療法の対象に含まれる。また、発達遅滞、顎切除および舌切除の手術、脳血管疾患などの後遺症による摂食機能障害には、摂食機能療法（嚥下・摂食訓練）が実施される。

　　言語機能の障害も言語聴覚療法の対象となる。これは、ことばの理解や表現の障害であり、失語、高次脳機能障害によるもののほか、知的障害、自閉症、脳性麻痺、学習障害などによる言語発達障害がある。また、聞こえの障害である聴覚障害も言語聴覚療法の対象となる。

言語聴覚療法
ST: speech and language therapy

D. 理学療法士・作業療法士・言語聴覚士の法律上の定義

[1] 理学療法士の定義

　　理学療法士及び作業療法士法で、「理学療法士」とは、厚生労働大臣の免許を受けて、理学療法士の名称を用いて、理学療法を行うことを業とする者を言う。2020（令和2）年12月現在、理学療法士の有資格者数は約18万2,900人である。

理学療法士及び作業療法士法
1965（昭和40）年に施行され、理学療法士および作業療法士は、名称独占として規定されている。

[2] 作業療法士の定義

　　理学療法士及び作業療法士法で、「作業療法士」とは、厚生労働大臣の免許を受けて、作業療法士の名称を用いて、作業療法を行うことを業とする者を言う。2020年12月現在、作業療法士の有資格者数は約9万9,800人である。

[3] 言語聴覚士

　　言語聴覚士法で、「言語聴覚士」とは、厚生労働大臣の免許を受けて、言語聴覚士の名称を用い、音声機能、言語機能または聴覚に障害のある者についてその機能の維持向上を図るため、言語訓練その他の訓練、これに必要な検査および助言、指導その他の援助を行うことを業とする者をいう。

言語聴覚士法
1998（平成10）年に施行され、言語聴覚士の名称独占が規定されている。

2020（令和2）年12月現在、言語聴覚士の有資格者数は約3万4,500人である。

E. 理学療法士・作業療法士・言語聴覚士の役割とリハビリテーション・チーム

　リハビリテーションは、決して1人の専門職で進められるのではなく、患者・障害者およびその家族を含むチームの協働によって行われる。患者のニーズ、家族のニーズを充足できるように、リハビリテーション・チームの各構成員が連携をとり、サービスを提供するのである。

　医学的リハビリテーションでは、医師、看護師、**理学療法士（PT）**、**作業療法士（OT）**、**言語聴覚士（ST）**、医療ソーシャルワーカー（MSW）、**精神保健福祉士（PSW）**、公認心理師、臨床心理士（CP）、義肢装具士（PO）、視能訓練士など多くの専門職が関わる。また、介護支援専門員（ケアマネジャー）、社会福祉士、介護福祉士、栄養士、教師、職業カウンセラー、職業指導員との連携が求められることも少なくない。

　脳性麻痺児を例に挙げると、理学療法士が姿勢保持や移動の手段の獲得を目指し、そして、作業療法士が視覚認知や上肢の機能の向上を目指す。また、言葉の発語や理解、および食事摂取ができるように言語聴覚士の関わりも重要である。そして、この児童が学校生活を送れるように、保護者や教師との連携も必須である。

　また脳血管障害など完全治癒が困難で何らかの障害が残っても、家庭生活・地域生活を送ることができるように、患者や家族との退院調整なども重要である。患者が1日も早い在宅生活を望んでいるのに、排泄動作が自立するまでは、在宅生活は困難であると家族が考えていることは多い。患者が立ち上がれないならば、理学療法士はその原因について、関節可動域制限なのか、あるいは筋力の問題なのかを分析し、それらの身体機能の改善を図る。たとえ機能の改善が困難な場合でも、洋式トイレの座面を高くし手すりをつけることによって、排泄動作の自立を目指す。そして、退院までに、多職種で患者宅を訪問し、必要に応じて住宅改修を行い、医療ソーシャルワーカーが介護保険サービスなどの調整を行う。このようにして、リハビリテーション・チームは、患者が家庭や地域社会でその人らしさを発揮して生活できるように支援していくのである。

5. 臨床心理士・公認心理師の役割

A. 心理の専門職とは

心理学は人間の心を科学的に研究する学問として発展し、多くの貢献をしてきた。しかしその一分野であり実学を旨とする臨床心理学は、歴史も浅く専門性を広く認められるには複雑な事情や背景があり、専門職として臨床心理士や公認心理師が周知されるまでには時間を要した。

心理の専門職として早くから位置づけられてきたのは、福祉分野における児童相談所の「**心理判定員**」や療育センターにおける「**療育相談員・心理相談員**」、司法分野における「**家庭裁判所調査官**」や「**法務技官（心理）**」などがある。ほとんどが公務員試験を合格して就くものであり、公務員としての専門的な役割や業務が明確である。一方、医療分野では、大学で心理学を学んだ者が、心理士として心理検査やカウンセリング業務を担当していた。医療は、医師、看護師、薬剤師をはじめとして多くの専門家（国家資格）で成り立つ組織である。医科診療報酬上に「臨床心理技術者」という文言はあるものの、心理の専門職として国家資格が成立することは難しかった。カウンセリングという心理の専門的技能を発揮する職業として「心理カウンセラー」も広く流布していたが、心理カウンセラーの定義は曖昧で、明確な資格として定着してはいない。「心を対象とする職業」は一分野に限定できるものでなく、広い分野に跨って必要とされたということも資格化を困難にしていた。このような背景のもと、現在は心理の専門職として主に以下の資格がある。どちらも汎用性のある資格であり、その背景と違いについて述べる。

［1］ 臨床心理士

臨床心理士資格の母体である、（公財）日本臨床心理士資格認定協会（以下、認定協会）によれば、臨床心理士とは「臨床心理学にもとづく知識や技術を用いて、人間のこころの問題にアプローチする心の専門家であり、心の問題に取り組む"心理専門職"の証となる資格」としている。16種の学術団体が協力して創設した認定協会を、1988（昭和63）年に文部省（現、文部科学省）が認可し、その年「臨床心理士」が誕生した。1995（平成7）年に文部省スクールカウンセラー活用調査研究委託事業が開始

心理判定員
都道府県や政令市等の自治体に所属し、児童相談所をはじめ更生相談所や相談支援センター等で、心理診断や心理面接の業務に携わる、心理学の技能を有した専門職員。2005（平成17）年から児童相談所では、児童心理司の呼称を用いる（任用資格）。

療育相談員・心理相談員
療育センターとは、児童福祉法で定められる施設・場所であり、障害のある子どもに対して、それぞれに合った治療・教育を行う。

家庭裁判所調査官
家庭裁判所調査官補として採用後、裁判所職員総合研修所に入所し、約2年間の研修を受ける。家庭裁判所で取り扱う、家事事件（離婚、親権者の紛争など）や少年事件（少年が非行に至った動機、生育歴、生活環境）等を調査する。

法務技官（心理）
法務省採用試験（矯正心理専門職区分）により採用され、少年鑑別所や少年院、刑事施設（刑務所、少年刑務所および拘置所）などに勤務する専門職員。

（公財）日本臨床心理士資格認定協会
公益財団法人 日本臨床心理士資格認定協会ウェブサイトを参照。

臨床心理士
1988年には1,595名の臨床心理士が誕生した。

され、全国154校の公立小・中・高校にスクールカウンセラーが派遣された(1)。この事業によりスクールカウンセラー／臨床心理士の職種は一躍注目され、2013（平成25）年に認定協会は、内閣府認可の公益財団法人に移行した。臨床心理士資格は、この認定協会が**指定する大学院**修士課程で一定の訓練・教育を受け修了した者が、資格審査に合格すれば協会から認定される。また、5年ごとの資格更新制である。認定協会は、臨床心理士の専門行為を以下のように定めている、①種々の心理テスト等を用いての心理査定技法や面接査定に精通している、②一定の水準で臨床心理学的に関わる面接援助技法を適用して、その的確な対応・処置能力を持っている、③地域の心の健康活動に関わる人的援助システムのコーディネーティングやコンサルテーションに関わる能力を保持している、④自らの援助技法や査定技法を含めた多様な心理臨床実践に関する研究・調査とその発表等についての資質の涵養（かんよう）が要請される。

［2］公認心理師

臨床心理士が培ってきた「心の専門家」や「国家資格化運動」の歴史を背景として、2015（平成27）年の衆議院で「公認心理師法案」が成立し、2017（平成29）年に文部科学省と厚生労働省の共管資格として、日本で初めての心理職の国家資格が誕生した。**受験資格**を取得するには、①4年制大学卒業＋大学院修了（それぞれ指定されたカリキュラムの単位取得が必須）、②4年制大学卒業（指定されたカリキュラム単位取得）＋実務経験（規則で定められた施設において）、③これらに準ずるもの、というルートがある。なお医療における診療報酬上の心理職について、従来は「臨床心理技術者」という呼称が使用されていたが、経過措置を設けたうえで（2019〔令和元〕年以降）「公認心理師」に統一されることになった。

国家資格としての公認心理師は、その法律に基づき、目的、活動、法的義務などが明文化されている。公認心理師法1条「公認心理師の資格を定めて、その業務の適正を図り、もって国民の心の健康の保持増進に寄与すること」を目的に掲げ、2条「公認心理師の名称を用いて、保健医療、福祉、教育その他の分野において、心理学に関する専門的知識及び技術をもって、次に掲げる行為を行うことを業とする者」と定義している。活動については、①心理に関する支援を要する者の心理状態を観察し、その結果を分析すること、②心理に関する支援を要する者に対し、その心理に関する相談に応じ、助言、指導その他の援助を行うこと、③心理に関する支援を要する者の関係者に対し、その相談に応じ、助言、指導その他の援助を行うこと、④心の健康に関する知識の普及を図るための教育および情報の

提供を行うこと、の4点を掲げている。法的義務として、公認心理師法第4章「義務等（40条〜45条）」に①信用失墜行為の禁止、②秘密保持義務、③連携等、④資質向上の責務の4つの内容が記載されている。特に、**秘密保持義務の違反者には罰則**があり、対人支援職における支援対象者との信頼関係の構築や倫理的配慮にとどまることなく、秘密を守ることが厳しく求められている。また名称の使用制限（44条）においては「公認心理師」の名称独占が規定されている。

B. 心理職（臨床心理士・公認心理師など）の専門技能

[1] 心理的アセスメント・臨床心理査定

　心理的アセスメント（臨床心理査定）とは、「クライエントの状態を理解し、必要な心理的援助を与えたり、将来の行動を予測したり、援助の成果を調べることである。目的によって異なるが、通常は、クライエントの知能、特殊能力、性格特徴、動機（欲求）、葛藤の様相、防衛機制、自己概念などの個体側の要因と、クライエントを取り巻く家族・職場などの環境側の要因を明らかにし、これらを総合することが多い」(2)と定義され、その手法として、アセスメント面接（インテーク面接）、行動観察、心理検査などがある。心理検査は、パーソナリティ検査・知能検査・神経心理検査など多岐にわたり、それぞれの分野でどのような検査が必要とされているか、心理職自身が理解し活用することが求められる。特に医療分野は、医科診療報酬のなかで「**臨床心理・神経心理検査**」として各種心理検査が明確に位置づけられている。

[2] 心理療法・精神療法

　心理職が、専門性を最も発揮できる心理的支援である。「精神療法とは精神疾患と行動障害のための治療法であり、トレーニングを受けた治療者が患者と契約を結び、言語非言語的な一定の治療的コミュニケーションを通して、情緒障害を軽減し、行動の不適応パターンを反転ないし変化させ、人格の成長を促すものである」(3)と定義できる。心理療法・精神療法の技法やアプローチは多種多様であり、理論的立場や対象となる患者の病気や症状によって使い分けられる。また個人ではなく集団を対象とした支援法には、集団精神療法、患者の家族に働きかける家族療法や**ペアレント・トレーニング**、精神科リハビリテーションの一環として**心理教育**や**SST**などがある。

秘密保持義務
公認心理師法41条を参照。

秘密保持義務違反者への罰則
公認心理師法46条「1年以下の懲役又は30万円以下の罰金に処する」。その内容が自傷他害の恐れがある場合や、法律に定めがある場合には、秘密保持は解除されることが認められている。

臨床心理・神経心理検査
検査の目的（発達・知能検査、人格検査、認知機能検査・その他の検査）と検査の操作や処理の程度（80・280・450点の3段階）によって、分類されている。診療報酬に倣い2年ごとに改訂される。

心理療法・精神療法の技法
クライエント中心療法、精神分析療法、行動療法（系統的脱感作法・モデリング）、認知療法、対人関係療法、森田療法、内観法など。

ペアレント・トレーニング
発達障害児などをもつ保護者を対象とし、行動変容の技法の学習を通して、養育行動を変容させる教育的トレーニングであり、心理の専門的支援である。

心理教育
心理療法と教育的介入を統合し、専門家により提供される介入方法。医療分野では統合失調症患者や気分障害患者とその家族の支援法として、家族療法の流れで発展してきた。

SST
social skill training
学習理論に基づき、観察学習、ロールプレイなどの手法を用いて、体系的に対象者の病状の改善と社会生活機能の回復をはかる、構造化された援助技法。

C. 保健医療分野の心理職の配置と支援内容

[1] 精神科・心療内科（病院・クリニック）・総合病院

　精神科病院・診療所における心理職の業務は主に、心理的アセスメントにより支援や援助の見通しを立て、患者やその家族に対して、さまざまな臨床心理学的技法（クライエント中心療法、集団精神療法、精神分析的療法、認知行動療法、家族療法、芸術療法、森田療法など）を用いて支援を行う。また心療内科では、心身医学的治療として、自律訓練法、リラクゼーション、バイオフィードバック療法、筋弛緩法、マインドフルネスなどが用いられる。

　医療分野では診療報酬の評価が重要であり、心理職の業務である心理検査の内容は医科診療報酬「臨床心理・神経心理検査」に細かく記載されている。アセスメントを実施する際は、各心理検査に習熟し、患者の状態や目的に沿ったテストバッテリーを組み、有効なアセスメントを提供する責任を負っている。精神科デイケアは精神疾患を対象としたリハビリテーションであり、統合失調症、気分障害、発達障害などの患者を対象に行われている。診療報酬においても精神科専門療法の1つであり、設置基準には公認心理師も含まれ、多職種チームの一員である。近年はうつ病患者の増加に伴い、気分障害など心の問題で職場を休職する患者を対象に**リワーク支援**を実施する医療機関が増えている。このプログラムで心理職は、SST、心理教育、集団精神療法、認知行動療法といったプログラム担う。

　総合病院では、身体疾患を抱えた患者の精神科的治療と心理社会的ケアを行うコンサルテーション、精神科**リエゾンチーム**、主にがん患者を対象とした緩和ケア（緩和ケアチーム）など、多職種チームの一員として活動することが求められている。特に公認心理師の位置づけが想定されるものとして、がん診療連携拠点病院や小児がん拠点病院での活動がある。

[2] 児童精神科と高齢者医療（認知症）

　近年の臨床現場では発達障害（注意欠如・多動症や自閉スペクトラム症など）の特性により不適応を起こす患者数が増加傾向にあり、そのアセスメントとして、発達や知能のレベルや詳細な認知機能のプロフィールを把握することが求められる。児童精神科領域において、発達・知能のアセスメントや遊戯療法は心理職が担当し、児童・思春期精神科入院病棟管理の要件に公認心理師が入っている。

　高齢社会を世界で一番早く迎えたわが国では、認知症の「早期発見、早期介入」は喫緊の課題である。脳画像検査による認知症の診断は目覚まし

リワーク支援
リワークとは「return to work」の略で、精神疾患などで休職している人に対し、職場復帰のための支援として職場復帰プログラムを提供する。

リエゾンチーム
2012（平成24）年の診療報酬改訂に伴い、リエゾンチーム加算が新設された。精神科医、リエゾン看護師に加えて、精神保健福祉士・作業療法士・薬剤師・公認心理師のいずれか1人のチーム。

い。しかし診断が明らかでも現れる行動や症状はさまざまであり、適切な
ケアには、脳機能障害だけではなく生活環境やその人のパーソナリティの
理解が必須となる。心理検査を用いて患者に関する多面的な情報をえるこ
とで、ケアの計画が立てやすく治療やリハビリテーションの効果を測定す
ることが可能になる。心理職の関わりや支援として、①認知症の有無の
スクリーニング、②認知機能の状態と重症度の評価、③当事者への心理支援、
回想法、④介護家族への心理教育・心理支援などがある。

　近年は、認知症性疾患の増加に伴う**認知機能の評価**や、**発達障害児・者
への心理アセスメント**(4)として、新しい神経心理検査が数多く開発されて
いる。

D. 福祉分野における心理職の配置と支援内容

[1] 障害児・者の福祉

　障害児・者の福祉現場では、早くから心理職が活用されてきた。保健所
の3歳児健診における心理相談、児童相談所の児童心理司、療育手帳の心
理的判定、更生相談所の手帳判定や相談、精神保健福祉センターや保健所
のデイケアなどである。2012（平成24）年には障害者の日常生活や社会
生活を総合的に支援する障害者総合支援法が成立し、多くの職種とともに、
心理職の相談支援の幅はさらに広がっている。

　発達障害に関しては、2005（平成17）年に発達障害者支援法が施行され、
この定義の確立により、障害者に関する法制度に発達障害の位置づけが定
着した。2016（平成28）年の改正では、早期より生涯を通した切れ目な
い支援を行い、特に教育の場におけるいじめ防止対策や障害のある学生に
対する合理的配慮、支援センター設置などが実施されている。心理職は、
就学前における子育てなどの養育・療育という福祉分野、就学時の発達・
知的能力のアセスメント、いじめ・不登校などの教育分野や児童精神科領
域、成人以降はその特性から起因する二次的障害としてのうつ病や不安症
などの医療分野といったように、それぞれの成長段階に応じ、各分野をま
たいだ心理的アセスメントや心理支援に関わることが多い。

[2] 児童相談所

　児童相談所は、児童福祉法に基づき各都道府県・政令指定都市に設置義
務のある行政機関であり、心理職は、心理に関する専門的な知識および技
術を持って判定や指導を担当する児童心理司として配置される。関連機関
として児童福祉施設や児童養護施設があり、心理療法担当の職員が配置さ

**認知症に関する神経心理
検査**
・スクリーニング
HDS-R、MMSE、CDT
・認知機能評価
COGNISTAT、SIB、
Coghealth、NPI、
Behave-AD、ADAS
・記銘力の評価
リバーミード行動記憶検
査、ベントン、ROCFT、
WMS-R
・実行機能の評価
WCST、FAB、ストルー
プ・テスト、BADS、TMT
・視空間認知の評価
BGT

発達障害のアセスメント
・子どもの ASD
CARS、AQ-J 児童用、
PARS-TR
・子どもの ADHD
ADHD-RS、Conners3、
CBCL
・大人の ASD
AQ-J 成人用
・大人の ADHD
WURS、CAARS

発達障害
「自閉症、アスペルガー
症候群その他の広汎性発
達障害、学習障害、注意
欠陥多動性障害、その他
これに類する脳機能の障
害であって、その症状が
通常低年齢で発現するも
の」としている。

れ児童や保護者への心理支援が行われている。**児童虐待**は喫緊の課題であり、児童に対する虐待の禁止、児童虐待の予防および早期発見その支援のための措置等を定め、2000（平成12）年に「児童虐待の防止等に関する法律」が施行された。特に児童虐待を受けたと思われる児童を発見した者は速やかに、福祉事務所や児童相談所に通告しなければならない。児童虐待への対応を強化するための「**子ども虐待対応の手引き**」のなかには、子どもからの事実確認（面接・観察）をする場合、特に性的虐待を受けた子どもへの**被害確認面接**(5)がある。虐待された子どもたちに対する初期対応として、子どもが受けた被害を適切にアセスメントすることは、被害を開示した後の二次的被害を防ぎ、子どもの負担を最小限にするために重要な面接であり、高度な面接技術を要する特殊なアセスメント面接である。

［3］ 地域支援

　心理職の活動の1つに、コミュニティ心理学を基本とした臨床心理的地域援助というものがある。問題を抱える個人に限らず、個人の生活や取り巻く環境に働きかけ支援をするものである。近年虐待とともに大きな問題となっているのが、**DV被害者（女性相談センター）**(6)、犯罪被害者、各種ハラスメントなどに対する心理相談と支援である。それには、①予防、②危機介入、③コンサルテーション、④地域連携といったアプローチを通して、多職種の連携が必要とされている。

　精神保健福祉センター・保健所では、アルコール・薬物・ギャンブルなどの依存症やひきこもり問題など、当事者や家族を対象に心の健康や精神保健福祉全般に関する相談を多職種で受けている。市町村の保健センターや保健所を中心とした母子保健では、小児科医や保健師とともに心理職は、乳幼児の健康相談・発達相談・子育て支援などに関わっている。

注)
(1) （財）日本臨床心理士資格認定協会20周年記念事業委員会編『臨床心理士の歩みと展望―財団法人日本臨床心理士認定協会20周年記念』誠信書房，2008.
(2) 高橋雅春「心理臨床の課題と方法」岡堂哲雄編『新版 心理臨床入門―臨床心理士をめざす人のために』新曜社，1996，pp.11-23.
(3) サドック，J. &サドック，A. 編／融道男・岩脇淳監訳『カプラン臨床精神医学ハンドブック― DSM-IV-TR 診断基準による診療の手引　第3版』メディカルサイエンスインターナショナル，2007.
(4) 沼初枝『臨床心理アセスメントの基礎　第2版』ナカニシヤ出版，2020. p.109，p.93.
(5) 仲真紀子『子どもへの司法面接―考え方・進め方とトレーニング』有斐閣，2016.
(6) 片岡玲子・米田弘枝編『福祉分野―理論と支援の展開』公認心理師分野別テキスト2，創元社，2019.

6. 管理栄養士の役割

A. 管理栄養士の歴史

[1] 管理栄養士の歴史

　日本での栄養指導の始まりは明治の頃にさかのぼる。当時は脚気による死亡率が高く、戦争も多かったために兵力に影響するとして、原因の究明や対策への研究が行われていた。脚気の原因が不明であるなか、海軍軍医であった高木兼寛は食品の摂り方に着目し、主食に麦食を取り入れたことで脚気を予防するという研究成果を上げた。大正になると、**佐伯矩**が私立の栄養研究所を創設（1914〔大正3〕年）、その後1925（大正14）年に栄養学校を設立した。翌年には栄養技手と呼ばれる栄養士第1号が誕生した。そして、第2次世界大戦後の1947（昭和22）年には**栄養士法**が制定され、栄養士が国家資格として確立することとなった。その後、1962（昭和37）年には栄養士法の一部改正が行われ、より複雑かつ困難な業務を行う者として**管理栄養士制度**が制定された。当時の管理栄養士免許は、管理栄養士養成課程を修了することで取得できた。しかし、日本人の食生活が多様化し、成人病（現在の生活習慣病）の増加や少子高齢化の影響により栄養課題は山積してきた。そのような時代のニーズに合わせ、食生活に関わる知識や技術を担保するために1987（昭和62）年に管理栄養士は国家試験制度へと改正された。さらに2000（平成12）年の栄養士法改正では、国家試験受験科目および受験資格の見直しが行われた。

　今日、管理栄養士は厚生労働省の認可を受けた養成校の教育課程を修了後、国家試験に合格することで厚生労働大臣から免許を与えられる。一方、**栄養士**は認可養成校の教育課程を修了することで都道府県知事から免許を与えられる。その後、1～3年の実務経験を積むことで管理栄養士国家試験を受験することが可能である。これら管理栄養士・栄養士は、**名称独占**であり、類似する名称を用いて、栄養士法1条に規定する業務を行ってはならないと定められている。

B. 管理栄養士の業務

　管理栄養士と栄養士、それぞれの業務の範囲は栄養士法1条に記載され

佐伯矩
愛媛県出身の医学博士。医学から栄養学を独立させた栄養学の創始者であることから「栄養学の父」と呼ばれる。世界初の栄養研究所を創設し、後に開設される国立栄養研究所の初代所長となる。

国家試験受験科目および受験資格の見直し
従来の制度では国家試験科目は13科目あり、管理栄養士課程を卒業した者は6科目が免除されていた。2000年の改正により、試験科目は9科目プラス応用力試験に整理され、管理栄養士課程を卒業した者も全科目受験が必須となった。また、管理栄養士課程以外を卒業した者が受験する場合、4年制以外の課程では修業年限により1年または2年以上の実務経験（見込み）が必要であったが、4年制を卒業した者にも満1年以上の実務経験が加えられた。その結果、卒業時に現役受験ができるのは管理栄養士課程のみとなった。

ている。栄養士は基本的に健康な人を対象とした食事管理が主な業務となる。一方、管理栄養士は、すべてのライフステージにおいて、健康な人だけでなく、病気や障害などで食事や栄養管理上の課題がある人（傷病者）を対象とし、専門的な知識と技術により、一人ひとりに合わせた栄養教育や食事管理、栄養管理を行う。管理栄養士・栄養士が行う食事管理・栄養管理等を総称して「**栄養の指導**」と呼ぶが、その仕事の範囲を**図6-6-1**に示す。

　管理栄養士が傷病者の栄養の指導を行う際には、主治医の指導の下に行うことが栄養士法で定められている。**栄養管理**の手順として、栄養スクリーニングに基づき、①対象者の栄養状態を評価、②課題を整理、③対象者のニーズに合わせた栄養教育計画、栄養治療計画の立案、④それらを実行し、⑤モニタリングし、⑥問題があれば計画の見直しを行い、⑦最終評価を行う、という流れで進められる。近年は、栄養管理の手法として国際的基準である「**栄養管理プロセス（栄養ケアプロセス）**」の導入が進められている[2]。従来は、栄養状態の判定に統一された言語や概念、方法がなく、国内外でも混乱が生じていた。この栄養管理プロセスの導入により、栄養管理の流れが標準化され、栄養問題に対する理解が容易になり、論理的に展開できる。また、用語の標準化により、世界共通で使用できる。医療に限らずすべての施設間や、職種間での情報共有と標準化が可能となることは大きなメリットである。

　食事の提供では、対象者の身体状況や健康状態を評価した上で適切なエネルギーおよび栄養素量を算定し、嗜好や季節、経済性なども考慮した献立を作成し、食材の発注・検収を行い、衛生的な管理の下に調理し、美味しく、安心・安全な食事を提供する。

　栄養指導（**栄養教育**）は、管理栄養士が対象者に栄養に関する知識や技

栄養管理プロセス
栄養スクリーニングと紹介システム→①栄養アセスメント→②栄養診断→③栄養介入（栄養モニタリング計画、栄養治療計画、栄養教育計画）→④モニタリングと評価→アウトカム（結果）管理システム、という手順で進められるが、特に①～④の過程は管理栄養士がその専門性を活かすと同時に、栄養管理の方法を標準化することが可能となる。

栄養ケアプロセス
NCP: Nutrition Care Process

図6-6-1　栄養の指導

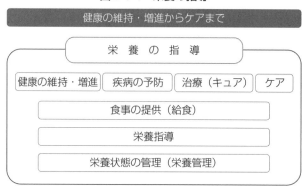

出典）日本栄養士会編『栄養日本・礎』8, 2013, p.2.

術を一方的に教え込むことではなく、食意識、食知識、食行動、仕事や日常生活の背景といったさまざまな要因分析を行い、行動科学についての知識やカウンセリングのスキルを駆使して行う。その際、対象者に寄り添う支援が求められる。栄養指導（栄養教育）の目的は健康の保持・増進、疾病予防、治療・再発防止（1次予防～3次予防）であり、QOLの維持・向上に資することである。また、栄養教育の目標は、対象者が健全な食生活について理解し、実践し、習慣化する、つまり「自分の健康は自分で守る」ようになるための自己管理能力を育成し、さらには周囲の他者に対する支援の能力をも育成することである。

C. 管理栄養士の活動領域と配置人数

　管理栄養士の活動領域は多岐にわたる。医療施設、高齢者施設、児童福祉施設、学校給食、事業所給食、各自治体の保健所や保健センターなどが知られているが、近年ではドラッグストアや調剤薬局などにも職域が広がっている。調剤薬局では、生活習慣病の重症化予防のための食事相談や、薬との飲み合わせの指導などを行っている。また、ドラッグストアでは地域の消費者を対象に健康食品、離乳食、美容等の相談、健康相談会などを実施している。

　栄養士免許取得者は年間約1万8,000人、管理栄養士国家試験に合格する者は約1万人である。なお、（一社）全国栄養士養成施設協会が行った

表6-6-1　給食施設の種別にみた管理栄養士・栄養士数

施設区分	施設	管理栄養士	構成割合	栄養士	構成割合
	（数）	（数）	（%）	（数）	（%）
総数	92,247	66,225	100.0	62,486	100.0
学校	17,579	8,635	13.0	7,350	11.8
病院	8,386	27,110	40.9	13,569	21.7
介護老人保健施設	3,786	5,560	8.4	3,758	6.0
老人福祉施設	13,766	11,737	17.7	9,997	16.0
児童福祉施設	27,787	6,661	10.1	19,145	30.6
社会福祉施設	4,189	2,076	3.1	2,679	4.3
事業所	8,774	2,069	3.1	2,289	3.7
寄宿舎	1,834	312	0.5	500	0.8
矯正施設	153	62	0.1	19	0.0
自衛隊	242	187	0.3	81	0.1
一般給食センター	384	319	0.5	585	0.9
その他	5,367	1,497	2.3	2,514	4.0

出典）厚生労働省ウェブサイト「平成30年度衛生行政報告例」より筆者改変.

「令和元年度管理栄養士及び栄養士課程卒業生の就職実態調査」の結果[1]によると、管理栄養士課程を卒業した後に管理栄養士免許を活かした仕事に就く者は約5割であった。

　管理栄養士の働き方は多様化してきたが、給食を提供する施設での就業が多いことから、管理栄養士の配置状況について、給食施設の種別にまとめたものを**表6-6-1**に示す。**管理栄養士の配置**が最も多いのは病院であり、次いで高齢者施設（介護老人保健施設、老人福祉施設を合わせた数）となっている。一方、栄養士の配置が最も多いのは児童福祉施設であり、次いで病院という状況である。

管理栄養士の配置
医療機関では、管理栄養士が外来食事指導や後述の栄養サポートチームにて栄養管理を行うことで診療報酬が加算できる。また、高齢者施設では管理栄養士が栄養ケアマネジメントを行うことで介護保険の介護報酬加算が可能となる。つまり、管理栄養士を配置することで栄養管理が適切に行えると同時に、事業者の収益にもつながる。

D. 認定制度

　（公社）日本栄養士会には、認定管理栄養士・認定栄養士制度がある。会が行う生涯教育制度を利用し、臨床栄養、学校栄養、健康・スポーツ栄養、給食管理、公衆栄養、地域栄養、福祉（高齢・障害、児童）栄養等の専門領域において、熟練した栄養に関する技術と知識を用いて、「栄養の指導」について責任をもって実践できるレベルに到達した事を認めるものである。さらに、他の団体や学会と共同して研修や認定試験を行う、特定分野別認定制度、専門分野別認定制度がある[3]（**表6-6-2**）。

E. 多職種連携

　団塊の世代が75歳以上となる2025年を目途に、重度な要介護状態となっても住み慣れた地域で自分らしい暮らしを人生の最期まで続けることができるよう、**地域包括ケアシステム**の構築が推進されている。管理栄養士は他の専門職と協働して高齢者の生活を支えている。特定分野別認定制度の1つである在宅訪問管理栄養士は自宅で生活する高齢者に対して、誤嚥性肺炎の予防、疾病の重症化予防、低栄養予防、フレイル予防などを食事の面からサポートし、QOLの維持・向上を支援する専門職である。主治

表6-6-2　認定管理栄養士・栄養士

特定分野別認定制度	専門分野別認定制度
特定保健指導担当管理栄養士	がん病態栄養専門管理栄養士
静脈経腸栄養（TNT-D）管理栄養士	腎臓病病態栄養専門管理栄養士
在宅訪問管理栄養士	糖尿病病態栄養専門管理栄養士
公認スポーツ栄養士	摂食嚥下リハビリテーション栄養専門管理栄養士
食物アレルギー管理栄養士・栄養士	在宅栄養専門管理栄養士

医の求めに応じて**栄養ケア計画**（通所・居宅）を作成し、利用者本人やその家族に対しての食事相談や献立計画、調理指導を行うこともある（**訪問栄養食事指導**）。高齢者施設では、専従の管理栄養士が入所者の栄養アセスメントに基づき栄養ケア計画[4]を立て、個人の状態にあった食事提供等のサービスを行う。また、高齢者は1人がいくつもの疾患を抱えているケースが多く、複数の医療機関を受診することによる多剤投与が問題となっている。かかりつけ薬局を推進すると同時に、**薬から食事への転換**[5]も必要であり、栄養の指導（栄養教育）を担う管理栄養士の活躍に期待が高まっている。

医療機関では、**多職種連携**による**栄養サポートチーム（NST）**の活動が広がりを見せている。NSTは、食欲低下や、栄養状態の悪い患者を対象に適切な栄養管理を行うことで、全身状態の改善、合併症の予防に貢献している。このことは在院日数の短縮、医療費削減にもつながる。さらに、現在NSTは他のチーム（褥瘡対策チーム、感染対策チーム、緩和ケアチーム、摂食嚥下支援チーム等）との合同カンファレンスを必要に応じて開催し、患者に対する治療およびケアの連携に努めている。

訪問栄養食事指導
患者は医療保険サービス用である「在宅患者訪問栄養食事指導」、または介護保険サービス用である「居宅療養管理指導」が利用できる。

薬から食事への転換
特に高齢者の問題として、低栄養からフレイルに移行し、疾病や介護の要因になることから早期の栄養介入が必要であること。また、多剤投与による悪影響がみられる場合、薬を減らすことで認知症などの症状が改善され、食欲も出て健康状態が良くなるという事例が多く報告されていることから、このような方向転換が必要であるということが言われている。

栄養サポートチーム
NST: nutrition support team

注）

(1) 一般社団法人　全国栄養士養成施設協会編『全栄施協月報』第720号，2020，pp.8-9.

(2) 日本栄養士会監修『栄養管理プロセス』第一出版，2018，pp.2-13.

(3) 公益社団法人　日本栄養士会ウェブサイト（2020年11月19日取得）.

(4) 厚生労働省ウェブサイト「令和元年度介護報酬改定について」（2020年11月24日取得）.

(5) 日本医事新報社『「モノから技術へ、薬から食事へ」の転換を─厚労省・武田俊彦大臣官房審議官（医療保険担当）に聞く［これからの診療報酬］』Web医事新報，No.4765，2015，pp.7-8.

7. 精神保健福祉士の役割

A. 精神科ソーシャルワーカーの歴史的経緯と精神保健福祉士法成立

精神科ソーシャルワーカーの発展の背景は、**マイヤー**ら精神科医が、人間の精神現象を生物・心理・社会的な諸力による因果関係の結果として捉える力動精神医学の立場から、生活史とその社会的背景に注目したことである。戦前にアメリカ留学をした村松常雄は、力動精神医学を学び、さらに精神科病院改革のための精神衛生運動（mental hygiene movement）を展開した**ビアーズ**との交流から、ソーシャルワーカーの必要性を感じ、1948（昭和23）年に国府台病院において「社会事業婦」という名称でわが国初の PSW を配置した。その後、1952（昭和27）年に設置された国立精神衛生研究所において 7 名の PSW が採用された。1953（昭和28）年には名古屋市を中心に東海 PSW 研究会が発足、その後、日本各地で PSW の研究会活動が展開され、1963（昭和38）年には、ソーシャルワーク実践を志向する有志による精神病院ソーシャルワーク連絡協議会が発足、1964（昭和39）年には日本精神医学ソーシャル・ワーカー協会（現・公益社団法人日本精神保健福祉士協会。以下、日本 PSW 協会）が設立された。

1973（昭和48）年、第 9 回 PSW 協会全国大会における「**Y 問題**」の提起により、日本 PSW 協会は、PSW の存在意義や組織のあり方について再検討を迫られ、事実上の機能停止状態に陥った。「Y 問題」は、ソーシャルワーク実践における「本人不在」の問題提起であり、これからも忘れてはならない実践的課題である。1975（昭和50）年、「Y 問題調査報告により提起された課題の一般化について」報告書において、日本 PSW 協会の基本方針を、PSW の業務のあり方の確立と業務遂行を保障するための身分制度の確立と示した。1982（昭和57）年、日本 PSW 協会は精神障害者の社会的復権と福祉のための専門的・社会的活動を進めることを協会活動の基本指針とする「**札幌宣言**」を採択した。

1988（昭和63）年 4 月に社会福祉士及び介護福祉士法が施行された。ソーシャルワーカー資格の制度化段階では、医療分野とは別資格と解釈され、社会福祉士は、「病院」「精神障害」を含まずに制度化された。

精神障害者は長年、社会福祉の対象外とされ、精神医療と一般医療で切

り分けられた存在であったが、1993（平成 5）年、**障害者基本法**が成立し、精神障害者が障害者基本法の対象として明示されたことより、医療の対象としてのみではなく、法的に福祉の対象としても位置づけられた。また、1995（平成 7）年、精神保健法が**精神保健福祉法**に改正され、精神障害者の社会復帰等に関する福祉施策が強化されることとなった。そして、1997（平成 9）年 12 月、精神保健福祉士法が成立した。

B. 精神保健福祉士の定義

精神保健福祉士は、1997 年に誕生した精神保健福祉領域のソーシャルワーカーの国家資格であり、精神保健福祉士法 2 条（定義）に、精神保健福祉士登録簿に登録し、精神保健福祉士の名称を用いて、精神障害者の保健及び福祉に関する専門的知識及び技術をもって、精神科病院その他の医療施設において精神障害の医療を受け、又は精神障害者の社会復帰の促進を図ることを目的とする施設を利用している者の地域相談支援（障害者総合支援法に規定する地域相談支援をいう）の利用に関する相談その他の社会復帰に関する相談に応じ、助言、指導、日常生活への適応のために必要な訓練その他の援助を行うことを業とする者と示されている。なおこの法律における「精神障害者」とは、精神保健福祉法の 5 条（定義）と同じく「統合失調症、精神作用物質による急性中毒又はその依存症、知的障害、精神病質その他の精神疾患を有する者」を指している。

「精神保健福祉士就労状況調査」によると、精神保健福祉士の就労先としては「医療関係」が 32.4％、「障害者福祉関係」が 30.8％となっている。

C. 障害者総合支援法と精神保健福祉士法改正

2010（平成 22）年 12 月 3 日、「障がい者制度改革推進本部等における検討を踏まえて障害保健福祉施策を見直すまでの間において障害者等の地域生活を支援するための関係法律の整備に関する法律案」が参議院本会議において可決され、精神保健福祉士法も改正され、障害者自立支援法（現・障害者総合支援法）における地域相談支援を担う専門職として精神保健福祉士が位置づけられた。また、この改正において、「**誠実義務**」と「**資質向上の責務**」が追加されたほか、「**連携等**」が改訂され、障害者総合支援法などの事業者との連携が加えられた。

精神保健福祉法
正式名称は「精神保健及び精神障害者福祉に関する法律」。

名称独占
資格を有しない者（未登録者も含む）が、その資格名を名乗って従事することができないもの。

障害者総合支援法
正式名称は「障害者の日常生活及び社会生活を総合的に支援するための法律」。障害者のサービスを一元的に提供する「障害者自立支援法」に代わり、従来の障害福祉サービスに加えて、地域生活支援事業その他の必要なサービスを総合的に行うことを目的とし、2013（平成25）年 4 月に施行された。2011（平成 23）年 7月に改正された障害者基本法を踏まえた「共生社会の実現」や「可能な限り身近な地域で必要な支援を受けられる」といった新たな基本理念を定めた。また障害福祉サービスの範囲を見直し、難病等も対象となった。

精神保健福祉士就労状況調査
公益財団法人社会福祉振興・試験センターの「精神保健福祉士登録者名簿（平成 27 年 2 月末日現在）。

誠実義務（38 条の 2）
「精神保健福祉士は、その担当する者が個人の尊厳を保持し、自立した生活を営むことができるよう、常にその者の立場に立って、誠実にその業務を行わなければならない。」

資質向上の責務（41 条の 2）
「精神保健福祉士は、精神保健及び精神障害者の福祉を取り巻く環境の変化による業務の内容の変化に適応するため、相談援助に関する知識及び技能の向上に努めなければならない。」

D. 倫理綱領の制定と精神保健福祉士の専門性

　日本PSW協会は、PSWの専門性を深めることを目的に1988（昭和63）年PSWの「倫理綱領」を制定した。ソーシャルワークは価値・知識・技術の3要素によって構成されており、ソーシャルワーク専門職の日常業務上の絶対的価値を明示したものが倫理綱領である。「**精神保健福祉士の倫理綱領**」は、前文、目的、倫理原則（1. クライエントに対する責務、2. 専門職としての責務、3. 機関に対する責務、4. 社会に対する責務）、倫理基準（1. クライエントに対する責務、2. 専門職としての責務、3. 機関に対する責務、4. 社会に対する責務）から構成されている。前文には「われわれ精神保健福祉士は、個人としての尊厳を尊び、人と環境の関係を捉える視点を持ち、共生社会の実現をめざし、社会福祉学を基盤とする精神保健福祉士の価値・理論・実践をもって精神保健福祉の向上に努めるとともに、クライエントの社会的復権・権利擁護と福祉のための専門的・社会的活動を行う専門職としての資質の向上に努め、誠実に倫理綱領に基づく責務を担う」とある。また、具体的な行動指針を**業務指針**として示しており、ソーシャルワークの基本的視点として、「人と環境の相互作用の視点」とミクロ－メゾ－マクロの連続性を踏まえた「包括的視点」、精神保健福祉士の重要な視点として、①「生活者の視点」と地域生活支援、②個人・集団・地域それぞれにおける個別化、③エンパワメント（主体性の回復）、④ストレングス、⑤リカバリー、⑥当事者との協働（パートナーシップ）、精神保健福祉士の視点として、①人と状況との全体関連性（人と環境の相互作用）、②利用者を「生活者」として捉える、③地域生活支援、④個人・集団・地域における個別化と定めている。

E. 精神保健福祉法と精神保健福祉士

　精神保健福祉士の援助対象は、精神疾患と生活障害をあわせ持つ精神障害者であり、援助領域は精神保健と福祉にまたがっており、医療専門職との連携を欠かすことはできない。精神保健福祉士法41条2項に「精神保健福祉士は、その業務を行うに当たって精神障害者に主治の医師があるときは、その指導を受けなければならない」とあるが、「指示」でなく「指導」であることから拘束力はなく、「指導」の採否は精神保健福祉士の判断にゆだねられていると解釈できる。そして、精神科病院においては、医療の中の生活モデルの担い手としての役割が期待されており、入院時、その後の隔離・身体拘束のあり方について検討し指導助言を行い、早期の隔

離・身体拘束・閉鎖処遇の解除を働きかけ、任意入院への移行を促進する**行動制限最小化委員会**、医療保護入院患者の入院後、１週間以内に入院の妥当性を審査する**医療保護入院事後審査委員会**への精神保健福祉士の参加が求められている。

2013（平成25）年の精神保健福祉法改正において、医療保護入院における保護者制度が廃止され、家族等の同意が要件とされた。精神科病院の管理者に医療保護入院者の退院に向けた相談支援や地域援助事業者等の紹介、円滑な地域生活への移行のための退院後の居住の場の確保等の調整等の業務を行う「退院後生活環境相談員」を精神保健福祉士等から選任、退院促進のための体制整備を義務づけている。また、**精神医療審査会**に関する見直しもされ「精神障害者の保健又は福祉に関し学識経験を有する者」が委員に規定され、精神保健福祉士が権利擁護の観点から意見を述べることができるようになった。

しかし、2016（平成28）年７月に起こった「相模原障害者施設殺傷事件」を受けて同様の事件の再発防止・社会防衛策を強調した精神保健福祉法改正案が2017（平成30）年に提出された。精神科医療や精神保健福祉の専門家等から精神障害者に対する監視強化につながるとの批判が続出し、改正法案は廃案となったが、翌年３月に「**地方公共団体による精神障害者の退院後支援に関するガイドライン**」が通知され、運用されることとなった。権利擁護を意識したソーシャルワーク実践が精神保健福祉士に求められている。

F. 精神保健福祉士の役割・職域の拡大

現代社会の課題として、総人口の減少と少子高齢化、高齢単身世帯、共働き世帯の増加、非正規雇用の拡大、未婚化、非婚化の進行、過密、過疎化の進行などが挙げられる。また、現代の精神保健の課題として、いじめ、不登校、虐待、DV、ひきこもり、自殺、孤独死、認知症、アルコール問題などが挙げられる。

精神保健福祉士は、ソーシャルワークを展開してきた結果、法的規定を超えてその役割が拡大されていった。精神保健福祉士法１条（目的）には、「精神保健福祉士の資格を定めて、その業務の適正を図り、もって精神保健の向上及び精神障害者の福祉の増進に寄与すること」とある。その対象は精神疾患・障害によって医療を受けている者から精神疾患・障害によって日常生活または社会生活に支援を必要とする者、顕在的または潜在的に精神保健（メンタルヘルス）に課題がある者、国民全体（精神保健の保

行動制限最小化委員会
医療保護入院等診療料を算定する病院は、隔離等の行動制限を最小化するための委員会において、入院医療について定期的（少なくとも月１回）な評価を行う。

医療保護入院事後審査委員会
医療保護入院患者の入院後、１週間以内に入院の妥当性を審査する。

精神医療審査会
精神科病院の管理者からの医療保護入院等の各種届出、入院中の者、家族等からの退院請求、処遇改善請求の審査を行う。

地方公共団体による精神障害者の退院後支援に関するガイドライン
精神障害者が、退院後どこの地域で生活することになっても医療、福祉、介護、就労支援などの包括的な支援を継続的かつ確実に受けられるようにすることを目的に精神保健福祉法47条の一環として、帰住先保健所設置自治体が計画し作成、支援調整、相談支援等を実施する。対象は措置入院等で入院した精神障害者のうち、自治体が退院後支援を行う必要性を認めた者のうち、本人の同意を得られた者であり、支援期間中に居住地を移した場合、本人の同意を得て、移転先自治体に計画内容等を通知する。

五大疾病
がん、脳卒中、急性心筋梗塞、糖尿病、精神疾患。2008（平成20）年の患者調査によると、精神疾患の患者数は約323万人。四大疾病で最も患者数が多い糖尿病（約237万人）を大きく上回り、がん（約152万人）の2倍に上る。

ストレスチェック制度
50人未満の事業場は努力義務。ストレスチェックは、医師や保健師、厚生労働大臣が定める研修を受けた看護師、精神保健福祉士、歯科医師、公認心理師が行うことできる。

従業員支援プログラム
EAP: Employee Assistance Program
もともとはアルコール依存、薬物依存等の問題が深刻化することにより業務に支障をきたす社員の回復と雇用継続のためのリスクマネジメントを目的にアメリカで発展したプログラムである。各事業所において、職場の生産性に影響を与える従業員のメンタルヘルスを外部専門機関に委託し、本人、その家族等を支援する。

医療観察法
正式名称は「心神喪失等の状態で重大な他害行為を行った者の医療及び観察に関する法律」。心神喪失または心神耗弱の状態で重大な他害行為（殺人、放火、強盗、強制性交等、強制わいせつ、傷害）を行った者に対して適切な医療を提供し、社会復帰を促進することを目的とした制度。制度の対象となり、検察官から申し立てがなされると、鑑定入院が行われ、裁判官と精神保健審判員（必要な学識を有する医師）からなる合議体による審判で、処遇の要否と内容の決定が行われる。

持・増進、精神疾患・障害の予防、精神疾患・障害のある者への理解の促進など）である。

（1）メンタルヘルスと自殺対策

2011（平成23）年7月、厚生労働省は従来の四大疾病に加えて五大疾病（5疾病）とし、精神疾患を重点的に取り組むべき疾病と位置づけた。また1998（平成10）年から13年にわたり自殺者数が年間3万人台を推移する中、2006（平成18）年に**自殺対策基本法**が施行され、翌年には自殺総合対策大綱が策定された。「自殺者の90％は精神疾患をもち、60％がそのときにうつ状態であったと推定される」[1]ことから、うつ病の早期発見・早期治療や地域の病院、診療所との連携が求められている。

（2）産業保健福祉

労働者の受けるストレスは拡大する傾向にあり、仕事に関して強い不安やストレスを感じている労働者が増え続けている。また、精神障害などに係る労災補償状況も申請件数、認定件数とも近年、増加傾向にある。心の健康問題が労働者、その家族、職場および社会に与える影響は、増大している。2000（平成12）年に職場におけるメンタルヘルス対策の推進を目的に「労働者の心の健康の保持増進のための指針について」が取りまとめられた。2014（平成26）年6月に労働安全衛生法の一部を改正する法律が公布され、翌年12月以降、労働者のメンタルヘルス不調の未然防止を目的に従業員50名以上の雇用者に**ストレスチェック制度**の実施が義務づけられた。メンタルヘルスに不調を抱えている従業員やその家族をサポートする社外の専門家による**従業員支援プログラム（EAP）**が注目されている。EAPに関わる精神保健福祉士も増加している。

（3）司法分野

2001（平成13）年6月8日に起こった大阪教育大学付属池田小学校児童殺傷事件がきっかけとなり、医療観察法が2003（平成15）年に施行された。精神保健福祉士はこの法律に基づき配置されることとなった**精神保健参与員、社会復帰調整官**として活躍が期待されている。また、刑務所等矯正施設における出口支援を担う「**福祉専門官**」、地域定着支援センターなど、司法分野での精神保健福祉士の活躍の場はさらに広がっている。一方で、日々の暮らしに困窮した結果、犯罪を繰り返した人にとって矯正施設がセーフティーネットの役割を担っていることも否めない。出口のみならず、支援を必要としている人への適切な支援につなげる入口支援も求められている。

（4）精神障害にも対応した地域包括ケアシステム

2004（平成16）年9月に精神保健福祉対策本部が取りまとめた「精神

保健医療福祉の改革ビジョン」において「入院医療から地域生活中心へ」という精神保健医療福祉施策の基本的な方策が示されて以降、さまざまな施策が行われてきている。2014（平成26）年には精神保健福祉法に基づく「良質かつ適切な精神障害者に対する医療の提供を確保するための指針」において、精神障害者の地域生活中心の精神医療の実現に向けた方向性を精神保健福祉に携わる関係者に示した。精神障害者が、精神疾患を発症し、通院や入院、退院後などに、本人の状態や状況が変化する中で、再発を予防しながら地域社会の一員として安心して生活していく権利の享有を確保していくことが重要であると示されている[2]。2017（平成29）年2月の「これからの精神保健医療福祉のあり方に関する検討会」報告書では、「地域生活中心」という理念を基軸としながら、精神障害者の一層の地域移行を進めるための地域づくりを推進する観点から、精神障害者が、地域の一員として、安心して自分らしい暮らしができるよう、医療、障害福祉・介護、社会参加、住まい、地域の助け合い、教育が包括的に確保された「精神障害にも対応した地域包括ケアシステム」の構築を目指すことを新たな理念として明確にしている。住民一人ひとりの暮らしと生きがい、地域をともに創る「地域共生社会」の実現にも寄与することを目指しており、精神保健福祉士には、「ミクロ−メゾ−マクロ」のレベルの連続性を踏まえた包括的視点に基づくソーシャルワーク実践が求められている。

精神保健参与員
地方裁判所の裁判官と精神保健審判員が行う対象者への処遇決定に対し、求められた場合、精神保健福祉の観点から必要な意見を述べる者。

社会復帰調整官
保護観察所に勤務し、精神障害者の保健および福祉等に関する専門的知識に基づき、心神喪失等の状態で重大な他害行為を行った人の社会復帰を促進するため、生活環境の調査、生活環境の調整、精神保健観察等の業務に従事する者。

ミクロ−メゾ−マクロ
ミクロとは「個人・集団」、メゾとは「専門職・機関」、マクロとは「地域・社会」を指す。

注)

ネット検索によるデータの取得日は，すべて2020年12月8日．

(1) WHOウェブサイト／河西千秋・平安良雄監訳「自殺予防　カウンセラーのための手引き（日本語版初版）」横浜市立大学医学部精神医学教室，2007．

(2) 下記のウェブサイトを参照．
- 厚生労働省ウェブサイト「精神保健医療福祉の改革ビジョン（概要）」（平成16年9月2日　精神保健福祉対策本部）．
- 厚生労働省ウェブサイト「精神保健医療福祉の更なる改革に向けて」（今後の精神保健医療福祉のあり方等に関する検討会報告書）（平成21年9月24日）．
- 厚生労働省ウェブサイト「これからの精神保健医療福祉のあり方に関する検討会報告書」（平成29年2月17日）．
- 厚生労働省ウェブサイト「『地方公共団体による精神障害者の退院後支援に関するガイドライン』について」（平成30年3月27日）．
- 公益社団法人日本精神保健福祉士協会ウェブサイト「精神保健福祉士の倫理綱領」（2013年4月21日採択／2018年6月17日改訂）．
- 公益社団法人日本精神保健福祉士協会ウェブサイト「精神保健福祉士業務指針　第3版」（令和2年6月20日）．

8. 介護福祉士、介護支援専門員、居宅介護従業者の役割

A. 介護福祉士

[1] 介護福祉士とは

　介護福祉士は、社会福祉士とともに 1987（昭和 62）年に制定された「社会福祉士及び介護福祉士法」によって定められた、当時世界でも珍しいといわれた介護業務を行う者に付与される国家資格である。

　当時のわが国では、社会福祉の専門性の議論とともに、欧米のソーシャルワーカー資格のような社会福祉の相談援助に関わる国家資格の検討が行われていた。また、人口の高齢化に伴う社会福祉サービスの質量双方の充実が求められ、加えて市場原理の導入によるサービス供給組織の多様化に際し、介護サービスの一定の質の担保が検討されていた。このような背景のもとに、社会福祉分野で相談援助分野と介護サービス分野の 2 つの国家資格が誕生することになった。

　介護福祉士は、同法 2 条 2 項で、「登録を受け、介護福祉士の名称を用いて、専門的知識及び技術をもって、身体上または精神上の障害があることにより日常生活を営むのに支障がある者につき心身の状況に応じた介護（喀痰吸引その他のその者が日常生活を営むのに必要な行為であって、医師の指示の下に行われるものを含む）を行い、並びにその者及びその介護者に対して介護に関する指導を行うことを業とする者をいう」と規定されている。

[2] 資格取得

　介護福祉士の資格取得の方法は、2 年以上の介護福祉士養成施設や福祉系高等学校の卒業、その他 3 年以上の実務経験を経て実務者研修を受講する等の手順を終えた人が、介護福祉士国家試験を受験することになる。なお、介護福祉士養成施設の卒業生は、卒業後 5 年間は国家試験を受験しなくても、または合格しなくても介護福祉士になることができる。その間に国家試験に合格するか、介護現場に卒業後 5 年間続けて従事するかのいずれかを満たした場合、継続して介護福祉士資格を持てる。この措置は数回延長され、2026（令和 8）年度末までに卒業する人を対象としている。

　なお、法制度上の指定試験機関および指定登録機関として、**公益社団法**

人社会福祉振興・試験センターが指定されている。

[3] 外国人の受け入れ等

　2020（令和2）年3月末現在の介護福祉士登録者数は、169万4,630人となっており、近年では毎年6万～9万人規模で増加している。しかし、人口の高齢化に伴う介護ニーズがはるかに上回り、介護従事者の人材不足は、深刻な社会問題になっている。国内における介護従事者の確保が困難な場合、外国人の介護人材を受け入れることが検討された。

　この具体策として、国家間の物品や人材等の自由な移動を促進し、経済活動の連携を強化することを目的に締結された国際協定である「**経済連携協定**」が活用されることになり、2008（平成20）年8月から外国人介護福祉士候補者の受け入れが開始されている。候補者は、3年間の介護の実務経験を経て介護福祉士国家試験を受験し、合格者は日本での継続的な滞在が認められる。2019（令和元）年9月時点で、インドネシア、フィリピン、ベトナムから5,053人の候補者を受け入れ、985人が資格を取得している。

　また、2016（平成28）年には、外国人の技能実習の適正な実施及び技能実習生の保護に関する法律により、介護職種が技能実習制度に追加されて、翌年11月から介護福祉士国家試験が実施されている。さらに2018（平成30）年の出入国管理及び難民認定法や法務省設置法の改正により、在留資格「特定技能」の創設に介護分野が加わった。「介護分野における特定技能の在留資格に係る制度の運用に関する指針」によって、翌年から、介護福祉士国家試験に関わる介護分野の技能試験が開始されて資格取得が可能となった。

B. 介護支援専門員

[1] 介護支援専門員（ケアマネジャー）とは

　介護支援専門員は、介護保険法7条5項において「要介護者または要支援者からの相談に応じ、及び要介護者等がその心身の状況等に応じ適切な居宅サービス、地域密着型サービス、施設サービス、介護予防サービス若しくは地域密着型介護予防サービス又は特定介護予防・日常生活支援総合事業を利用できるよう市町村、居宅サービス事業を行う者、地域密着型サービス事業を行う者、介護保険施設、介護予防サービス事業を行う者、地域密着型介護予防サービス事業を行う者、特定介護予防・日常生活支援総合事業を行う者等との連絡調整等を行う者であって、要介護者等が自立し

経済連携協定
EPA: Economic Partnership Agreement

た日常生活を営むのに必要な援助に関する専門的知識及び技能を有するも
のとして、介護支援専門員証の交付を受けたもの」と規定されている。

　介護支援専門員になるには、法定資格を持つ者が5年以上の実務経験を
経て、都道府県が実施する「介護支援専門員実務研修受講試験」に合格し、
「介護支援専門員実務研修」を修了したものに介護支援専門員証が交付さ
れる。その合格率は、1998（平成10）年に実施された第1回では44.1％
であったが、近年は10～20％台で推移している。2005（平成17）年度介
護保険法改正により、介護支援専門員の資質や専門性の向上を図るため、
更新制を導入し、5年ごとに更新研修を受講することになった。また介護
支援専門員ごとにサービス計画をチェックする二重指定制も導入された。

　2005年度介護保険法改正の柱の1つとして介護予防の重視が出された。
地域包括支援センターにおいて介護予防ケアマネジメントを実施すること
になり、主任介護支援専門員が配置された。

　主任介護支援専門員とは、介護支援専門員として常勤で5年以上の実務
経験のある者等が、主任介護支援専門員研修を受講し修了することが要件
である。2016（平成28）年からは、定期的な事業所・職種間の連携やスー
パーバイズの実施のため、主任介護支援専門員の更新研修も実施されてい
る。

［2］介護支援専門員の業務

　介護保険法上の介護支援専門員の役割は、利用者等からの相談、事業者
等との連絡調整であるが、実際は、介護認定を受けた人のケアプランの作
成や介護サービス利用者の月々のサービス利用状況を把握した給付管理業
務を中心に行っている。**図6-8-1**、**図6-8-2**で示されているように、介護
支援専門員は、居宅介護支援事業所や介護保険施設等で介護保険制度上の
要介護認定を受けた者の居宅サービス計画や施設サービス計画を立案する。
そのために利用者や家族の相談に応じ、サービス事業者・専門職間の連
携・協力等を図り、利用者の心身の状況にあわせて自立した日常生活を営
むことができるよう支援する。

　「地域包括ケアシステム」の深化としての「地域共生社会」の構築にお
いても、介護支援専門員には、介護が必要な高齢者のみならず、障害児・
者をも対象に含めた、地域社会の福祉サービス全体を視野に入れたマネジ
メント能力を高め、展開していくことが期待されている。

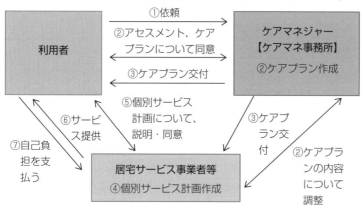

図6-8-1　居宅における介護支援専門員の業務の流れ（イメージ）

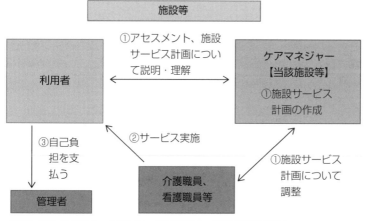

図6-8-2　施設等における介護支援専門員の業務の流れ（イメージ）

出典）厚生労働省ウェブサイト「介護職員・介護支援専門員」.

C. 居宅介護従業者

　居宅介護従業者は、訪問介護を行う者の資格の1つで、都道府県知事の指定する居宅介護従業者養成研修の課程を修了した者をいう。

　その業務は、心身に障害のある人の自宅を訪問し、生活補助や身体介護のサービスを行う。具体的には、食事作りや洗濯・掃除・買い物を行うほか、食事・入浴・排泄の介助や居宅生活全般に関わる相談や支援を行う。

　図6-8-3は介護職員数の推移であるが、この図の「訪問系」の職員が、居宅介護従業者である。

図 6-8-3　介護職員数の推移

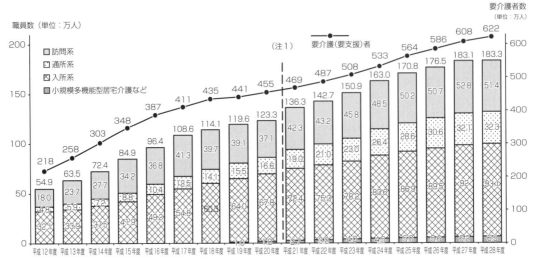

注1）平成21年度以降は、調査方法の変更による回収率変動等の影響を受けていることから、厚生労働省（社会・援護局）にて推計したもの。

（平成20年度まではほぼ100%の回収率→（例）平成28年度の回収率：訪問介護90.8%、通所介護86.8%、介護老人福祉施設92.2%）

・補正の考え方：入所系（短期入所生活介護を除く）・通所介護は①施設数に着目した割り戻し、それ以外は②利用者数に着目した割り戻しにより行った。

注2）各年度の「介護サービス施設・事業所調査」の数値の合計から算出しているため、年度ごとに、調査対象サービスの範囲に相違があり、以下のサービスの介護職員については、含まれていない。

（特定施設入居者生活介護：平成12〜15年度、地域密着型介護老人福祉施設：平成18年度、通所リハビリテーションの介護職員数は全ての年に含めていない）

注3）介護職員数は、常勤、非常勤を含めた実人員数である（各年度の10月1日現在）。

注4）平成27年度以降の介護職員数には、介護予防・日常生活支援総合事業に従事する介護職員数は含まれていない。

【出典】厚生労働省「介護サービス施設・事業所調査」（介護職員数）、「介護保険事業状況報告」（要介護（要支援）認定者数）。

出典）厚生労働省ウェブサイト「介護分野の現状について（平成31年3月）」.

D. その他の介護従事者

　　かつて介護福祉士等の資格を持たずに介護現場で働く職員に対して、1〜3級のホームヘルパー養成研修が、地方自治体や社会福祉協議会、一部の民間介護サービス業者等により実施されていた。

　　2011（平成23）年に出された「今後の介護人材養成のあり方に関する検討会報告書」による提言を受けて、従来のホームヘルパー養成研修2級課程に代えて、130時間の「**介護職員初任者研修**」が2013（平成25）年から実施されている。ホームヘルパー養成研修では居宅介護に重点を置いていたが、介護職員初任者研修は居宅介護、施設介護の両方に重点を置き、さらに認知症ケアにも対応できるような介護職の基礎的な研修として位置

116

づけられている。この介護職員初任者研修には修了試験があり、資格取得後、食事や入浴、排泄などの身体介護ができるようになる。すでにホームヘルパー養成研修2級課程を受講済みの者は、介護職員初任者研修修了者とみなされて、介護サービスの業務に従事することができる。従来のホームヘルパー養成研修1級課程と介護職員基礎研修については、「**介護職員実務者研修**」に一本化されている。介護職員実務者研修を修了すると、サービス提供責任者として働くことができる。また介護福祉士国家試験の受験資格も得ることができる。

　また、2018（平成30）年から、訪問介護におけるサービスの質の向上や生活援助の知識・技術の習得のため、59時間の「生活援助従事者研修」が開始されている。さらに、同年、「地域医療介護総合確保基金」のメニューを新たにし、介護サービス従事経験のない人の介護業務への就労を円滑にするため、介護業務の入門的知識や、基礎的技能を学ぶための「介護に関する入門的研修」を実施するための条件整備が進められている。生活援助従事者研修および入門的研修の実施目的には、介護現場での労働力確保という意味もある。

コラム 保健医療領域での子どもと家族の支援の専門職

第5章と第6章では、保健医療福祉の領域で活動する専門職の役割を見てきた。ときには患者・利用者の支援に他の専門職等が加わることがある。

日本でも、病気の子どもが自身の病気や治療方法について理解すべきだという考え方が広がりつつある。そのためには患児にも理解できるような説明の工夫が必要となる。患児は病気や今後のことについて、繰り返し質問を発したり、遊びを通してこれから受けていく検査や治療の仕方を学んだりすることがある。患児に向き合い、支援していくのは、小児病棟の看護師や心理士、ソーシャルワーカーなどが担っている。近年、一部の病院に配置され始めたのが、チャイルド・ライフ・スペシャリスト（CLS）という専門職である。CLSは、「子どもが受け身になりがちな医療の中でも、子ども自身が主体的な存在であり続け、医療体験を上手く乗り越えていけるように、遊びや自己表現、感情表出を促したり、医療体験への心の準備をサポート」[1]したりすることを担っている。

またCLSは患児だけでなく、患児の親やきょうだいに対しても支援を行っている。家族は第二の患者といわれることもあるが、特に小児の患者家族の場合、患児のきょうだいはさまざまな我慢を強いられることが多く、患児に対するネガティブな感情が沸き起こることもある。そうした感情を持った自身を許せず、さらに我慢してしまう子もいる。たとえ感情が爆発してしまっても、患児を案ずる親にとっては、病気でない子どもに向き合う余裕はなく、子どものそうした感情を無視してしまったり、抑圧してしまったりすることがある。このような経験は、病気でない子どもを家族の中で孤立させてしまいかねない。保健医療領域の専門職が患者の家族問題にどこまで関わるのか難しい面もあるが、「子ども・家族中心医療を目指す」[1]CLSが他の専門職と連携し、関わることで、より充実した家族支援が可能となるのではないかと思う。

注)
(1) チャイルド・ライフ・スペシャリスト協会ウェブサイト.

チャイルド・ライフ・スペシャリスト
CLS: child life specialist
日本の教育機関ではまだ養成されておらず、資格取得を目指すには北米の大学または大学院での単位取得と実習が必要となる。日本の国家資格ではない。

第7章 保健医療における連携・協働

日々進化し複雑化する医療現場で、患者一人ひとりの価値観を大切にした質の高い医療やケアを提供するために、さまざまな専門領域を背景に持つ医療従事者が協働する多職種チームの担う役割は大きい。本章では、多職種チーム医療について、またその中で医療福祉の専門職として担う役割について学ぶ。医療機関内にとどまらず、地域においても多職種チームがさまざまな連携・協働していることも取り上げていく。

1

多職種チーム医療において、各専門職種が医療機関内でどのように連携しているか、その協働の実際と課題を知り、その中で医療福祉の専門職が担う役割とチーム内コミュニケーション上の工夫について学ぶ。

2

地域における病病・病診連携の体制を支える各部署の働きを知り、医療機関から地域への円滑な移行に向けて、院内および地域内の多職種チームがどのように連携・協働をしているか、その現状と課題について学ぶ。

1. 医療現場における連携と協働

A. チーム医療と専門職の連携

　「疾患を診て人を診ない」という医学モデルの反省から、患者・家族を身体的側面、心理的側面、社会的側面、そしてスピリチュアルな側面も含め包括的に捉える「全人的ケア」を尊重するモデル（**生物−心理−社会モデル**）が登場した[1]。この「全人的ケア」の立場から、「疾患を抱える人とその患者を支える家族」の多岐にわたるニーズを捉え、適切なケアプランを立てるために、多職種からなる医療チームのスタッフ一人ひとりの専門的力量、およびチームの総合力としての相互協働の力が必要とされる。

　たとえば医師や歯科医師と看護師、薬剤師に加え、リハビリテーションに携わるスタッフ（理学療法士・作業療法士・言語聴覚士）、心理社会的支援に携わる心理士やソーシャルワーカーなど、チーム医療に含まれる専門職スタッフは、各施設や各領域の特徴を反映している。さらには、緩和ケアチーム、栄養サポートチーム（NST）、口腔ケアチーム、感染制御チーム（ICT）などのさまざまな多職種チームが誕生し、コンサルテーション・リエゾン活動を行っている医療機関も増えている。医療が高度化・複雑化していく中で、患者・家族のニーズも多岐にわたる今日の保健医療の現場においては、質の高いサービスを提供する上で、さまざまな専門職種が協働して患者・家族のケアに携わるため、チームアプローチが欠かせない。

B. チーム医療と各診療科間の連携

　チーム医療には職種間の連携だけでなく、診療科間の連携もある。たとえば手術予定の食道がんの患者に対して、手術前に歯科口腔外科が介入し、口腔内のアセスメントと必要なケアを行い、リハビリテーション科が介入し、呼吸リハビリや嚥下訓練を開始する。また術前に非常に不安や緊張が高い患者に対して、心理的サポートの意味合いで緩和医療科や精神腫瘍科が関わることにより、術後の合併症の予防やスムーズなリハビリテーション、患者・家族の不安の軽減などにもつながる。こうしたチーム医療の円滑な実践は、患者・家族の QOL 向上に寄与するだけでなく、ともに働く

スタッフの満足感にも結びつく。

　また、がん診療連携拠点病院の指定要件として、外科医、放射線治療医、腫瘍内科医（オンコロジスト）といった異なる専門の医師や他の専門職スタッフ（看護師、薬剤師、ソーシャルワーカー、リハビリテーションスタッフなど）が参集し、患者の症状、状態、背景情報などを共有し、多角的な視野から治療方針を検討・確認・決定するための**治療前カンファレンス（キャンサーボード）**[2][3]の設置・定期開催が位置づけられるなど、診療科間の連携が重要視されたチーム医療の実践がある。また、医療機関から在宅医療・療養へと移行する際に、連携先の医師や訪問看護師、介護士、ケアマネジャーなどを含め、患者家族が退院後にケアに携わる多職種チームと顔合わせをし、退院後のケアプランや退院に向けての心配を軽減するために退院前カンファレスを開くといった、施設を越えた多職種チーム医療の実践もある。

C. チーム連携の実践

[1] 多職種チームの形

　「質の高い医療サービスの提供」「患者・家族の全人的ケア」という共通目標に向かって、各専門職が協働し医療チームがうまく機能するためには、チームを構成する各専門職種が互いにその専門性を尊重し、相互に連携していくための体制をつくることが必須である。ただ自動的に「専門職種の集まり＝チーム」が生まれるわけではない。その潤滑油として良好なコミュニケーションを意識することが大切である。

　多職種チームの形としては、**集学的チーム**と**学際的チーム**がある（**図7-1-1**）。集学的チームでは、医師・看護師・薬剤師・ソーシャルワーカー・心理士などが、それぞれの専門性に応じて部分的に独立した立場で援助・協力する形で、各専門職スタッフがそれぞれの専門知識や経験を用いて、それぞれ主体的に患者・家族をアセスメントし、ケアを提供する。多くの場合、医師や看護師がチームのリーダーやコーディネーター役を担う。この場合注意しなければならないことは、職種間での調整や連携である。それが欠けてしまうと、チームとしての全体的な方針が不明瞭になってしまったり、職種間の足並みがそろわないことで患者・家族に混乱を招いたりすることもあり、時には「他の職種がどのようなことをしているのかわからない」という問題が生じかねない。また学際的チームでは、チーム医療が有機的に機能するために、これら専門職間の密な連携と協働をさらに強調している。各専門職種のチームメンバーが①共通の目標を共有し、②そ

キャンサーボード
cancer board
担当科医師以外に外科、内科、腫瘍内科、放射線科、麻酔科、精神腫瘍科、緩和ケア科、病理科など関係各科の専門医、および看護師、薬剤師、リハビリテーションスタッフ、管理栄養士、心理士、ソーシャルワーカーなど関連する多職種スタッフが参集することで、1人の患者が治療から回復期、退院に至るまでにどのような医療スタッフによるどのようなサービスが提供されるべきか、一連の治療を包括的に検討することができる[3]。

集学的チーム
multidisciplinary team

学際的チーム
interdisciplinary team

121

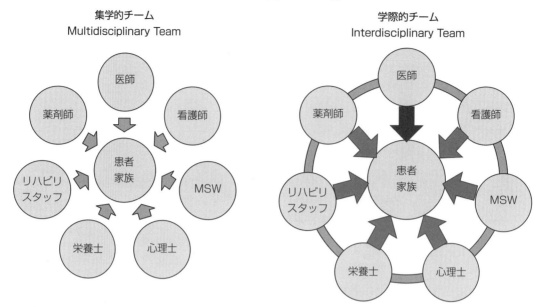

図7-1-1　多職種チームの形

集学的チーム
Multidisciplinary Team

学際的チーム
Interdisciplinary Team

出典）安達勇「緩和ケアの概要」静岡県緩和ケア医師研修講義スライド，2009. より筆者作成.

こに向けてそれぞれが得たアセスメント情報をチーム内で共有し、③治療方針やケアプランを調整し、協働し、④その結果や成果を相補的に行う[4]。学際的チームに携わる各専門職はこの協働を通じて互いに認め合って機能していくという形をとる。リーダーは目標や課題、状況に応じて柔軟に変化し、より円滑なチーム医療の動きが可能となる。いずれにしろ、メンバー同士のコミュニケーションやカンファレンスを重ねていくことが重要であることは言うまでもないが、「チーム医療」を思い描く際に、患者家族がそのチームの中に含まれるということも意識したい。

　病院という環境は非日常であり、「病者」としての側面ばかりを捉えがちとなってしまうかもしれない。「地域に暮らす生活者」として患者を捉え、治療法の選択や療養場所の希望など、患者・家族と意思決定のプロセスを共有する**共同意思決定（シェアード・ディシジョン・メイキング）**のアプローチを意識することも大切である。

［2］専門職間における院内連携

　医療機関内における連携に含まれる職種は多岐にわたる。たとえば緩和ケアチーム、栄養サポートチーム（NST）、口腔ケアチーム、感染制御チーム（ICT）などのさまざまな多職種チームが医療現場で新たに参入する場合には、「その現場のニーズに合わせてどのような動きをとるか」ということが非常に大切である。そこで参考になるのが、「コンサルテーショ

共同意思決定（シェアード・ディシジョン・メイキング）

shared decision making 医療従事者は現状や治療の選択肢についての情報を、患者は自身の価値観や優先事項などについての情報を、双方向に共有しながら意思決定をしてゆくというプロセスを重視する。

ン」「リエゾン」あるいはその両方を含む「**コンサルテーション・リエゾ
ン**」という概念であろう。これらはもともと、総合病院に配置された精神
科医が身体疾患の患者の精神医学的問題を取り上げるという「コンサルテー
ション・リエゾン精神医学」という領域から生まれた考え方である⁽⁵⁾⁽⁶⁾。

(1) コンサルテーション

コンサルテーションとは、「相談」という意味で、専門職が自分の領域
に関して、他職種スタッフ（コンサルティ）からの依頼や持ちかけられた
相談に応じ、助言や提案をすることと定義される[6]。その「助言や提案」
をコンサルティが受け入れるか否かは自由となる。

(2) リエゾン

リエゾンとは、「連絡」「連携」「連結」「橋渡し」という意味で、広義で
は、「患者・家族関係、患者・医療者関係、時には医療者同士の関係を扱
う機能」を意味し[6]、狭義では、あらかじめ他科スタッフと連携をとり、
そのチームの一員として日常的にカンファレンスに参加したり、回診に同
行したりして、早期発見・早期治療に努める、という意図を持っている。

[3] チーム内における協働とコミュニケーション

専門背景がさまざまであるからこそ、多職種チームがうまく機能するた
めに大切なポイントとして、コミュニケーション、相互信頼関係、明確な
共通目標、お互いへのリスペクト、チームの責任、調和、対立関係の建設
的な解決などが挙げられる[7]。**図7-1-2**が示すように、役割が不明瞭だっ
たり対立したり、メンバー間で認識する課題が衝突したり、チーム内で関
係性の対立があったりすると、チームがうまく機能しない方向に向かうだ
ろう。学際的チームモデルを大切にし、チーム内でそれぞれのメンバーが
自立しながら相互に信頼し、各自が担う役割を意識し、互いの専門性を認
め合い、チームとしての理念や目的が明確であることで、そのチームの機
能がうまく発揮され、メンバーの満足度も高まり、チーム内の関係性がさ
らに成熟してゆくだろう。

学際的チーム内のメンバーがそれぞれの専門性を反映したアセスメント
を共有し、問題点や介入方法を検討し、介入の評価をする、といった一連
のプロセスにチームの一員として参加することを通じて、そのチームにお
ける自身の役割意識を育み、ともにチームを育んでいくこと。そこで要と
なるコミュニケーションとして、特に以下の2つが大切である。

(1) カルテへの記載

カルテはチーム医療の情報共有媒体である。その患者に関わるすべての
スタッフの目に触れるものであり、「読み手にとって有益な情報」「読み手

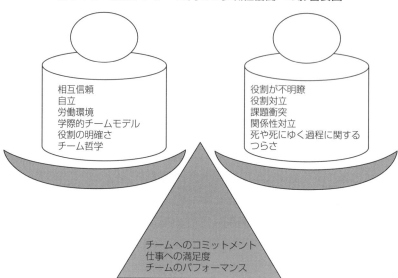

図7-1-2　緩和ケアチーム内での多職種協働への影響要因

相互信頼
自立
労働環境
学際的チームモデル
役割の明確さ
チーム哲学

役割が不明瞭
役割対立
課題衝突
関係性対立
死や死にゆく過程に関する
つらさ

チームへのコミットメント
仕事への満足度
チームのパフォーマンス

出典）Junger, S., Pestinger, M. & Elsner, F., et al. Criteria for successful multiprofessional cooperation in palliative care units. Palliat Med, 2007, 21: 347-354.（筆者訳）

に伝わる内容」であることが求められる。カルテの記載内容には、「心理社会的サポートに携わる専門職」としての記載者の知見、視点、思考プロセスなどが反映されることを意識する。そして、アセスメント情報や実際の関わりの概要、ケアプランなどを、明確でわかりやすい言葉（自分の専門分野だけに通用する専門用語を使わない）で簡潔に読みやすく記載することが大切である。さらに、昨今ではカルテ開示を求める患者・家族も増えていることを受け、「カルテ開示に応じられる内容」を意識し、表現に配慮することも大切である。

(2) カンファレンスへの参加

　患者・家族の治療やケアにとって必要な情報が共有されているか、共通の目的が意識されているか、そのためにだれが何をすべきか、方向性がぶれていないかなどを確認していくために、定期的に（そして必要に応じて）チームカンファレンスが開催され、各職種が情報や専門的視点を持ち寄る。医療の現場では「答えが1つとは限らない」ということがよくある。メリット・デメリットが混在する中で治療方針を立てていく際に、極力「その患者の求めるものが何か」を捉えようとし、「患者のニーズにできるだけ応えていく治療方針やケアは何か」を考えても、「本当にそれでよかったのか」ということを後で振り返らされることも少なくない。多職種チームが持つ複数の視点や考え方、それぞれが集める情報、そして相互の

サポートが、こうした難しい局面を乗り越える原動力となる。

D. チーム内での医療福祉職の役割

　医療福祉職の役割には、心理社会的側面から捉える患者像や患者・家族のニーズの把握（アセスメント）、闘病や生活を支える内外の資源情報の提供、医療スタッフと患者・家族間のコミュニケーション支援、患者・家族の心理−社会的な領域における直接支援などがある。チームカンファレンスでの発言やカルテへの記載内容を通じた情報提供の他にも、患者・家族とのコミュニケーションに困ったスタッフに対するコンサルテーション、心理社会的苦痛を抱える患者・家族に対する直接的なサポートなど、その役割の幅は広い。そこは心理社会的アセスメントや介入のスキル、それを支える対象の理解や地域資源などの知見、コミュニケーション・スキルといった「専門性」を発揮する機会でもある。

　患者の闘病を支援し、患者を支える家族の伴走を支援する上で、そこに関わる医療チームの各職種がそれぞれの専門性を活かしてケアにあたるからこそ、介入のバリエーションに厚みが出てくる。特に「こころの領域」は医療チームの一人ひとりがそれぞれ担っている。だからこそ、チーム医療をつなぐ黒衣（くろこ）的な役割も含め、医療福祉職ならではの「自分にできること」「自分に求められていること」が何かを的確に捉え、「（チーム医療、あるいは患者を取り巻く環境という）森全体を見る力」を持つことが大切である。

　元来、医療福祉職は、相談者の自己効力感を向上させ、相談者自身が問題解決能力をつけていけるように支援する（働きかける）「エンパワメント」という考え方を大切にしている。つまり、介入によって相談者の自己効力感がどのように賦活されるかを探索し、賦活されてくれば、支援の前面から手を引いていく（「黒衣」に戻る）ということを日常的に行っている。そのため、チーム内の他職種スタッフの後方支援や、メンタルサポートという役割を担うことも多い。こうした役割の実践において活用されるのは、医療福祉専門職の力量が発揮されるアセスメントやコミュニケーションのスキルであり、それを支える心理社会的領域の知識である。家族の中の一員として患者がいると捉え、その家族内ダイナミクスを読むように、医療チームの中のそれぞれの役割と関係性が繰り広げるダイナミクスを読み、その場のニーズを拾い、応えていく（支援していく）ことは、医療福祉職が担う大切な役割であろう。

E. 一人ひとりが携わるチーム医療の成長

　保健医療の現場ではチーム医療の重要性が認識され、病院を挙げてそれがどのように実践されているかが、病院機能評価の項目として重視されている。もちろん、チーム医療が大切だということを概念的に理解してはいても、それがすぐに実践に結びつくというものではない。医師主導のピラミッド型の考え方がなかなか変わらなかったり、新生チームが院内でなかなか認知されなかったりすることもある。また、試行錯誤を繰り返す中でチーム内の足並みが乱れたり、職種間のコミュニケーションの難しさを実感したりするなど、日々さまざまな問題に向き合わされ、もまれていく。その中で、「その医療機関のニーズに見合ったチーム医療の形」が形成されていくのであろう。チーム医療を推進していくためには、各専門職種間の相互理解や連携のためのコミュニケーション、問題解決など、チームに携わるスタッフ一人ひとりがそれぞれ学ぶべき課題がある。

　背景学問が異なる専門職が、それぞれに独特の「文化」（考え方や価値観）を持つわけであるから、問題の捉え方や解決方法、優先順位などが異なっても不思議ではない。お互いの「専門性＝文化」を尊重しつつ、その「文化差」を「チームの理念」といった共通目標とすり合わせ、協働を意識する姿勢が求められる。学際的チームの一員として、「日々是応用問題」の臨床現場で出合うさまざまな課題に他のチームメンバーとともに取り組むことを通じて、その所属チームも医療福祉職スタッフ自身もともに成長していけることが望ましい。

2. 地域における保健医療福祉の連携

A. 地域における病病・病診連携

　地域において、より質の高い医療を効率的に提供するためには、その地域内の各医療機関がそれぞれの機能に応じて役割を分担するという、病院と診療所との連携（**病診連携**）、あるいは病院と病院との連携（**病病連携**）の体制が求められる。たとえば、初期診療や慢性疾患の継続診療などは、患者の自宅に近い診療所の医師にかかりつけ医になってもらい、より専門的な検査や治療が必要な場合に、かかりつけ医からの紹介により総合

病院や専門病院などがニーズに応じて高度な検査や治療を行う体制である。また、ある程度重症の患者であっても在宅療養支援が可能となるように、地域内で合同の勉強会を開催したり、症例カンファレンスを行ったりして「顔の見える関係づくり」を推進する。当番制や少数グループ制を採用する、かかりつけ医の見つからない患者に対して紹介を行う事務局を設定する、基幹病院や専門病院の医師と在宅支援のかかりつけ医（あるいは歯科医）との協力体制を結ぶなど、地域によりさまざまな工夫が試みられている。急性期病院での治療後、その病院での主治医と、地域におけるかかりつけ医が必要に応じて連携をとる「**二人主治医制**」の考え方も、少しずつ広まりつつある。患者・家族は、本来地域で生活を営む「生活者」である、という視点を念頭に置きながら、患者・家族自身が有する力や工夫、そして地域に存在するさまざまな医療や介護の資源を踏まえて、「個々のニーズに沿った支援の形」を描くことが大切である(8)。

こうした地域在宅療養の体制は、以下に挙げる各種機関がそれぞれの役割を担いつつ、相互に協働することにより支えられている(9)。

(1) 在宅療養支援診療所

病院や他の診療所、訪問看護ステーション、介護サービスなどと連携して、がん患者の緩和ケアを含む自宅療養への支援を提供する診療所である。24時間連絡を受ける体制があり、必要に応じて24時間の往診および訪問看護が可能な体制が確保されている。在宅療養の中核的施設として位置づけられており、医療サービスと介護サービスとの連携を担当する介護支援専門員（ケアマネジャー）と連携していることも、その届け出の条件となっている。

(2) 訪問看護ステーション

主治医からの指示書に基づき、介護予防から在宅の看取りまで、そして小児から高齢者まで、幅広い在宅療養者に応じた看護を提供する。退院前には患者の入院先に出向いて、そこのチームと合同で「退院前カンファレンス」を行い、円滑な退院調整を支援する。また看護職以外に理学療法士や作業療法士などリハビリテーションスタッフが所属しているところもあり、24時間の対応が可能なところも増えてきている。介護保険の対象者か医療保険の対象者かによって、利用料が別に定められている。

(3) 居宅介護支援事業所

介護支援専門員（ケアマネジャー）が在籍し、要介護認定の申請手続きの支援や、介護保険サービス利用者（要支援、要介護認定者）に対して、居宅サービス計画（ケアプラン）を作成し、適切な医療・福祉・保健サービスとつなげる。必要に応じて、主治医やサービス事業者などとの連絡・

調整も行う。

（4）訪問介護事業所

介護福祉士、初任者研修または実務者研修を修了した職員が、在宅要支援高齢者や在宅要介護高齢者に対して、ケアプランに基づき入浴、排せつ、食事などの身体介護、その他の日常生活上の支援をする。

（5）デイケアセンター（療養通所介護）

通所型施設。在宅で過ごす患者が、日中、家族以外の人とも過ごせる居場所となり、リハビリテーションを行ったり、患者仲間同士の交流を持ったりすることを通じて患者の心身のリフレッシュと癒しの場となること、介護者同士の出会いの場となること、介護者が休息の時間を取ることができることなどを目的に運営される。がん対策基本法ではデイホスピス（通所ホスピス）の構想も盛り込まれている。

（6）地域包括支援センター

保健師、社会福祉士、主任ケアマネジャーなどが配置され、高齢者の介護、保健福祉サービス、介護予防に関する相談、生活支援などさまざまな

図 7-2-1　看護小規模多機能型居宅介護（看多機）

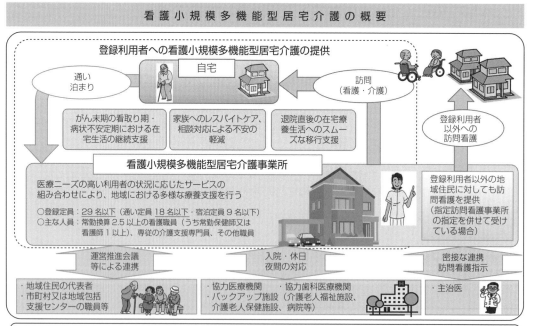

出典）厚生労働省ウェブサイト「看護小規模多機能型居宅介護の概要（平成 27 年度）」.

相談や介護保険の申請を受け付けている。医療や介護、ボランティアによるサービスなど、地域において必要な支援が継続的に提供されるように調整する。また虐待防止や早期発見なども行う。

（7）看護小規模多機能型居宅介護（看多機）

　退院直後の在宅生活へのスムーズな移行や看取り期や病状不安期における在宅生活の継続におけるニーズのある人たち、家族に対するレスパイトケアなどを対象に、2012（平成24）年に「訪問看護」と「小規模多機能型居宅介護」を組み合わせて提供する「複合型サービス」として創設された（図7-2-1）。2015（平成27）年度介護報酬改定によって名称変更された(10)。事業所のケアマネジャーが、訪問介護、通所介護、短期宿泊のサービスを一元的に管理するため、利用者や家族の状態に柔軟に応じてサービスを組み合わせることができる。

B. 地域在宅療養を支える体制づくり

［1］施設内ケアから在宅療養へ

　医療施設から在宅療養への円滑な移行を進めるためには、まず入院中の患者に対して早期から「その患者が地域に戻ったときの生活はどのようなものになるか」「在宅療養への円滑な移行を妨げるものは何か」をイメージし、患者の意向や懸念事項を把握する必要がある。「どのような状態になったら退院できるか」についても、医療者側と患者・家族側に認識のずれがあることが少なくない。退院に対する認識や目標が共有できれば、次は「退院までにやるべきこと」や「退院後の支援体制」について具体的に検討することができる。そのプロセスには、入院施設内の多職種医療チームと、地域における多職種支援チーム（在宅療養を支援する医師・看護師・薬剤師・ソーシャルワーカー・リハビリテーションスタッフ・ケアマネジャー・介護福祉士など）が、退院検討時から関与できることが望ましい。退院前カンファレンスやケアカンファレンスの開催への診療報酬加算も、病診連携支援体制構築の推進を後押ししている。

［2］在宅療養を支えるチーム

　急性期病院のソーシャルワーカーと周辺地域の居宅介護支援事業所のケアマネジャーが日々の連携を通じて顔見知りとなったり、退院前カンファレンスで病院のスタッフと在宅支援のスタッフが患者家族を交えて、退院後のプランを話し合う場で顔を合わせたりすることを通じて、「顔が見える関係」が構築されることも、在宅療養の推進につながる。在宅療養への

円滑な移行をサポートするためにも、地域にどのような在宅支援の多職種チームがあるのかを知っておくことが大切である（**図7-2-2**）。地域にどのようなサポート体制があるのか、一人ひとりのニーズに応じて、どのようなサービスがどのように届くのか、そのための準備はどのようにしたらよいのか、など「在宅療養」がイメージしやすくなるように意図した一般向けに製作された冊子が用意されている自治体もある。これもまた、「在宅療養」に対する漠然とした不安や心配の軽減に役立っている。

　「全人的ケア」は単に医療施設内だけで語られることではなく、地域においても大切な基本姿勢となる。特に高齢者や慢性疾患を抱える患者や疾患の終末期にある患者が、安心して「その人らしく」希望する場所で医療を受け、療養ができるようにするために、その患者の病歴や疾患による影響、生活歴、家族との関係性、大切にしていることなど、身体的・心理的・社会的・スピリチュアルといった、その患者の「人となり」の包括的な理解と、それがもとになるニーズに合わせた治療やケアが、生活基盤である地域において提供される体制が求められる。そのためには、医療機関

図7-2-2　在宅療養を支える多職種チーム

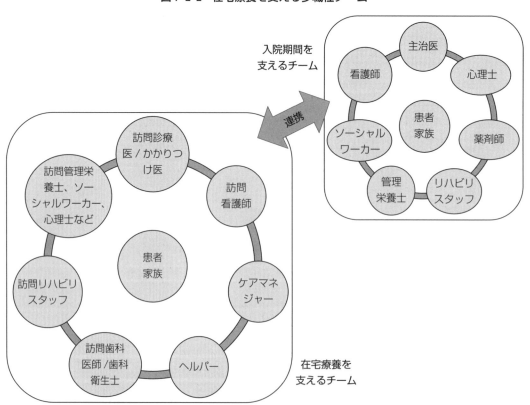

出典）厚生労働省ウェブサイト「令和2年度在宅医療・介護連携推進事業の手引き Ver.3」をもとに筆者作成.

と在宅医療支援体制との間の連携、およびそれぞれの場で必要に応じて連携や協働をする多職種スタッフの関わりが大切である。

注)

　　　ネット検索によるデータの取得日は，いずれも 2021 年 1 月 24 日.

(1) 栗原幸江「医療福祉における専門職」幡山久美子編『臨床に必要な保健医療福祉』弘文堂，2007，p.103.

(2) 厚生労働省ウェブサイト「キャンサーボードについて」.

(3) 「がん患者本位のエンゲージメント」を考える会監修『「がん患者本位のエンゲージメント」を目指して』日経 BP マーケティング，2021，p.99.

(4) Haungen, D. F., et. al. The core team and the extended team. Oxford Textbook of Palliative Medicine, 5th ed., Cherny NI, et. al (eds.) Oxford Univ. Press, New York, pp.139–145, 2015.

(5) 佐伯俊成・山脇成人「総合病院におけるコンサルテーションチームの基本的ルール」ターミナルケア 13(4)，2003，pp.267–270.

(6) 町田いづみ「リエゾン心理士の理念」保坂隆監『リエゾン心理士―臨床心理士の新しい役割』星和書店，2001，pp.2-4，pp.2-3，pp.2-3.

(7) 恒藤暁・内布敦子編『系統看護学講座 別巻緩和ケア』第 2 版，医学書院，2019，p.19.

(8) 国立国際医療研究センターウェブサイト「私の道しるべ Part 2　家で暮らしたい―あなたの緩和ケア（2020 年版）」.

(9) 島崎謙治「地域連携・地域包括ケアの諸相と本質」佐藤智編『明日の在宅医療 第 5 巻 在宅医療・訪問看護と地域連携』中央法規出版，2008，pp.40–60.

(10) 厚生労働省ウェブサイト「看護小規模多機能型居宅介護について」.

(11) 厚生労働省ウェブサイト「令和 2 年度在宅医療・介護連携推進事業の手引き Ver.3」.

▌理解を深めるための参考文献

●佐々木淳監修『在宅医療 多職種連携ハンドブック』法研，2016.

首都圏で 24 時間対応の在宅総合診療を提供している在宅医療の第一人者である監修者のもと、執筆者に各領域でさまざまな経験を積んだベテランたちを迎え、在宅医療のコンセプトや理念をはじめ、がん患者や高齢者、認知症患者の具体的なケア、看取り、アドバンス・ケア・プランニング、病院から在宅医療への移行の際の具体的な流れ、多職種連携の実際と実践などが、多彩な事例とともにまとめられている。

●ウェブサイト「がん対策のための戦略研究『緩和ケア普及のための地域プロジェクト』」（OPTIM プロジェクト）.

2007（平成 19）年に施行されたがん対策基本法に掲げられた「がん医療における専門的な知識および技能を有する医師その他の医療従事者の育成」のためのプロジェクト。一般向けの情報や医療者向けの教育ツールや資料など、「緩和ケア」に対する理解を深めるために役立つ情報が満載。資料はダウンロードすることもできる。

●国立国際医療研究センターウェブサイト「私の道しるべ Part 2　家で暮らしたい―あなたの緩和ケア（2020 年版）」.

東京都区西部緩和ケア推進事業（新宿区・杉並区・中野区）により製作された冊子。訪問診療や訪問看護・介護の準備を具体的に進める上で知っておくと安心できる情報を集めた実践編。

コラム 多職種チームに貢献できる専門職となるために

　患者や家族が抱える問題の多くが複合的であるからこそ専門職の役割がうまく重なり合う協働的チームのアプローチが大切となる。その一方で、心理や社会といった「目に見えにくい」領域への働きかけを専門とする職種にとって、「専門職としてのアイデンティティ」と「黒衣としての立ち位置」とのバランスは、時に非常に難しいと感じるかもしれない。多職種チームに貢献できる専門職となるために以下の5つのポイントを意識したい。

①患者・家族、他の医療スタッフとの共通言語を獲得する

　カルテの内容やカンファレンスで話し合われている内容がわかる、患者や家族がどのような体験をしているかイメージできることが大切である。

②自分の専門性を磨く

　アセスメント力を磨く、ニーズを明確化する、的確な介入へとつなげる、背景となる知見を深める、などすべてが「専門職としてのアイデンティティ」を支える。

③コミュニケーションの力を養う

　カルテへの記載、カンファレンスでの発言、インフォーマルな相談や話し合いなど、そのすべてにコミュニケーションの力が問われる。

④チームで共有する「ゴール」と「方針」を意識する

　自分の担う役割が、チーム全体の「ゴール」「方針」にどのように寄与しているかを意識することが、「森（全体）を見る視点」につながる。

⑤他職種の専門性を理解しその価値を認める

　「専門家としてのそれぞれの視座」を尊重する姿勢がチームの潤滑油となる。

第8章 地域における連携・協働

本章では、地域包括ケアシステムの構築へ向けての動きと、その深化としての地域共生社会の構築へ向けての動きを取り上げる。高齢者が住み慣れた地域でその人らしい自立した日常生活を営むことができるよう、地域における医療、介護、予防、住まいおよび生活支援を包括的に確保できる体制をどのように構築しようとしてきたのか、さらには地域共生社会をどのように創りあげようとしているのかを見ていくことにする。

1

地域包括ケアシステムの構築において、医療・介護との連携と協働、介護・介護予防と生活支援システムの連携と協働、多様な主体による介護予防・生活支援サービスの重層的な提供をどう創りあげ、高齢者の社会参加とどう結びつけているのかを理解する。

2

地域共生社会の構築において、地域包括ケアシステムとどう結び付けているのか、地域共生社会の実現に向けてどのような動きがとられているのかを理解する。

1. 地域包括ケアシステムの構築

　近年の高齢者医療や介護をめぐる政策は、地域包括ケアシステムの構築に向けた取組みが主軸となって展開されてきている。

　地域包括ケアシステムとは、少子高齢人口減少社会が進展する中で、とりわけ団塊の世代が75歳となる2025（令和7）年をめどに、「高齢者が、可能な限り、住み慣れた地域でその有する能力に応じ自立した日常生活を営むことができるよう、医療、介護、介護予防、住まい及び生活支援が包括的に確保される体制」を構築していくという動きである（図8-1-1）。それゆえ、地域包括ケアシステムの構築では、個別の制度や分野の改革で完結するものではなく、医療、介護、介護予防、住まい、生活支援など領域横断的な制度の改革が展開されてきている。保健医療と福祉の連携、さらには生活基盤である住宅との連携を進めていく中で、年齢を重ねても住み慣れた地域で、生き生きと自分らしく自立した生活が送れるよう、保健医療と福祉、住宅との連携を図り、健康なとき、要支援・要介護状態のとき、医療が必要な状態のときなど、どのような状態においても、切れ目なく必要なサービスを受けられる地域社会の実現を目指そうとしているのである。

　こうした地域社会の在り方を実現するには、これまで制度ごと分野ごとに個々別々に展開されてきた"縦割り"の支援やサービスを地域社会にお

図8-1-1　地域包括ケアシステムの姿

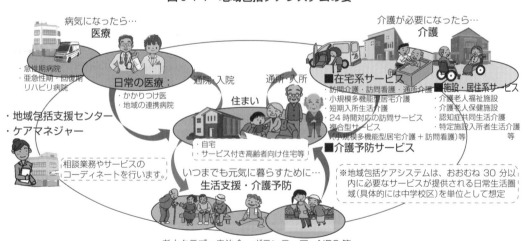

出典）厚生労働省ウェブサイト「これからの介護予防―地域づくりによる介護予防の推進」より.

いてどう結び付け、つなげていくのかという大きな課題、制度改革が必要とされ、その実現に向けての動きが進められてきた。

A. 地域における医療・介護の連携と協働

[1] 地域における介護・介護予防と生活支援システムの連携

地域を基盤とした地域包括ケアシステム構築へ向けての動きは、2005（平成17）年の介護保険法改正に端を発している。そこでは予防重視型システムへの転換にむけて、新たなサービスの導入などが進められた。

具体的には、地域における総合的なケアマネジメントを担う地域包括支援センターの創設や、身近な地域で、地域特性に応じた多様で柔軟なサービス提供を行うための**地域密着型サービス**の創設、さらには地域において提供されている介護サービス、介護予防サービス、生活支援サービスなどを結びつけ、それらの包括的・継続的な提供を図るための地域支援事業の創設が行われた。この動きは、地域において、介護と介護予防と生活支援の包括的・継続的展開の端緒をなす動きであった。

地域密着型サービス
要介護者の住み慣れた地域での生活を支えるため、身近な市町村で提供されることが適当なサービス類型。

[2] 地域における医療・看護、介護サービスの連携

その後、2011（平成23）年の介護保険法の改正では、24時間対応の定期巡回・随時対応の訪問介護看護サービスの創設や複合型サービスの導入などが行われた。

24時間対応の定期巡回・随時対応の訪問介護看護サービスは、地域を基盤とした地域密着型サービスとして創設され、看護と介護の連携に基づく一体的サービスの提供を図るべく創設されたサービスである。また地域密着型サービスとして創設された**小規模多機能型居宅介護**は、この改正を通じて、医療ニーズを抱えた重度の要介護者にも対応するため、訪問看護機能を有した複合的サービスとして展開されるようになった。地域を基盤とした医療と看護と介護サービスの連携を進める主要な機関となることを想定した改正であった[1]。

小規模多機能型居宅介護
地域密着型サービスの1つで、通所（デイサービス）、訪問（ホームヘルプ）、宿泊（ショートステイ）を一体的に提供する事業。

[3] 医療・介護の総合的な確保を図るための改革

「持続可能な社会保障制度の確立を図るための改革の推進に関する法律」に基づく措置として、医療制度・介護保険制度に関しては、2014（平成26）年に「医療介護総合確保推進法」が成立した。

この法律の目的は、高度急性期から在宅医療・介護までの一連のサービスを地域において総合的に確保することで、地域における適切な医療・介

護サービスの提供体制を実現し、患者の早期の社会復帰を進め、住み慣れた地域での継続的な生活を可能とすることにある。

　この改革の実現を図るためのサービス充実化に向けての基盤制度の整備に関しては、地域での効率的かつ質の高い医療の確保、チーム医療の推進、医療・介護従事者の確保、持続可能な介護保険制度の構築へ向けての改革が進められることになった。

　また、団塊の世代が後期高齢者になる 2025（令和 7）年を見据えて、病院完結型から地域完結型の医療に改めるため、都道府県による地域医療構想の策定が定められるとともに、都道府県が策定する医療計画と介護保険事業支援計画の一体的で強い整合性を持った形での策定が進められることとなった。これにより、国においては、医療法で定める基本方針（計画）と介護保険法で定める基本方針（計画）を包含する基本方針（医療介護総合確保方針）の策定がなされ、都道府県においては、地域医療構想を含みこんだ医療計画と介護保険事業支援計画の整合性の確保、市町村においては、介護保険事業計画とその他の市町村事業計画（高齢者保健福祉計画や地域福祉計画）との整合性の確保などが求められた。地域における医療・介護サービス提供体制の一体的確保に向けての、医療法や介護保険法などの関係法律についての整合性を持った整備が進められることとなった。

［4］医療法等の改正による医療・介護の連携の推進

　医療介護総合確保推進法における医療法等の見直しは、2013（平成25）年の社会保障審議会医療部会による「医療法等改正に関する意見」に基づいて行われた。その基本的考え方は、医療機能の分化・連携や入院医療全体の強化、在宅医療および介護サービス提供体制の充実、地域包括ケアシステム構築のための医療・介護連携の推進、チーム医療の推進、看護職員の確保、勤務環境の改善等を進めるというものである。

　医療介護総合確保推進法におけるその具体的展開としては、各医療機関が医療機能（高度急性期、急性期、回復期、慢性期）を都道府県に報告するという病床機能報告制度の導入を図ること、そしてその報告制度を活用して、各医療機能の必要量などを含む地域医療構想を策定すること、さらには、病床機能報告制度および地域医療構想の導入を踏まえ、国、地方公共団体、病院のみならず、地域医療の重要な担い手である有床診療所の役割と責務を医療法の中に明確に位置づけること、ならびに在宅医療の推進と介護との連携を積極的に進めることなどが含まれる。

　またチーム医療の推進に関しては、診療の補助のうちの特定行為を明確化し、それを手順書により行う看護師の研修制度の新設や、診療放射線技

医療・介護供給体制の一体的確保
医療計画の計画期間を 6 年間とし、介護保険事業支援計画 2 期分と合わせたほか、医療計画に在宅医療、介護との連携に関する記載の充実化を求めた。

医療介護総合確保方針
2016（平成 28）年 12 月に医療計画ならびに市町村介護保険事業計画および都道府県介護保険事業支援計画が同時に開始する 2018（平成 30）年度を見据えて、「地域における医療及び介護を総合的に確保するための基本的な方針（医療介護総合確保方針）」の一部改正が行われ、地域における医療・介護サービス提供体制の一体的確保に向けての関係法律の整備がより具体的に進められることになった。

師、臨床検査技師、歯科衛生士などの業務範囲や業務実施体制の見直しを図り、介護支援専門員を含めた多職種連携に基づいたサービス提供体制の構築が進められることとなった。

B. 介護保険法改正などによる地域包括ケアシステムの構築

[1] 介護予防と生活支援サービスの連携

「地域包括ケアシステムの構築」は、2014（平成26）年の医療介護総合確保推進法と介護保険法の改正において明確に謳われ、本格的展開が始まった。高齢者が住み慣れた地域で自分らしい生活を継続できるようにするための、介護、医療、生活支援、介護予防、住まいの充実化へ向けての動きが本格的に進められることとなった。

2014年の介護保険法の改正のポイントは、「地域包括支援システムの構築に向けて**地域支援事業**の充実化」を図ること、ならびに介護保険の全国一律の予防給付（訪問介護・通所介護）を市町村が取り組む地域支援事業に移行し、その多様化を図るということである。

「地域包括支援システムの構築に向けての地域支援事業の充実化」に関しては、

①在宅医療・介護連携の推進（地域の医療・介護関係者による会議の開催、在宅医療・介護関係者の研修などを行い、在宅医療と介護サービスを一体的に提供できる体制の構築化を推進すること）

②認知症施策の推進（**初期集中支援チーム**の関与による認知症の早期診断・早期対応や、地域支援推進員による相談対応などを行い、認知症の人本人の意思が尊重され、できる限り住み慣れた地域で自分らしく暮らし続けることができる地域社会の構築化を推し進めること）

③地域ケア会議の推進（地域包括支援センターなどにおいて、多職種協働による個別事例などの検討を行い、地域のネットワークの構築化や、ケアマネジメント支援や、地域課題の把握などを推し進めること）

④生活支援サービスの充実・強化（生活支援コーディネーターの配置や協議体の設置などにより、サービス提供の担い手やサービスの開発などを行い、高齢者の社会参加および生活支援の充実化を推進すること）

が展開されることとなり、従来から存在していた「**地域包括支援センターの運営**」にこれらの事業が加えられ、地域支援事業の中の包括的支援事業として展開されることとなった（**図8-1-2**）。

地域支援事業
要介護状態になることを予防するとともに、要介護状態になった場合においても、可能な限り、地域において自立した生活を営むように支援する事業のことで、地域包括ケアシステムの実現に向けて、市町村が実施する事業のことである。

認知症初期集中支援チーム
医療・介護の多職種の専門職がチームを組み、認知症が疑われる人や認知症の人およびその家族を訪問し、アセスメント、家族支援などの初期の支援を包括的・集中的に行い、自立生活のサポートを行うチームのこと。

地域包括支援センターの機能強化
地域における地域包括ケアを推進する中核機関として、①介護保険外のサービスを含む、高齢者や家族に対する総合的な相談支援、②虐待の防止・早期発見などの権利擁護、③地域の多様な社会資源を活用した包括的、継続的マネジメント、④介護予防事業、予防給付を効果的かつ効率的に提供する介護予防ケアマネジメント、⑤地域包括ケアのネットワークの構築、⑥在宅医療・介護連携の推進、⑦認知症施策の推進など、その機能強化が図られている。

図 8-1-2 新しい地域支援事業の全体像

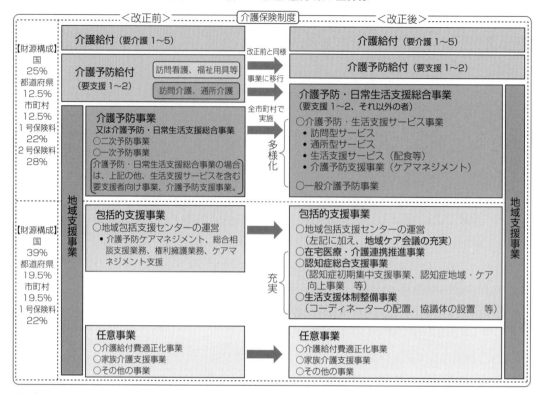

出典）厚生労働省ウェブサイト「地域支援事業の推進」より.

　また介護保険において全国一律に給付されていた予防給付（訪問介護・通所介護）は、市町村が取り組む地域支援事業に移行されることとなり、これまで市町村が実施していた介護予防事業と結びつけられつつ、多様化された。これにより、従来の介護保険の要支援1～2の人のみならず、虚弱その他の市町村事業対象者などにも介護予防・日常生活支援総合事業として多様なサービス提供が図られることとなった。

　介護予防・日常生活支援総合事業には、介護予防・生活支援サービス事業と一般介護予防事業がある。介護予防・生活支援サービス事業には、訪問型サービス（要支援者等に対し、掃除、洗濯などの日常生活上の支援を提供）、通所型サービス（要支援者等に対し、機能訓練や集いの場など日常生活上の支援を提供）、その他の生活支援サービス（要支援者などに対し、栄養改善を目的とした配食や一人暮らし高齢者などへの見守りを提供）、介護予防ケアマネジメント（要支援者などに対し、総合事業によるサービスなどが適切に提供できるようにケアマネジメントの提供）などの多様なサービスの提供が展開されることとなった。

　また、一般介護予防事業としては、介護予防把握事業（収集した情報な

図 8-1-3　介護サービスの利用の手続き

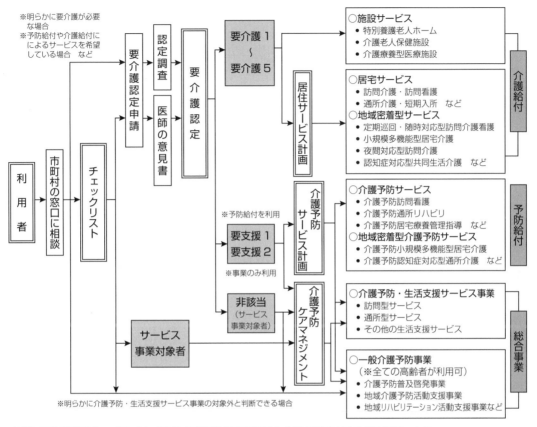

出典）厚生労働省ウェブサイト「公的介護保険制度の現状と今後の役割」平成 27 年度，より．

どの活用により、引きこもりなどの何らかの支援を要する者を把握し、介護予防活動につなげること）、地域介護予防活動支援事業（住民主体の介護予防活動の育成・支援の実施）、地域リハビリテーション活動支援事業（介護予防の取組みを強化するため、通所、訪問、地域ケア会議、住民主体の集いの場などへのリハビリ専門職などによる助言などの実施）などが提供されることになった（**図 8-1-2、図 8-1-3**）。

［2］ 多様な主体による介護予防・生活支援サービスの重層的な提供

　この地域支援事業の充実化や介護予防・生活支援事業の多様化に向けての動きは、生活支援サービスを必要とする高齢者単独世帯の著しい増加や、介護予防・生活支援サービスを必要とする虚弱等の高齢者の増加に対応するためでもあるが、それとともに、健康を維持し、健康寿命を延ばし、地域の中でその人らしい生活を実現しうる社会を作り上げていくためでもあ

る。この増大する多様なニーズに対応するため、生活支援サービスには、民間企業、NPO、協同組合、社会福祉法人、ボランティアなどの多様な主体の参入が進められることとなった。

　これにより、地域の高齢者の在宅生活を支えるため、圏域ごとに必要とされるサービスを配置するという、民間とも協働した多様な事業主体による重層的な介護予防・生活支援サービスの提供体制の構築が進められることとなった（**図8-1-4**）。

　また、自治会単位圏域で必要とされるサービス（声かけ、交流サロン、コミュニティカフェなどのサービス）、小学校区、中学校区単位の圏域で必要とされるサービス（家事援助、配食・見守りなどのサービス）、市町村単位の圏域で必要とされるサービス（外出支援、食材配達、安否確認、権利擁護などのサービス）の多様で重層的な生活支援サービス提供体制の構築化を図るため、市町村における地域支援事業の生活支援サービスの充実・強化として、生活支援コーディネーターの配置や、協議体の設置なども進められることとなり、住民ニーズとサービス資源とのマッチングや情報集約などもあわせて展開されることとなった。

［3］介護予防・生活支援サービスの充実と高齢者の社会参加

　高齢者が住み慣れた地域で暮らしていくためには、生活支援サービスとともに高齢者自身の社会参加が必要である。また高齢者が社会的役割を持つことが、高齢者の生きがいや介護予防にもつながっていることも事実で

図8-1-4　生活支援サービスの提供イメージ

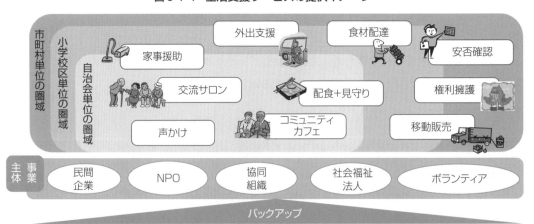

出典）厚生労働省ウェブサイト「地域包括ケアシステム」より.

ある。それゆえ、多様な主体による生活支援サービスの提供に高齢者の社会参加を進めること自体が効果的な介護予防につながり、元気な高齢者が生活支援の担い手として活躍することも期待できる。生活支援サービスの充実化に合わせて、生活支援サービスへの高齢者の社会参加がより一層進められていくことになった。

　具体的には、コンビニによる安否確認も含めた移動販売の実施や、NPOによる交流できる食の場づくりを目的としたコミュニティレストランの開設、宅配業者による安否確認も含めた食料品の配達の実施などの多様な生活支援の取組みが実施されるようになり、それとともにそれらの生活支援サービスへの高齢者の社会参加も進展することとなった（**図8-1-5**）。

　また、地域包括ケアシステムの構築と生きがい就労、都市計画と住宅政策との連携に基づく健康・医療・福祉のまちづくりなども展開され始めてきている。民間企業やNPOなどとの協働を通じて、コミュニティ食堂や、保育子育て支援事業、学童保育事業や介護予防や生活支援事業、福祉サービス事業、さらには休耕地を利用した都市型農業事業、団地敷地内を利用したミニ野菜工場事業、リニューアル団地における屋上農園事業などへの高齢者の社会参加や生きがい就労事業、ICTを活用した生活支援・虚弱化予防・認知症予防・歩行圏コミュニティづくりが、生きがいにあふれるセカンドライフの実現、引きこもらずに外に出て人と集い楽しむことのできる「歩いて暮らせるコミュニティ」、そして人生の最後までその人らし

図8-1-5　生活支援サービスへの地域住民の社会参加

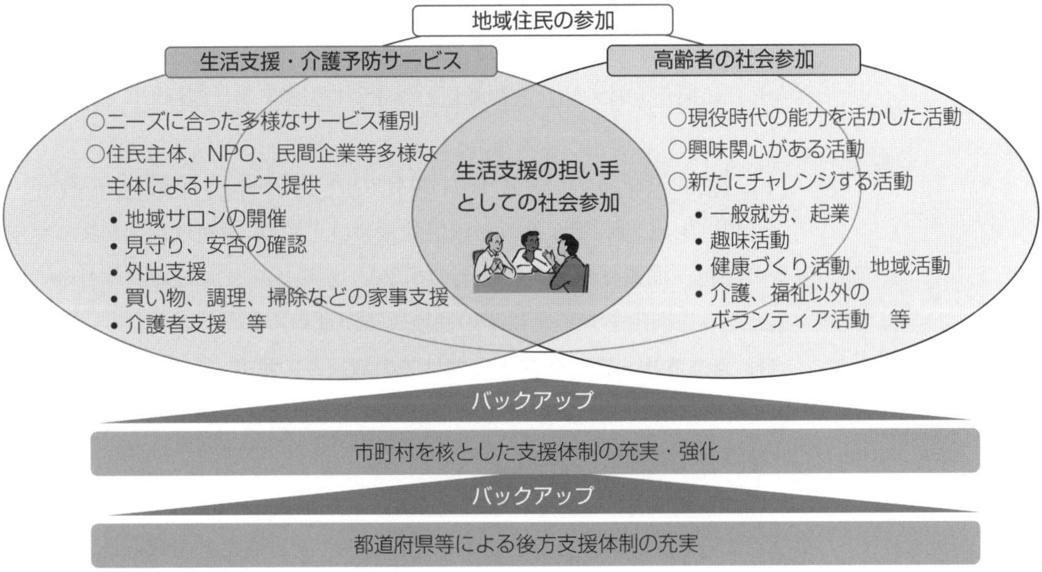

出典）厚生労働省ウェブサイト「地域支援事業の推進」より.

い生活を営むことを可能にするような在宅医療と連動した地域ケアシステムの構築を目指す動きも展開され始めてきている。

2. 地域共生社会の構築

　「地域共生社会の実現」という理念は、2016（平成28）年6月の「ニッポン一億総活躍プラン」においてはじめて掲げられ、その実現を図るため、「我が事・丸ごと」地域共生社会実現本部が設置された。

　「我が事・丸ごと」地域共生社会実現本部が策定した「『地域共生社会』の実現に向けて（当面の改革工程）」（2017〔平成19〕年2月）においては、地域共生社会とは「制度・分野ごとの『縦割り』や『支え手』、『受け手』という関係を超えて、人と人、人と資源が世代や分野を超えて『丸ごと』つながることで、住民一人ひとりの暮らしと生きがい、地域をともに創っていく社会」のことであるとしている。

　それゆえ、改革の方向性に関しては、公的支援の『縦割り』から『丸ごと』への転換、『我が事』『丸ごと』の地域づくりを育むしくみへの転換の必要性が指摘された。そしてその改革の骨格として、地域課題の解決力の強化、地域を基盤とする包括的支援の強化、地域丸ごとのつながりの強化、専門人材の機能強化と最大限の活用ということが、その改革の柱として位置づけられた。

　この動きは、すぐさま2017（平成29）年5月の「介護保険法の改正」、ならびに同年5月の「社会福祉法の改正」（2018年4月施行）に反映された。

[1] 地域包括ケアシステム強化のための介護保険法の改正

　2017（平成29）年5月の介護保険法の改正では、「地域包括ケアシステムの深化、推進（地域共生社会の構築）」が掲げられ、地域共生社会の構築という方向性を含めた以下の制度改革が進められた。

(1) 自立支援・重度化防止に向けての取組みの推進

- 市町村の保険者機能を強化し、自立支援・重度化防止に向けて取り組む仕組みを制度化すること。
- 国から提供されたデータを分析したうえで、介護保険事業（支援）計画を策定し、計画に介護予防や重度化防止などの取組み内容と目標を記載すること。

（2）医療・介護の連携の推進

- 「日常的医学管理」や「看取り・ターミナル」などの機能と、「生活施設」としての機能とを兼ね備えた、新たな介護保険施設を創設すること（**介護医療院**の創設）。

（3）地域共生社会の実現に向けた取組みの推進

- 市町村による地域住民と行政などとの協働による包括的支援体制づくりを進めること、福祉分野の共通事項を記載した地域福祉計画の策定を努力義務化すること。
- 高齢者と障害者が同一事業所でサービスを受けやすくするため、介護保険と障害者福祉制度に新たに**共生型サービス**を位置づけたこと。

などの改革が進められた。

［2］ 地域共生社会に向けた地域づくり・包括的な支援体制の整備

　2017（平成29）年5月の社会福祉法の改正では、「『地域共生社会』の実現に向けた地域づくり・包括的な支援体制の整備」として、市町村が包括的な支援体制づくりに努める旨の規定を設け、地域住民の地域福祉活動への参加を促進するための環境整備、住民に身近な圏域においては、分野を超えて**地域生活課題**について総合的に相談に応じ、情報提供や助言等を行う体制の整備、市町村圏域においては、支援関係機関が連携し、複合化した地域生活課題の解決に資する支援を一体的に行う体制の整備等を進めること、ならびに地域福祉計画の充実などが盛り込まれた。

［3］ 地域共生社会の実現に向けた新しいステージへ

　2017（平成29）年9月の「地域における住民主体の課題解決力強化・相談支援体制の在り方に関する検討会最終とりまとめ～地域共生社会の実現に向けた新しいステージへ～」[2]においては、「地域共生社会の実現」についてと、「公共的支援と地域づくりの仕組み、双方の転換」に関する視点が提示された。

　「地域共生社会の実現」については、それぞれの地域で共生の文化を創出する挑戦、すべての地域の構成員の参加・協働、重層的なセーフティネットの構築、包括的な支援体制の整備、福祉以外の分野との協働を通じた「支え手」「受け手」が固定されない参加の場、働く場の創造、という視点が提示された。また「公共的支援と地域づくりの仕組み、双方の転換」については、分野別の制度をつなぐ視点と、つながりづくり、地域づくりの視点の2つの視点の重要性が指摘された。

介護医療院
2017年度末で廃止になった介護療養型医療施設に代わり長期的な医療と介護のニーズをあわせ持つ高齢者に対し、「日常的な医学管理」や「看取りやターミナルケア」などの医療機能と「生活施設」としての機能とを兼ね備えた施設のこと。

共生型サービス
介護保険と障害者福祉のサービスを同一の事業所で一体的に提供することができるように新たに創設されたサービスのこと。

地域生活課題
福祉サービスを必要としている地域住民およびその世帯が抱える福祉、介護、介護予防、保健医療、住まい、就労および教育に関する課題、社会的孤立や社会参加など。

［4］ 今後の地域福祉計画に求められる視点

上記の提言や2017（平成29）年の社会福祉法の改正を通じて、2018（平成30）年度から2020（令和2）年度までの市町村の**地域福祉計画**および都道府県の地域福祉支援計画の策定が進められることとなった。今後の社会福祉計画に求められる5つの視点として

（1）生活の包括：「くらし」と「しごと」の包括的支援

・社会的孤立・社会的排除への対応

・介護、子育て、障害者支援、病気などに留まらず、住まい、就労を含む役割を持てる場の確保、教育などの生活ニーズをトータルに捉える視点

（2）対象の包括：制度の枠組みにとらわれない地域生活課題の包括的把握

・全世代・全対象、本人と世帯の課題などを包括的に捉える

・支援を必要としている人びとの相談・支援などへのアクセス

・地域のつながりの場などへの参加支援など

（3）相談支援の包括：全世代・全対象型の地域包括支援体制づくり

・「包括的支援体制の整備」を通じた、地域力の強化や他機関協働の推進

・「包括的支援体制の整備」を展開する中で、サービスの総合化や予防的福祉の拡充を通じての「全世代・全対象型の地域包括支援体制の構築」

（4）包括的な地域づくり：3つの地域づくり、参加と協働のデザイン

・「まちづくりに広がる地域づくり」「共生の文化に広がる地域づくり」「一人ひとりを支えることができる地域づくり」

・住民に身近な圏域の重視と包括的・重層的な圏域づくりなど

（5）計画（対策・施策）の包括：分野別計画の「総合化」と関連施策などの「包括化」、地域福祉を推進する行政体制

などが地域福祉計画策定のポイントとして示された。

［5］ 包括的支援体制の整備

その後、**地域共生社会推進検討会**が2019（令和元）年5月に設置され、「地域共生社会推進検討会最終とりまとめ」[3]が、同年12月に提出された。そこでは、地域共生社会の実現に向けては、福祉政策の新たなアプローチの必要性が提言されている。

①複雑かつ多様な問題を抱えながらも、一人ひとりの生が尊重され、社会との多様な関わりを基礎として自律的な生を継続していくことを支援するアプローチの機能強化を図ること

②専門職による対人支援は、「具体的な課題解決を目指すアプローチ」と「つながり続けることを目指すアプローチ（伴走型支援）」の2つのアプローチが支援の両輪として組み合わされていく必要性があること

地域福祉計画
地域における高齢者の福祉、障害者の福祉、児童の福祉その他の福祉に関し、共通して取り組むべき事項を記載する、福祉分野の「上位計画」であり、老人福祉計画、介護保険事業計画、医療介護総合確保法に基づく市町村計画、障害者計画、子ども子育て支援事業計画、健康増進計画等々の計画との調和を図り、福祉・保健・医療および生活関連分野との連携を確保して策定される必要がある。

地域共生社会推進検討会
正式名称は「地域共生社会に向けた包活的支援と多様な社会参加・協働に関する検討会」。

③専門職による伴走的支援と地域住民同士の支え合いや緩やかな見守りの双方を重視することにより、セーフティネットの強化や重層的な支援の展開を図ること

などが示された。

　また、市町村における包括的な支援体制の整備の在り方としては、「断らない相談支援」「参加支援」「地域づくりに向けた支援」の３つの支援を一体的に行う新たな事業の創設が必要性であるとし、その対象は、本人・世帯の属性を問わず、福祉、介護、保健医療、住まい、就労、および教育に関する課題や、地域社会からの孤立などさまざまな課題を抱えるすべての地域住民とすべきであるとしている。

　この提言を受け、2020（令和2）年3月に「地域共生社会実現のための社会福祉法等の一部を改正する法律案」（社会福祉法等改正法案）が提出され、同年6月に成立した。この改正社会福祉法に基づき、新たな事業（重層的支援体制整備事業）が創設された。この事業は、市町村において、既存の相談支援などの取組みを活かしつつ、地域住民の複雑化・複合化した支援ニーズに対応する包括的な支援体制を構築するため、①**相談支援**、②**参加支援**、③**地域づくり**に向けた支援を一体的に実施する事業のことである。この事業の創設により、市町村における「包括的な支援体制の整備」が進められることになった。

相談支援：包括的な相談支援の体制
・属性や世代を問わない相談の受け止め
・多機関協働をコーディネート
・アウトリーチも実施

参加支援
・既存の取組みで対応できる場合は、既存の取組みを活用
・既存の取組みでは対応できない狭間のニーズにも対応（既存の地域資源の活用方法の拡充）

地域づくりに向けた支援
・世代や属性を超えて交流できる場や居場所の確保
・多分野のプラットホーム形成など、交流・参加・学びの機会のコーディネート

注)
　　　ネット検索によるデータの取得日は、いずれも2021年1月17日.
(1)　筒井孝子『地域包括ケアシステム構築のためのマネジメント戦略—integrated care の理論』中央法規出版，2014.
(2)　厚生労働省ウェブサイト「地域における住民主体の課題解決力強化・相談支援体制の在り方に関する検討会最終とりまとめ～地域共生社会の実現に向けた新しいステージへ～」.
(3)　厚生労働省ウェブサイト「地域共生社会に向けた包活的支援と多様な社会参加・協働に関する検討会最終とりまとめ」.

┃理解を深めるための参考文献
●山崎史郎『人口減少と社会保障—孤立と縮小を乗り越える』中央公論新社，2017.
　家族や雇用システムの変化、人口減少社会の到来という大きな社会変動期を迎える中、今後の社会保障が目指すべき基本的方向性について考察している。
●菊池馨実『社会保障再考〈地域〉で支える』岩波書店，2019.
　社会保障制度が置かれている現状と将来に向けた課題を明確にしつつ、〈地域〉を軸とした持続可能な社会保障制度の構築に向けての基盤づくりについて考察している。

コラム 健康長寿　地域とつながるフレイル予防

　人間は、年を重ねるごとに健康な状態から徐々に心身の機能が低下し、自立度の低下や日常生活上の支障を抱えるようになったり、要介護状態に陥ったりする。地域包括ケアシステム構築の目的は、重度の要介護状態になっても住み慣れた地域でその人らしい生活を人生の最後まで続けることができるよう医療・介護・介護予防・住まい・生活支援が包括的に確保される体制の構築を図ることにある。

　近年「フレイル」という新しい概念が築かれ、健康づくりに新たな視点が持ち込まれた。フレイル（虚弱）とは、健康な状態と介護が必要な状態の中間の状態であり、適切な介入によってその機能を取り戻すことができる可逆性のある段階であるとされている。

　フレイルには、①身体的虚弱（ロコモティブシンドローム、サルコペニアなど）、②こころ／認知の虚弱（うつ、認知機能の低下など）、③社会性の虚弱（引きこもり、困窮、孤食など）など、多面的要素が存在し、それらの要素は相互に関係しあっている。

　これまでは、①身体的虚弱：ロコモティブシンドローム（運動器の機能障害）、サルコペニア（加齢による筋肉量の低下）のみが取り上げられることが多かったが、近年では、フレイルの初期段階では、③社会的虚弱（人とのつながりの低下、孤食や引きこもりなど）と②こころ／認知の虚弱の段階があり、次に栄養面でのフレイル期、それらを経て身体面でのフレイル期に至ることが明確になってきた。また社会参加や、共食が少ない人ほど、介護リスクが高いことも知られている。

　地域包括ケアシステムの構築における予防や生活支援、社会参加は、まさしく「フレイル予防」という側面を持っている。それゆえ、フレイル予防は、市民、専門職、行政がともに創りあげていく、地域包括ケアシステムづくりそのものにあるといっても過言ではないだろう。

第9章 がん医療における支援とその実際

近年、がん罹患患者数の増加に伴い、国のがん対策は大きく変化している。医療の充実のみならず、「がんとの共生」の視点からさまざまな切り口で施策が講じられている。本章では、がん医療の動向をおさえつつ、がん患者を全人的に理解し、家族も含めて支援するために必要なことを診療経過やライフステージの切り口から学ぶ。

1

がん医療の特殊性やがん対策の動向を把握し、患者を全人的に理解する重要性を学ぶ。

2

がん患者の抱える心理社会的課題を診療経過やライフステージの切り口から学ぶ。

3

患者体験を支えるサバイバーシップの視点から、地域の資源を活用・発掘していく必要性を学ぶ。

1. がん医療について

A. がん医療の動向と相談支援

[1] がん対策基本法とがん対策推進基本計画

がん対策基本法が施行（2007〔平成 19〕年）され、本法に基づき策定するがん対策推進基本計画も 5 年ごとの見直しを経て、2018（平成 30）年 3 月に第 3 期がん対策推進基本計画が閣議決定された。

「『がん患者を含めた国民が、がんを知り、がんの克服を目指す』①科学的根拠に基づくがん予防・がん検診の充実、②患者本位のがん医療の実現、③尊厳を持って安心して暮らせる社会の構築」を全体目標に掲げ、具体的な 4 つの分野別施策を提示している（**図 9-1-1**）。注目すべきは、「3. がんとの共生」に示された施策内容である。①がんと診断された時からの緩和ケア、②相談支援、情報提供、③社会連携に基づくがん対策・がん患者支

図 9-1-1　第 3 期がん対策推進基本計画（概要）

第1　全体目標
「がん患者を含めた国民が、がんを知り、がんの克服を目指す。」
①科学的根拠に基づくがん予防・がん検診の充実　②患者本位のがん医療の実現　③尊厳を持って安心して暮らせる社会の構築

第2　分野別施策

1. がん予防	2. がん医療の充実	3. がんとの共生
(1)がんの1次予防（※） (2)がんの早期発見、がん検診（2次予防） （※）受動喫煙に関する目標値等については、受動喫煙対策に係る法案を踏まえて別途閣議決定する予定。	(1)がんゲノム医療 (2)がんの手術療法、放射線療法、薬物療法、免疫療法 (3)チーム医療 (4)がんのリハビリテーション (5)支持療法 (6)希少がん、難治性がん 　（それぞれのがんの特性に応じた対策） (7)小児がん、AYA（※）世代のがん、高齢者のがん 　（※）Adolescent and Young Adult：思春期と若者成人 (8)病理診断 (9)がん登録 (10)医薬品・医療機器の早期開発・承認等に向けた取組	(1)がんと診断された時からの緩和ケア (2)相談支援、情報提供 (3)社会連携に基づくがん対策・がん患者支援 (4)がん患者等の就労を含めた社会的な問題 (5)ライフステージに応じたがん対策

4. これらを支える基盤の整備
(1)がん研究 (2)人材育成 (3)がん教育、普及啓発

第3　がん対策を総合的かつ計画的に推進するために必要な事項

1. 関係者等の連携協力の更なる強化	5. 必要な財政措置の実施と予算の効率化・重点化
2. 都道府県による計画の策定	6. 目標の達成状況の把握
3. がん患者を含めた国民の努力	7. 基本計画の見直し
4. 患者団体等との協力	

出典）厚生労働省ウェブサイト「がん対策基本計画」．

援、④がん患者等の就労を含めた社会的な問題、⑤ライフステージに応じたがん対策。これらはがん患者の主体的な療養生活とクオリティ・オブ・ライフ（QOL）の向上を支援するものであり、その支援体制の構築に向けて各領域・各分野等で活動が進められている。

クオリティ・オブ・ライフ
QOL: quality of life
生活の質。

[2] がん相談支援センターの役割

　がん相談支援センターは、全国の「がん診療連携拠点病院」や「小児がん拠点病院」「地域がん診療病院」に設置されているがんに関する相談窓口であり、全国どこにいても質の高いがんの医療が受けられるように（がん医療の均てん化）、厚生労働大臣や都道府県知事が指定した施設である。指定された施設は、治療の内容や設備、がんに関する情報提供などについて、一定の基準を満たしていなければならない。その業務内容は、主軸の相談支援を充実させるための事業やスキルアップの体制づくり、情報収集・整理、当事者（団体）との協働など、一機関、一部署を超えた活動が必要とされる。それゆえ「相談支援」は、地域全体のがん対策の根幹であるという捉え方（意識改革）が求められ、その体制の構築と整備に苦慮している相談支援センターは少なくない。

がん診療連携拠点病院
2次医療圏の中心的役割（専門的ながん診療の実施や地域の医療機関と連携した医療の提供など）を担う病院として国が指定する医療機関。

がん医療の均てん化
全国どこでもがんの標準的な専門医療を受けられるよう、医療技術などの格差の是正を図ること。

B. がん医療の特殊性と全人的理解の必要性

[1] 標準的治療と先進医療

　がん治療において、その時点で得られている科学的な根拠に基づいた最善の治療を「**標準的治療**」と呼ぶ。標準的治療は、新しい治療の有用性を科学的に検証する「**臨床試験**」を積み重ね、有用性と安全性が証明・確認されることにより、標準的治療となる。

　標準的治療と同義で、「**（診療）ガイドライン**」という言葉が使われることがある。ガイドラインとは、科学的根拠に基づき、系統的な手法により作成された推奨を含む文章のことであり、患者と医療者を支援する目的で作成され、臨床現場における意思決定の際に、判断材料の1つとして活用されるものである。標準的治療またはガイドラインにのっとった治療というと、個別性が考慮されない平均的な治療と誤解している人も少なくない。また、ガイドラインは、医療者の経験を否定するものではなく、必ずしも個々の患者の状況に当てはまるとは限らないことが前提である。

　標準的治療は通常保険診療であるが、**先進医療**のような自費診療の治療もある。先進医療は、2006（平成18）年10月1日の健康保険法の一部改正に伴い、評価療養の1つとなり、保険外併用療養費制度が適用される。

標準的治療
科学的な根拠に基づいた観点で、現在利用できる最良の治療であることが示され、ある状態の一般的な患者に行われることが推奨される治療。

臨床試験
新しい薬や手術、放射線治療などを用いた新しい治療、あるいはそれらの組み合わせで行われる治療法などに対して、その効果や安全性について確認するために行われる試験。

先進医療
特定の大学病院などで研究・開発され、実施されている医療技術のうち、厚生労働大臣が承認した医療。

2020（令和2）年10月1日現在、80種類が先進医療に承認されている。

［2］がん医療の専門化・複雑化

近年、遺伝子レベルでの検査・治療に関する**ゲノム医療**が注目され、患者や家族の関心も高い。ゲノム医療は、ゲノムという DNA に含まれる遺伝子情報全体を網羅的に調べ、その結果をもとにして、より効率的・効果的に病気の診断と治療を行うものである。しかし検査や解析、さらに治療には一定の条件があり、一部が保険診療になったとはいえすぐに治療に反映されるものではなく、患者・家族の認識や期待と乖離する場面が散見される。検査前後の情報提供や情報共有のあり方、治療の限界との折り合い方など課題は多い。最新の医療に関心をよせる患者・家族の想いを理解しつつ、医療の限界や当事者が負うリスクについてアセスメントすることが必要である。

［3］がん患者の全人的苦痛への理解

がんという疾病の特殊性から、患者は常に「再発・転移」や「死」を意識させられ、病気を抱えたことで身体的機能の喪失や障害のほか、職業人または家庭人という社会的存在としての側面も阻害される。さらにこれまでの生活の連続性が断たれたことによる無力感や社会からの疎外感、それらによる自尊心の低下は、心理的な苦痛をもたらす。病気の進行に伴うさまざまな喪失体験の連続に、無力感や自尊心の低下を経験し、自分の存在

ゲノム
Genom（独）
genome（英）
遺伝子情報の総体を意味する。

図 9-1-2　全人的苦痛への理解

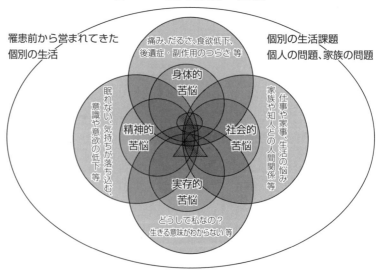

出典）筆者作成.

150

価値や人生の意味を問うといったスピリチュアルな苦痛をも経験することになる。こうした苦痛を、身体的・社会的・精神的・実存的の4側面から捉え、全人的苦痛と呼ぶ（**図9-1-2**）。患者を相互に影響し合うさまざまな苦痛を経験している人として、全人的に理解することが必要である。

2. がん医療における医療福祉問題

A. 診療経過を踏まえた心理社会的課題

[1] がん体験者（サバイバー）の季節

　自身もがん体験者（サバイバー）であった米国人医師のモランは、がん患者の人生を3つの季節に表した[1]。がんの診断で始まり治療が一通り終了するまでの時期（急性期）、寛解または標準治療が終結し経過観察となる時期（延長期）、治癒に相当するが完治の瞬間はない（長期安定期）。NCCSの元会長であったライはこれら3つに終末期を加え、4つのステージで表している[2]。

　急性期は、診断・治療に奮闘しながらも、死に直面して、不安と恐怖が継続的な要素となり、家族や地域のサポートを必要とする時期である。この急性期の様相は、がんの確定診断前（がんの疑いで精査中）の患者にもみられるものである。延長期は、再発の恐怖に支配され、個々の背景により経験していることが異なる中、医療者の関与が少なくなるためサポート事業へのつながりを求める時期である。長期安定期は、通常の生活に戻るにあたり就労などの問題が挙がり、がん治療に伴う二次的な影響が気になり、さまざまな情報を必要とする時期である。このように患者は各時期に個別性はありながらも、身体的、精神的、社会的、実存的な側面からの問題・課題に向き合うことになる。

[2] 患者の意思決定と相談支援

　近年、医療全般に患者への意思決定支援の重要性と体制構築の必要性が周知されつつある。患者と家族と医療・福祉関係者とが、将来の意思決定を導くための基礎となる価値観や目標を明確にしながら、医療だけにとどまらない、広く生活や健康について話し合うことの重要性を多職種で共有し、実践に活かすための教育体制が整備されてきている。**アドバンス・ケ**

モラン
Mullan, Fitzhug
1942 ～ 2019

NCCS
National Coalition for
Cancer Survivorship の
略称。全米がんサバイバ
ルシップ連合。

ライ
Leigh, Susan

アドバンス・ケア・プランニング
ACP: advance care
planning
今後の治療・療養について患者・家族と医療従事者があらかじめ話し合う自発的なプロセス。

151

ア・プランニングやアドバンス・ライフ・プランニングさらに、**エンド・オブ・ライフケア**といった長期的な視野に立った支援の重要性が認識されるようになっている。

　患者のQOLの満足度は、自分がどれだけ選択や決定に関与できたか、自分の関与をどれだけ保障してもらえたかにかかっていると言われる。しかし実際の臨床の場面では、患者の意思決定能力や生命の時間的制限を理由に、医療者の考える最善が前提になってしまうことも稀ではない。

　医療スタッフ（支援者）は、常に当事者主体の意思決定支援であることへの意識を持ち、当事者の意思や価値を聴く（訊く）ことへの真摯さ・誠実さ・謙虚さを忘れないようにしたい。日々の相談支援の中での、一見たわいもないことのように感じられる選択・決定の積み重ねに、大きな決断に向き合う力が発揮されることに対して意識的でありたい。

（1）治療方針の決定

　医療者から提示される治療効果や副作用の説明という医学的情報は、医学の専門家ではない患者には、極めてわかりにくく感じられる。患者にとっては、根拠に基づく医学データよりも、治療にかかる期間、費用、後遺症などの生活に影響する情報が重要な意味をもつ場合がある。ミシュラーは、こうした生活状況や生活上の支障に関する視点を「**生活世界（life world）**」と表現している[3]。

　ソーシャルワーカーは、適切で納得のいく治療方針の決定が可能になるよう、患者や家族の病識・理解・納得の程度を確認し、医学的情報を生活レベルに翻訳しながら、患者と医療者をつなぐ。状況に応じて、説明の機会の設定や**セカンド・オピニオン**の試行を支援することも必要である。さらに、暮らしに対する価値や希望、実現への困難性などを聴き、心理社会的アセスメントを深めつつ、療養生活をシミュレーションしながら、生活世界の視点での方針決定を支援していく。

（2）療養場の決定

　がん医療の外来化が進み、在宅を基盤とした治療継続が一般的になり、ケアシステムは完全に病院から在宅中心に移行している。2012（平成24）年の診療報酬の改定では、在宅医療・福祉の協働体制を促進すべく、双方による情報提供・情報共有により介護報酬では、「入院時情報連携加算」「退院・退所加算」、診療報酬では、「介護支援連携指導料」「退院調整加算」「退院時共同指導料」等が新設されている。さらに、2018（平成30）年の診療報酬改定では、在宅診療における看取り実績に関する評価を行う観点から、患者が住み慣れた場所で人生の最期まで安心して暮らせるよう、療養生活をサポートできる体制を整えた診療所・病院が算定できる

セカンド・オピニオン
よりよい決断をするために、主治医ではなく、専門的な知識を持った第三者（別の医師）に、意見を求めること。

「在宅緩和ケア充実診療所・病院加算」が新設された。この算定には一定の条件や実績を満たす必要があるため、資源の評価は計りやすいかもしれない。しかし、すべての患者が在宅療養・在宅看取りを希望しているとは限らず、希望していたとしても、在宅医療・福祉サービスの利用には費用もかかる。

　患者の意向とは無関係に、在宅療養・在宅看取りありきで活用可能な資源をパッケージにして提示したり、転ばぬ先の杖として早々に介護保険の申請を促すことは、ソーシャルワークの価値・倫理に立脚した意思決定支援と言えない。専門職としての価値への意識は必須である。

　がん患者は病態が進行するまで比較的 ADL が保たれ、ある時期にたたみかけるように症状が出現することは稀ではなく、介護保険の適切な申請時期の検討が必要になる。若年がん患者の増加を踏まえ、第２号被保険者（年齢が 40 歳〜 64 歳まで）の申請に必要な主治医意見書への「がん末期」の記載は不要となったり、40 歳未満の若年患者でも介護保険サービスを利用できる体制を構築する市区町村も出てきている。

［3］緩和ケア

(1) 緩和ケアの定義と対象範囲

　医療におけるターミナルケア（終末期医療）の消極的な、または不適切なあり方へのアンチテーゼとして誕生した**緩和ケア**は、近年、その捉え方が大きく変化した。世界保健機関（WHO）の緩和ケアの定義が変更され、新しい WHO Definition of Palliative Care（2002）の定訳について、日本の緩和ケア関連団体（18 団体）が議論を重ね、以下の定訳に決定した。

　「緩和ケアとは、生命を脅かす病に関連する問題に直面している患者とその家族の QOL を、痛みやその他の身体的・心理社会的・スピリチュアルな問題を早期に見出し的確に評価を行い対応することで、苦痛を予防し和らげることを通して向上させるアプローチである。」

　新しい定義により、緩和ケアは終末期医療ではなく、治療早期より提供され得るものとなった（**図 9-2-1**）。しかし緩和ケアが中心となる時期は終末期を意識せざるを得ないのも事実である。

　日本の緩和ケアは、終末期のがん患者を対象に病院中心で発展してきた経緯がある。しかし世界的にもがん患者に特化した緩和ケアは珍しく、難病、慢性心不全、慢性腎不全、慢性呼吸不全、神経・筋疾患、肝硬変等、非がんを対象にした緩和ケアの充実が求められている。

(2) 緩和ケアの提供形態と診療報酬の変遷からみる課題

　緩和ケアの提供形態には、「**緩和ケア病棟（ホスピス）**」「**緩和ケアチー**

ADL（日常生活動作）
activities of daily living
日常生活を送るために最低限必要な日常的な動作。起床動作、移乗移動、食事、排泄、更衣、入浴など。

終末期（ターミナル期）
あらゆる集学的治療をしても治癒に導くことができない状態で、むしろ積極的治療が患者にとって不適切と考えられ、通常、生命予後が 6 ヵ月以内と考えられる状態（明らかに死が目前に迫っている段階と定義する説もある）。

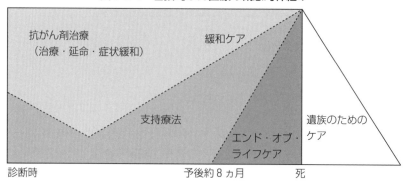

図 9-2-1　包括的がん医療の概念的枠組み

抗がん剤治療
（治療・延命・症状緩和）

緩和ケア

支持療法

エンド・オブ・
ライフケア

遺族のための
ケア

診断時　　　　　　　　　　予後約 8 ヵ月　　　死

出典）Emanuel, L. L., et. al, "The Education in Palliative and End of life care for Oncology", *Participant's Handbook*, EPEC Project, 1999（志真泰夫，講義資料として一部改変）.

ム」「**在宅緩和ケア**」がある。日本の緩和ケアは病院中心で発展してきた。それは診療報酬における「**緩和ケア病棟入院料**」の変遷からもわかる。

　「緩和ケア病棟入院料」が新設された 1990（平成 2）年には 2,500 点だったのが、診療報酬の改定のたびに 3,000 点、3,780 点と変化し、2012（平成 24）年からは入院日数が 30 日ごとに逓減する点数の見直しが図られるようになった。2016（平成 28）年からは入院日数が 30 日以内は 4,926 点、31 日以上 60 日以内は 4,400 点、61 日以上は 3,300 点と在院日数が短いほど、診療報酬が高くなる仕組みになり、さらに 2018（平成 30）年からは、入院までの待機期間が短く、かつ平均在院日数が短く、退院し在宅となった場合には高い点数が得られる算定方法に変更された。2020（令和 2）年の診療報酬の改定では、直近 1 年間の入院日数平均が 30 日未満の場合に、点数が高くなる要件は削除されたが、緩和ケア病棟の医療化を危惧する医療者は少なくない。緩和ケアチームや在宅緩和ケアへの診療報酬の新設と充実が図られてはいるが、緩和ケア病棟の意義が改めて問われている。

　近年の人口動態を踏まえれば、今後は「高齢者・単身・担がん・認知症」の課題を複数抱える身寄りのない人が増加することが予測される。今後の緩和ケアの充実は、医療者のみならず、在宅を支える介護・福祉従事者が緩和ケアに精通することにかかっているといっても過言ではない。医療職のみならず福祉職への学習の機会の提供や体制の整備、医療・福祉の連携の強化、インフォーマルな資源の導入体制の整備などは急務である。地域の資源の把握や発掘、インフォーマルな資源の活用、地域力の活性化など、ソーシャルワークの専門性を発揮することが求められる課題である。

担がん
がんを持っている状態。

在宅
患者が生活する環境を指し、高齢者住宅や介護施設なども含まれる。

B. ライフステージを踏まえた心理社会的課題

[1] がん患者の就労支援

　がん対策推進基本計画にある「がんとの共生」において、特にがん患者の就労問題は重要課題に挙げられ、就労支援の必要性が明記され、国と地方自治体においてさまざまな施策が展開されている。

　「治療と就労の両立に関するアンケート調査」（平成23年厚生労働省）によると、患者側は以下のような現状や課題を抱えていることが明らかになった。①がん患者の1/3〜1/4は診断時に職場を離職し、②離職者の4割は治療開始前に辞めていて、③およそ半数が個人所得の減少を経験しており、④職場への報告に悩み、⑤治療による副作用への職場の対応の限界があり、⑥再就職等の問題を抱えている。一方、「治療と職業生活の両立等支援対策事業」における企業を対象にしたアンケート調査（平成25年度厚生労働省委託事業）では、疾患を理由に1ヵ月以上連続して休業している従業員のいる企業の割合では、がんが21％であった。がんは年齢があがるほど有病率が高くなる状況にあることや、職場において労働力の高齢化の進行が予測されること等を踏まえると、疾患を抱えた労働者の治療と職業生活の両立への対策は必須であることが示されている。

　これらを踏まえ、厚生労働省は2013（平成25）年度から、ハローワークに専門相談員を配置し、がん診療連携拠点病院等との連携を図る就職支援モデル事業を開始。現在、全国的に事業が定着化しつつある。さらに、両立支援のためのガイドラインやガイドブック、がんサバイバーの就労体験に基づくＱ＆Ａ等の支援ツールも開発され、患者はもとより、雇用側の支援も含めた支援体制の構築と充実が進められている。その1つの形として、2018（平成30）年度の診療報酬の改定で**治療と仕事の両立支援**に関する診療報酬、「**療養・就労両立支援指導料**」が新設された。これは、当該患者の同意を得て、保険医療機関の医師と産業医とで治療と仕事の両立に必要な情報を文書により共有し、当該産業医からの助言を得て治療計画の見直しを行った場合に、6ヵ月に1回に限り算定することができる診療報酬である。この療養・就労両立支援指導料は、「患者が勤務状況に応じた治療計画や説明を受けられる」「両立支援プランにより患者も企業側も復職のイメージをしやすい」「医療スタッフの就労支援が労働対価となる」等のメリットが挙げられる一方で、「産業医のいない中小企業は保障されない」「企業側の経済的保証や助成はない」「書き方により支援のばらつきがでる可能性がある」等の課題が指摘されていた。そこで2020（令和2）年度の診療報酬の改定で対象の緩和（急性発症した脳血管疾患、慢

治療と就労の両立
病気を抱えながらも、適切な治療を受けながら生き生きと働き続けられる社会を目指す取組み。

性肝疾患、指定難病）や対象事業場の緩和（総括安全衛生管理者、衛生管理者、安全衛生推進者、保健師のどれかが選任されている）が図られ、さらに最大月3回の算定が可能になった。

　就労は経済的基盤の確保だけでなく、「社会的存在の自覚」や「自己実現」といった意味も大きい（内閣府「国民生活に関する世論調査」平成26年調査）。患者が「就労」をどう意味づけ、就労問題に向き合う自分自身をどう価値づけているかを理解した上で、患者の心身の状態に照らしつつ、治療と仕事を支えていく基本姿勢が求められる。

［2］AYA世代の心理社会的課題

　10歳代後半から30歳代にかけての思春期・若年成人世代のがんは、罹患者数に対する割合は低いものの、他の世代と比べて治療開発の遅れが指摘され、20歳代から30歳代は過去数十年間でがんの5年生存率が上がっていない唯一の年齢層と言われている。疾患自体の希少性や子どもと大人のはざま世代が抱える特有の心理的・社会的不安定さを理由に対応の難しさと支援体制の不足が問題となり、現在ではさまざまな支援体制の構築が進められている。地域における小児がん医療および支援の質の向上を目指し厚生労働大臣が指定した**小児がん拠点病院**の設置はその1つの形である。

　AYA世代の患者が抱える苦悩や課題は、アイデンティティの形成期に取り組むべき発達課題にダイレクトに影響を与えるものである。疾患や治療への不安、入院のストレス、治療の副作用によるストレス、外見の変化に伴うボディイメージの崩壊、仲間の死を体験することによる恐怖や葛藤、家庭や職場の環境で関わる人びととの関係性の変化、就労問題、妊孕性の問題、経済的な負担等が挙げられる。さらに、将来に対する進学、就労、結婚、出産、**晩期合併症**等もAYA世代が直面する特徴的な課題といえる。

　これらの多岐にわたる課題には多職種・多機関による協働支援が必須となる。現時点での課題への協働はもちろんのこと、少し先を見据えたリスクアセスメントの共有が必要であり、リスクが発生した際の支援体制の構築においては、既存のネットワークでは十分ではなく、再編成や新構築が課題になっている。こうした支援体制やネットワークの構築は、当事者らの発案と力で組織され創造され促進されることも多い。若年であっても変化への順応性・適応性の可能性を秘めている、人生を開拓する力を有する者であるという信頼と、支援における立ち位置には留意したい。

［3］妊孕性の問題

　がん治療は、**妊孕性**に大きな影響を与える。治療内容によって、妊娠そ

のものが難しくなったり、流産・早産の発生が高まる等のリスクがある。医療現場においては、生命が優先されるため、妊孕性のみならず、男性性・女性性、ボディイメージ等に関する話題は二の次にされてきた。こうした背景を踏まえ、近年、治療による外見の変化への取組み（**アピアランス**）や、晩期障害となる妊孕性に関する支援体制の構築が進められている。

　妊孕性の問題の難しさは、患者の年齢、病態、妊孕性温存時とがん治療終了時における変化（生活・心理・価値・希望等）の可能性、患者を取り巻く人間関係、経済的負担等が複雑に影響し合い、より個別性が高くなるところにある。さらに温存治療に時間とお金とエネルギーを費やした結果、受精・妊娠が保証されるとは限らないところにも事前説明と支援の難しさがある。妊孕性に関する支援体制（カウンセリング、温存治療、フォローアップ）が充実している機関は全国的にも限られているが、日本がん・生殖医療学会では専門家の養成も進めている。

　臨床では、妊娠・出産が可能な治療を提示してくれる病院を探して、セカンド・オピニオンを繰り返すことでがん治療を遅らせてしまうといったケースは少なくない。ソーシャルワーカーの立場での対応（現実吟味のプロセスに寄り添う、夫婦・家族間での価値観の共有と合意形成、経済的負担への対応、意思決定支援等）がますます求められるはずである。

C. 家族ケア・遺族ケアの必要性

　家族（血縁者に限らない）は患者支援の重要な社会資源であり、同時に家族自身が支援の対象でもある。伴走者として、家族も患者の診断時のみならず病態の変化に伴って大きく揺さぶられる。現実に向き合う力や表現のありようや対処法等は、個々で、また患者との関係性によっても異なり一様ではない。ケアの提供者であり受け手でもある家族への支援においては、家族アセスメントとリスクマネジメント、**予期悲嘆**等に留意する必要がある。

　家族アセスメントでは、個々の家族成員の個性のみならず、それぞれが現状の医療体験をどう価値づけたり評価しているか、家族成員相互の関係性（他の家族成員をどう評価し、自分がどう評価されていると感じているかも含め）や力動、家族内の役割分担、これまでの意思決定プロセスの特徴とその際のキーパーソン等を把握することが重要になる。しかし家族アセスメントは支援に先立って明確になることは稀で、むしろ支援の過程で課題が表面化することも多く、アセスメントには柔軟性が求められる。並行して、起こり得る可能性があるリスクに対してセーフティーネットとな

アピアランス
appearance
「外見・うわべ・体裁・人の容貌」の意味の言葉。

リスクマネジメント
risk management
リスク（危険）を逓減的に回避し、損失を最小に抑えること。

予期悲嘆
患者が亡くなったことを想定して悲嘆を表出することをいい、患者にも家族にも認められる心理反応。

る支援は何かを検討することも必要である。この時、家族の総和としての家族知・**家族力**への信頼を忘れないようにしたい。

終末期に近づくにつれ、家族への支援の必要性は増す。この時期はより「死」を意識させられる時期でもあるため、予期悲嘆の表出には留意が必要である。予期悲嘆といってもその兆候は感情面だけでなく、身体面・認知面・行動面等に表れ、介護疲労として誤認されることも少なくない。支援者は家族の言語・非言語に意識を向け、また家族が自分自身に意識を向けられるよう支援することが求められる。「悲嘆」は自然な反応であり、必要な感情であるが、支援者が「悲嘆」をネガティブに捉えていると、家族（患者も同様）の悲嘆を抑制してしまうリスクがある。家族の予期悲嘆への適切な介入（特に多職種・多機関での介入）が、患者への向き合い方、看取り方、そして死別後の悲嘆に影響することに留意しておく必要がある。

遺族ケアについては、**遺族外来**を設置している医療機関もあるが、全国的に支援体制は十分とは言い難い。死別によりそれまで関わりのあった支援者と関係が断たれてしまい孤立する遺族は少なくない。専門家のみならず、地域のインフォーマルな資源も含めた支援体制の構築が課題である。

遺族ケア
死別による悲嘆に寄り添い、喪失を受け入れながら生活に適応していけるように支えること。

3. 患者体験を支える—サバイバーシップという考え方

A. サバイバーシップの歴史と捉え方

NCCS では、がんサバイバーを「がんと診断された人」と定義している。NCCS は 1986 年に、医療者ではなくがん体験者 25 人を中心に結成された組織であり、治療結果重視の医療ではなく、患者と家族が生きていく過程（生活・人生）を考慮した医療や社会を訴えたことが**サバイバーシップ**の起点になっている。

先に挙げたがんサバイバーの歩む 4 つの時期と身体面・精神面・社会面・スピリチュアルな面の 4 つを踏まえ、これらの関連を多角的・多次元的に考えながらがんサバイバーにとっての「より良く」を検討する必要がある。

サバイバーシップ
がんと共生し、克服し、それとともに生き抜いていくという経験であり、生きるためのプロセス。

158

B. 当事者との協働・共育

　がんサバイバーおよび家族は決して支援を受けるだけの存在ではない。これまでの体験を生き抜いてきた知恵や力を有している。それらの体験的知識や対処法は新たな課題に向き合う力となるだけでなく、同じような体験の中でサポートを必要としている人びとの資源ともなる。自分の体験に基づく知識が他者を援助することによって、援助者自身にも重要な利益がもたらされるという「**ヘルパー・セラピー原則**」[4]の重要性が認識され、近年、さまざまな**ピアサポーター**養成事業が展開している。

　当事者の体験・知恵・力を資源と捉え、どのようにサポートチームに、他者に、地域等に橋をかけていけるか、どのように協働していけるかが支援者の課題である。当事者と共に支援のあり方を検討・構築していくプロセスが、共育の（共に育ち成長する）機会となる。

ピアサポート
仲間同士の支え合い。「ピア（peer）」は仲間、対等、同輩を意味し、「サポート（support）」は援助を意味する。

注）
(1) Mullan, F., Seasons of survival: reflections of a physician with cancer. N Engl J Med 313：270-273, 1985.
(2) Leigh, S. & Logan, C. The Cancer Survivorship Movement. Cancer Invest 9：571-579, 1991.
(3) Mishler, E. G., "The discourse of medicine: Dialectics of medical interviews", Greenwood Publishing Group, 1984.
(4) ガートナー，アラン＆リースマン，フランク著／久保紘章監訳『セルフ・ヘルプ・グループの理論と実際—人間としての自立と連帯へのアプローチ』川島書店，1985.

▌理解を深めるための参考文献
●「がんの社会学」に関する研究グループ　代表研究者　山口建『がんと向き合った4,054人の声（2013 がん体験者の悩みや負担等に関する実態調査　報告書）』.
　がん体験者の全人的苦痛を当事者のリアルな声で知ることができる。現在でも論文に引用される当事者を対象にした大規模な調査である。
●森田達也・白土明美『エビデンスからわかる　患者と家族に届く緩和ケア』医学書院，2016.
　医学的エビデンスに触れる抵抗が低くなる分かりやすい内容でありソーシャルワーク実践とリンクさせ、相談業務の必要性を再確認できる1冊。

情報を生きた資源にするために

グスタブ・ルーシー
Gustave Roussy

フランスのグスタブ・ルーシーは、パリにある4つのがん専門病院の1つである。2007年、筆者はそこで研修を受けた。研修期間の前半をソーシャルワーク部門、後半を精神科医・心理士の部門に在籍し、面接の陪席、カンファレンスへの参加、他のがん専門病院との共同研究会議などを体験した。

院内には、各部署の待合室にも面接室（相談員の個室）にも、がん関連のパンフレットやリーフレット類が見当たらず、面接中にもそれらを活用する場面に遭遇することはなかった。そこで資料の有無を尋ね、病院の片隅にあった情報コーナーに出向いてみた。そこには情報提供専門の担当者が1名おり、来訪者の求める情報に有効なパンフレットやリーフレット類の選定から、資料の内容に関する良し悪しの情報提供などを行っていた。訪問者に声をかけ、手にした冊子について、「それは第◯章の部分の内容が古いわ」とか、「それは専門的すぎて役に立たないから、これはどうかしら」など、率直な意見を述べるのである。

膨大な資料のすべてに目を通し、その内容や根拠をチェックすることもさることながら、上手にコミュニケーションをとりながら、訪問者の状況とニーズを聴き取り、提供すべき情報とのマッチングを図る能力に感心した。

わが国では、相談支援センターの相談員に、医療・療養に関する適切で十分な情報の収集と提供が義務づけられている。各センターでは、広い情報の収集とその整理に苦慮しているとの声を耳にする。しかし情報収集もさることながら、その提供のあり方に専門性が発揮されるのではないかと思う。適切なマッチングに必要なコミュニケーションスキルと、アセスメント能力の向上に努めることが、相談支援センターの相談員に課せられた、本来の義務と考える。

第10章 認知症への対応と支援の実際

今後、65歳以上の5人に1人が認知症になると予測されている中で、認知症への対策は喫緊の課題である。本章では、認知症とは何かという病気の理解だけではなく、認知症の施策についても学んでいく。また、入退院時や終末期の支援、家族支援などの方法について理解し、支援を行う際の認知症の本人への視点の重要性について学ぶ。

1

認知症の原因疾患とそれぞれの特徴、中核症状とBPSD（認知症の行動・心理症状）の具体的症状など、認知症という病気について理解を深める。

2

認知症の施策として出されているオレンジプラン、新オレンジプラン、認知症施策推進大綱について学び、国家としての認知症対策について理解を深める。

3

入退院時・終末期などの認知症の支援として、本人の意思決定を踏まえた支援の方法について理解を深める。

4

地域の中で認知症の「予防」と「共生」に取り組むことの意義を理解し、今後の認知症における課題について考える。

1. 疾病およびそのリスクのある人の理解

A. 認知症とは

［1］認知症とは

　認知症とは、一度獲得された認知機能が、なんらかの原因によって低下したことによって社会生活や家庭生活に支障をきたす状態のことである。認知症は後天的な原因によって認知機能が低下するため、知的障害とは異なる。

　介護保険法5条の2の中で、認知症を「脳血管疾患、アルツハイマー病その他の要因に基づく脳の器質的な変化により日常生活に支障が生じる程度にまで記憶機能及びその他の認知機能が低下した状態」としている。**認知機能**が低下した状態とは、物事を判断する能力が低下する状況のことである。私たちは普段、認知機能を活用しながら生活している。たとえば、買い物に行くときに夕食の献立を考え、事前に冷蔵庫や食品棚の中を見ておき、何を買う必要があるかを確認しておく。お店に着くと献立に必要な食材をより安く品質の良い物の中から選び出し、お金を出して購入する。このような日常生活の行動は、認知機能を活用しているのである。そのため認知機能が低下してしまうと日常生活に支障が出てしまう。献立を考えようとしてもそのために何が必要なのか判断できない、事前に冷蔵庫を確認しない、確認したとしても何があったのかを忘れてしまう、家にある同じ物を買ってきてしまう、などのようなことが起こってしまうのである。

［2］認知症の原因疾患と特徴的な症状

　認知症の主な原因疾患として、神経変性疾患、脳血管疾患、腫瘍性疾患、外傷性疾患がある。神経変性疾患とは、脳や脊髄の中にある神経細胞が破損することで起こる疾患である。これによって引き起こされる主な認知症としてはアルツハイマー型認知症、レビー小体型認知症、前頭側頭型認知症等がある。脳血管疾患とは、脳梗塞や脳出血など脳の血管のトラブルが生じることであり、これにより発症する認知症を血管性認知症と言う。脳腫瘍や正常圧水頭症といった腫瘍性疾患や、頭部外傷性後遺症等により認知症を発症することがある。認知症はこれらの総称である。

　アルツハイマー型認知症の初期症状としては、**もの忘れ**が目立つように

認知機能
外部から得られた情報を判断し、適切に行動するための知的機能。

なる。時間や場所の感覚も低下していくが、今日の日付を尋ねると「今日はまだ新聞を読んでないから……」と取り繕う言動をすることもある。ゆるやかに認知機能の低下が進行し、重度になると、家族のことだけでなく、自分自身のこともわからなくなってしまう。さらに身体症状の出現や身体合併症の頻発なども起きる。誤嚥性肺炎や内科疾患の合併症により死にいたるケースが多い。

血管性認知症は脳血管の障害が起こった段階で進行するのが特徴である。症状として、**構音障害**や**感情失禁**、**意欲の低下**などがあるが、症状が出たり消えたりする「**まだら認知症**」と呼ばれるのも特徴である。血管性認知症は脳血管疾患の発症原因である生活習慣病を予防することで予防可能である。

レビー小体型認知症は、実際にないものが見えるという**幻視**や**パーキンソン症状**、起立性低血圧による**立ちくらみ**などの症状が出てくる。これらの症状から転びやすいという特徴もあり、住環境を整備し転倒予防を図っていく必要がある。

前頭側頭型認知症の初期症状は、自分の行動に抑制が効かなくなるといったものやお金を払わないで店から出てきてしまう**反社会的行動**などである。万引き行為や人との関係でのトラブルは病気の症状として理解されにくく、家族でさえ戸惑うことが多い。進行すると**無関心**、**意欲の低下**、同じ行動を繰り返す**常同行動**が現れることもある。

このように認知症の症状も異なってくるため、原因疾患を理解した上で対応を検討していくことが求められる。

［3］MCI（軽度認知障害）

MCI（軽度認知障害）とは、もの忘れを本人も自覚し、周囲からも指摘されることはあるが、日常生活には支障がない状態のことである。MCIは正常な状態と認知症の間に位置づけられ、そのまま進行し認知症に移行する者が年間10〜15％いるとされるため、認知症の前段階と言える。MCIの定義は以下の通りである[1]。

①年齢や教育レベルの影響のみでは説明できない記憶障害が存在する。
②本人または家族による物忘れの訴えがある。
③全般的な認知機能は正常範囲である。
④日常生活動作は自立している。
⑤認知症ではない。

MCIから認知症に移行しないために、栄養バランスの取れた食事や歩いたり体操したりの運動、脳を活性化させるなど生活習慣を見直すことも

感情失禁
わずかの刺激で泣いたり、笑ったり、怒ったりする現象で、感情の抑制がうまくできない状態。

パーキンソン症状
パーキンソン病に似た運動の障害で手足の震え、動作の緩慢、前傾姿勢、急に止まれない等の症状。

MCI
mild cognitive impairment

重要になる。

B. 認知症の症状

［1］中核症状

認知症の症状には中核症状とBPSD（認知症の行動・心理症状）がある。**中核症状**は認知症の中心的症状であり、具体的には、記憶障害、**見当識**障害、**遂行機能**障害、計算力の低下、失語・失行・失認などである。記憶障害はいわゆる**もの忘れ**として、認知症の中でも代表的な症状である。「忘れっぽくなったから認知症ではないか？」という声を聞くことがある。しかしもの忘れは加齢によっても起こりえる。では、認知症による記憶障害と加齢に伴うもの忘れの違いは何か。加齢に伴うもの忘れは、体験したことの一部を忘れるにすぎない。また忘れたことの自覚があり、社会生活への影響がほとんどない。一方、認知症による記憶障害は体験したことの全部を忘れてしまう。忘れたことの自覚もなく、社会生活にも影響が出てしまう。たとえば、昼食を食べたにもかかわらず食べたこと自体を忘れてしまい、「ご飯を食べていない」と訴えてしまうことがある。記憶障害が進行すると自分の年齢や人の生死に関する記憶がなくなり、周囲の人との関係がわからなくなる（**表10-1-1**）。

表10-1-1　加齢によるもの忘れと認知症の記憶障害の違い

	加齢によるもの忘れ	認知症による記憶障害
記憶障害	体験したことの一部を忘れる	体験したことの全部を忘れる
自覚	あり	なし
社会生活	支障がない	支障がある

見当識障害は、時間や場所などがわからなくなってしまう症状である。そのためカレンダーを見ても何月何日かわからない、外に出ると自宅がわからず帰れなくなってしまうなどのようなことが起こる。**遂行機能障害**は、野菜を切ることはできるが料理の段取りがわからず、作ることができなくなる、掃除機の使い方がわからなくなり掃除ができなくなるなどの症状である。計算力の低下は、買い物の時に支払う金額の計算ができなくなるので、お札で支払うようになり小銭がたまってしまうことがある。**失語**は言葉を聞いても意味が理解できない、話そうとしても言葉が出てこず話ができないなどの症状である。**失行**は衣服をきちんと着ることができないなど運動機能には障害がないにも関わらず、目的に合った行動ができないこと

である。**失認**は視覚、聴覚といった感覚機能は衰えていないのに正しく認識できない症状である。家の中でトイレの場所がわからなくなる、家族の顔を見ても誰かわからなくなるなどである。

[2] BPSD（行動・心理症状）

BPSD は行動・心理症状といわれ、周囲との関わりが影響し出現する症状のことである。そのため認知症の人、すべてに起こる症状ではない。

BPSD の症状は、周囲の者にとっては問題として捉えられることが多い。たとえば他者に攻撃的・暴力的になってしまったり、外に出て帰って来られなくなってしまったり、「家に帰る」と出口を探して落ち着かなかったり、といった言動もある。紙などの食べられないものを口に入れてしまう**異食**や食べたばかりなのに目の前の食べ物を全部食べてしまう**過食**といった症状もある。また、何にも関心を示さない**無関心**や何もする気が起こらない**意欲の低下**が見られることもある。また「ご飯を食べさせてくれない」「お金を盗られた」などの現実ではないことを訴える**妄想**や、「あそこに蛇がいる」などと実際にはないものが見えるという**幻視**も含まれる。

こうした認知症の症状に対して、ケアする側が言動を否定したり、叱責したりすることによって、症状が悪化してしまうことがある。また、便秘などの身体的要因により症状が出ることもあるため、身体状態も含めたアセスメントが欠かせないのである。BPSD に対してケアする側は、その症状ばかり見てしまいがちになるが、認知症の人には本人なりの理由や背景があり、そのことを理解しておくことも必要になる。

BPSD
behavioral and psychological symptoms of dementia

2. 認知症の支援

A. 認知症に関する施策

[1] 認知症の現状

「日本における認知症の高齢者人口の将来推計に関する研究」（2014 年度厚生労働科学研究費補助金厚生労働科学特別研究事業）報告書によると、2012（平成 24）年には認知症高齢者数が 462 万人、2025 年には約 700 万人になると推計している。これは 65 歳以上の 5 人に 1 人が認知症ということである。

認知症は加齢に伴い、その有病率が上がってくる。同報告書では、85歳以上で約5割が認知症というデータもあり、加齢が発症のリスクを高める要因になる。平均寿命が延びている状況の中で、認知症は誰もがなり得る身近な病気といえる。

このように認知症の人が増加している現状、そして今後も増えていくことが予想される中、認知症への対応が喫緊の課題になっている。そのため、国家として認知症に対する施策が求められるようになった。認知症になっても住み慣れた地域で生活を続けることができるように、2025年までに**地域包括ケアシステム**を構築することが進められている。認知症に特化した施策として、2012年9月に厚生労働省からオレンジプラン（認知症施策推進5か年計画）が出された。2015（平成27）年1月にはオレンジプランを改め、新たに新オレンジプラン（認知症施策推進総合戦略）が出された。そして2019（令和元）年6月には認知症施策推進大綱が発表され、「共生」と「予防」を柱とした認知症施策を推進することとなっている。

［2］認知症施策の内容

（1）新オレンジプラン

オレンジプラン（認知症施策推進5か年計画）は、認知症の人を早期に発見し医療やケアなどを開始できるようにすることで、地域で生活し続けることができるようにしていくことを目的としていた。具体的には、**認知症ケアパス**の普及や早期診断・早期対応できる体制の整備、地域での生活を支える介護サービスの構築、日常生活・家族の支援の強化などについて、2013（平成25）年度から2017（平成29）年度までの5年間の具体的な目標を設定していた。早期診断・早期対応できる体制として、2016（平成28）年度末の実績で認知症サポート医養成研修の受講者は6,000人、**認知症疾患医療センター** 375ヵ所の整備、**認知症初期集中支援チーム**の設置など、身近な地域で認知症の診断を受けることができる体制を構築した。

オレンジプランが2017年度までの計画だったにもかかわらず、**新オレンジプラン**（認知症施策推進総合戦略）が2015（平成27）年1月に出された。その要因として認知症の人の数が2025（令和7）年には700万人近くになることが予測されたことなどがあり、オレンジプランを修正し厚生労働省と関係11府省庁との共同策定により新たに出されたものである。新オレンジプランは「認知症の人が尊重され、できる限り住み慣れた地域のよい環境で自分らしく暮らし続けることができる社会の実現を目指す」(2)ことを目的に、以下の7つの柱を設定している。

①認知症への理解を深めるための普及・啓発の推進

地域包括ケアシステム
地域の実情に応じて、高齢者が可能な限り、住み慣れた地域で有する能力に応じ自立した日常生活を営むことができるように、医療、介護、介護予防、住まい、生活支援が包括的に確保される体制。

認知症ケアパス
予防から看取りまで、認知症の状態に応じた適切なサービス提供の流れを標準的に示したもの。オレンジプラン、新オレンジプランの中で、各市町村にて作成するよう推進している。

認知症サポート医
認知症の人が地域における医療や介護につながることができるような案内役を担う医師。かかりつけ医に対して認知症への対応力をつけていく研修や相談を行う役割もある。

認知症疾患医療センター
認知症の鑑別診断、BPSDと身体合併症に対する急性期医療、専門医療相談や関係機関との連携等を実施する機関。2018（平成30）年9月現在、全国で429ヵ所設置。

認知症初期集中支援チーム
医師、看護師、作業療法士、社会福祉士などの専門職が、認知症の疑いのある人や認知症の人、その家族を訪問し、早期の段階で支援を行うチーム。

②認知症の容態に応じた適時・適切な医療・介護等の提供

③若年性認知症施策の強化

④認知症の人の介護者への支援

⑤認知症の人を含む高齢者にやさしい地域づくりの推進

⑥認知症の予防法、診断法、治療法、リハビリテーションモデル、介護モデル等の研究開発およびその成果の普及の推進

⑦認知症の人やその家族の視点の重視

　⑦認知症の人や家族の視点の重視は、これまでの認知症施策では認知症の人を支える側の整備が中心だったことから、認知症の人やその家族の視点を重視していくこととして、プランの柱の１つに掲げられた。このことは①～⑥の柱のすべてに共通する、プラン全体の理念とされている（**図10-2-1**）。

図10-2-1　新オレンジプラン7つの柱

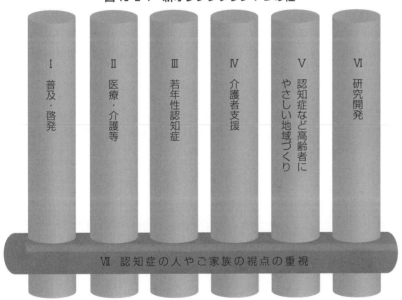

出典）厚生労働省ウェブサイト「認知症施策推進総合戦略（新オレンジプラン）―認知症高齢者にやさしい地域づくりに向けて（概要）」p.1.

　認知症の医療提供では、認知症サポート医の養成や**認知症疾患医療センター**の整備の他にBPSDや身体合併症などへの適切な対応として、BPSDの予防やその時の心身の状態に応じ、在宅・医療機関・介護施設など最もふさわしい場所で適切なサービスが受けられる循環型の仕組みの構築、一般病院の医療従事者、看護職員の認知症対応力向上を図るための研修の実施を挙げている。

(2) 認知症施策推進大綱

　認知症施策推進大綱は 2019（令和元）年 6 月 18 日に発表され、基本的な考え方として、認知症になっても希望をもって日常生活を過ごせる社会にしていくことを目的に、「共生」と「予防」を車の両輪として施策を進めていくとしている。ここでの共生とは、「認知症の人が、尊厳と希望を持って認知症とともに生きる、また、認知症があってもなくても同じ社会でともに生きる」[3]を意味し、認知症の人や家族の視点を重視している。一方、予防とは「『認知症にならない』という意味ではなく、『認知症になるのを遅らせる』『認知症になっても進行を緩やかにする』という意味」[3]としている。認知症施策推進大綱では、認知症の一次予防を発症遅延や発症リスク低減、二次予防を早期発見・早期対応、三次予防を重症化予防、機能維持、BPSD の予防・対応としているのである。

　このような基本的考え方の下、以下のような 5 つの柱に沿って具体的な施策を明らかにしている。

①普及啓発・本人発信支援

②予防

③医療・ケア・介護サービス・介護者への支援

④認知症バリアフリーの推進・若年性認知症の人への支援・社会参加支援

⑤研究開発・産業促進・国際展開

　認知症施策推進大綱は、認知症の人の視点に立って、認知症の人やその家族の意見を踏まえて推進する[3]ことが大きな特徴である。

B. 認知症の支援

［1］認知症の人の支援

（1）入院中・退院時の支援

①入院時の支援

　認知症の人が入院する要因としては、BPSD が悪化したときと身体合併症の病気が悪化したときの 2 つがある。BPSD が悪化したときには精神科病院や**認知症治療病棟**などで一時的に入院し、症状の改善を図ることが考えられる。一方、身体合併症の病気が悪化したときは一般病床に入院し、合併症の治療を優先して行っていく。いずれも長期的ではなく、BPSD や身体合併症の病気が落ち着くまでの一時的な入院になる。

　入院時の支援として大切なことは、症状ではなく認知症の人を理解して関わることと**リロケーションダメージ**を防ぐことである。認知症の人の支援を行う際に、どうしてもその人個人よりも症状を見てしまうことがある。

認知症治療病棟
認知症の治療を専門的に行う病棟。精神科を標榜している病院で、精神科医、作業療法士などが勤務している。

リロケーションダメージ
生活の場が変わることで不安や混乱が高まり、それまでになかった行動・心理症状が出現すること。

外に出て帰って来られないことが何度かあったり、鍋を焦がして火事を起こしそうになったりなどの認知症による症状を中心に見てしまう。そうなると、その人は入院する前にどのような生活を送ってきたのか、何を大切にしていたのかといった理解のないまま支援することにつながってしまう。支援者は認知症の症状だけを見るのではなく、その人がどのような人なのかを理解していくことが重要である。このような認知症の人を個人として尊重しケアを行っていく**パーソンセンタードケア**の考え方は、支援を行う際において欠かせないことである。

その人を理解していくことは、リロケーションダメージを防ぐことにもつながってくる。認知症の人は周囲の環境が大きく変化すると落ち着かなくなり、症状が悪化することがある。そのため入院時は一時的に症状が悪化するリロケーションダメージを起こしやすい。それによってBPSDが悪化してしまうこともある。これを防ぐために入院する前の生活状況を把握し、できるだけそれに近い形で入院後も過ごせるようにしていく必要がある。そのためにも入院前の状況を把握している家族や介護支援専門員などとの連携は欠かせない。そして何より、認知症の本人からも話を聞いて、入院前の生活についての情報を収集しておくことが重要である。

②入院中の支援

入院中の支援として大切なことは、チームで認知症への対応力を高めていくこと、本人の不安や混乱が生じない環境にしていくことである。チームで認知症への対応力を高めることについては、新オレンジプラン、認知症施策推進大綱の中にも含まれている。一般病院の医療従事者にも認知症への適切な対応が求められるので、認知症対応力向上研修を実施している。入院中に認知症の人に関わる医療従事者は、より一層対応力を高めていくことが求められている。

またBPSDについても、薬物ではない対応を原則としている。本人の不安や混乱が生じない環境では、**身体拘束**もしない。身体拘束を行うことで本人にとっては筋力低下などの身体的弊害、精神的苦痛をもたらす精神的弊害があり、医療・介護従事者にとっては士気の低下を招くなどの社会的弊害がある。介護保険制度では、生命または身体を保護するため緊急やむを得ない場合を除き、身体拘束が禁止されている。緊急やむを得ない場合というのは、生命または身体が危険にさらされている可能性が著しく高い切迫性、身体拘束を行う以外に代替する方法がない非代替性、身体拘束が一時的なものである一時性の3つがすべて満たされていることである。介護保険サービスの医療・介護従事者だけではなく、一般病院においても同様に、身体拘束を行わない対応が求められる。身体拘束以外でも**スピー**

パーソンセンタードケア
person centered care
イギリスのキットウッド（Kitwood, T.）が提唱したもの。認知症ではなくその人を中心にしたケアの重要性を明らかにしている。

認知症対応力向上研修
一般病院などの医療従事者に対して、認知症の知識の普及を図るために、認知症の方や家族を支えるために必要な基礎知識や医療と介護の連携の重要性などを学ぶ研修。

身体拘束
車いすやベッドに体幹や四肢をひもで縛る、ベッドをサイドレールで囲む、ミトン型の手袋をつける、自分で脱ぐことのできないつなぎ服を着せる、部屋に鍵をかけて閉じ込めるなどである。

スピーチロック
speech lock
「やめなさい」などの言葉によって、認知症の人の行動を制限すること。

チロックを行わない、本人に伝わる話しかけを行うなどにより不安や混乱が生じない環境にしていくことも重要である。

③退院時の支援

退院時の支援として大切なことは、認知症の人の意思を尊重した支援を行うこと、医療から地域生活への移行をスムーズに行うことである。これらを行うために、認知症の人の**意思決定支援**は欠かせない。

2018（平成30）年に厚生労働省から「認知症の人の日常生活・社会生活における意思決定支援ガイドライン」が出された。このガイドラインでは、意思決定支援を「認知症の人の意思決定をプロセスとして支援するもので、通常、そのプロセスは、本人が意思を形成することの支援と、本人が意思を表明することの支援を中心とし、本人が意思を実現するための支援を含む」[4]としている。またこのガイドラインは、認知症の人の意思決定能力が欠けている場合の代理代行決定のルールを示すものではないことも示されている。

このガイドラインに基づいて退院時の支援を行うには、認知症の人がこれまでの生活の中で大切にしていたことは何か、これからどのような生活を送りたいと考えているのか、本人から話を聞くことが重要になってくる。そうすることで退院後の生活について、本人と関係者との間で必要な情報を共有することが可能になる。認知症の人は何もわからない人ではなく、自身の生活を自ら決定していくことができる人として、支援者は一緒に考えていく姿勢が求められるのである。

医療機関から地域生活へのスムーズな移行は、専門職間の連携が欠かせない。退院後も継続的な医療を行うことができるようにかかりつけ医と連携していく必要がある。それだけではなく地域包括支援センターや居宅介護支援事業所の介護支援専門員などとは医療情報だけでなく、入院中の本人の言動や退院後の生活への留意点についての情報共有も必要になってくる。退院によって生活環境が変わることで再びリロケーションダメージに至らないよう、またBPSDが再度悪化しないよう、医療からのスムーズな移行を図っていく。このことを病院側、退院後在宅などでの支援を行う側の双方が意識していくことが求められる。

（2）終末期の支援

認知症の人の終末期の支援を行う際も「認知症の人の日常生活・社会生活における意思決定支援ガイドライン」に基づく意思決定支援が欠かせない。終末期の前段階から認知症の人の意思決定を尊重していた場合、終末期になってもその延長線上として支援を行うことが可能になる。

近年、終末期の支援として**アドバンス・ケア・プランニング**（ACP）

アドバンス・ケア・プランニング
ACP: advance care planning
人生の最終段階における医療・ケアについて、本人が家族や医療・ケアチーム等と繰り返し話し合う取組みのこと。「人生会議」とも言われている。

の実践が求められている。アドバンス・ケア・プランニングでは、心身の状態の変化に応じて、本人の意思は変化するので、医療・ケアの方針やどのような生き方を望むかを日頃から繰り返し話し合うことが重要である。終末期の支援においても、認知症の人は何もわからないから周囲が決めていくのではなく、本人から話を聴き、本人の意思を含めて最期のあり方を決めることができるようにしていくことが重要である。とは言うものの、認知症の終末期となると本人とのコミュニケーションが困難となることが多い。本人の意思が確認できないときは、家族などによる本人の推定意思を尊重し、本人にとって最善の治療やケアの方針を決定する。

［2］認知症の家族支援

（1）家族との関わり方

認知症の人を抱える家族と関わる際に、支援する側がまず行うことは家族の話をしっかり聴くことである。家族は認知症の症状に戸惑い、その現実を受け止められず、本人の症状を訂正したり、時には叱責したりして逆にBPSDの悪化を招いてしまうことがある。そのため支援する側も家族のそうした言動をよくないものとして説明しがちである。このような対応を支援する側が行うことで、家族はより一層追い込まれてしまうこともある。家族に認知症の人への関わり方を説明するのではなく、話を丁寧に聴くことがまず重要なのである。家族は認知症についての話をすることで、自らの感情に気づき、日々の介護を振り返ることができるようになってくる。そうすると認知症の症状に対してどのように対応すればいいか、自身で考えることも可能となってくる。

話を聴くことができたら、次の段階としては家族がわかるように情報提供を行うことである。認知症の人への関わり方についての情報提供である。たとえば、認知症の人が同じ話を何度も聞いてきたり、家族の名前を間違えたりしても、そのことを叱責するのではなく、否定しないで受け入れていくなどの具体的な対応についての情報提供を行う。

認知症の人への対応の仕方を理解しても、家族は毎日のケアに疲弊してしまうこともある。そうならないように支援する側は家族の**レスパイトケア**を検討することも必要となろう。たとえば、気軽に相談できる、同じ悩みを共有する人たちと集う場などの情報提供ができるとよい。

レスパイトケア
家族などの介護者が一時的に介護から離れて、心身のリフレッシュを図ること。

（2）家族支援の社会資源

認知症を抱える家族が利用できる社会資源は、①認知症に関する相談窓口、②家族会、③認知症カフェなどがある。①認知症に関する相談窓口は、**地域包括支援センター**や**認知症疾患医療センター**などがある。地域包括支

171

援センターは身近な相談機関として、認知症に関することだけではなく介護サービスの利用についてなどの相談に応じている。認知症疾患医療センターは医療にどうつなげていくかなどの相談にも応じ、必要があれば認知症の診断も行うことができる。

②家族会は認知症の介護を行っている家族同士が集まり、語り合う場、情報を共有する場、学びあえる場となっている。日本では、**公益社団法人認知症の人と家族の会**があり、47都道府県に支部が存在する。同じ境遇にある家族同士が出会い、交流することによって家族の孤立感を和らげることができ、また介護疲れを回復させることも可能になってくる。家族会が相談窓口の1つにもなっている。

③**認知症カフェ**はオレンジプラン以降急速に増加している。認知症カフェとは、認知症の人やその家族、医療・福祉の専門職などが気軽に集まり、和やかな雰囲気のもと交流を楽しむ場である。認知症カフェはデイサービスと違い、本人だけではなく家族も参加が可能である。そのため家族同士が集まり、お茶を飲みながら介護の悩みなどを打ち明けていく、ということもある。本人だけではなく、家族にとっても貴重な社会資源の1つとなっている。

公益社団法人認知症の人と家族の会
1980（昭和55）年、呆け老人を抱える家族の会を京都で結成する。2010（平成22）年より現在の名称となる。認知症の人とその家族に対する相談および指導などの支援などを行っている。

認知症カフェ
イギリスのメモリーカフェ、オランダのアルツハイマーカフェのような役割を期待された。オレンジプランの中で、認知症の人と家族、地域住民、専門職等の誰もが参加でき、集う場としたことで活動が広がっている。

3. 認知症に伴う福祉的課題

A. 認知症における今後の課題

団塊の世代が75歳を迎える2025年に向けて、これまで地域包括ケアシステムの構築を推進してきた。今後は85歳以上が1,000万人を超える2040年に向けて、地域包括ケアシステムを地域ごとに構築していくことが求められている。地域包括ケア研究会の報告書の中では「介護は必要なくても、生活のちょっとした困りごとを抱える高齢者がこれまでにない規模で増加する」[5]としている。一方で、これまで支える側であった生産年齢人口数は今後減少していく。

このような状況の中で、支える側と支えられる側に分かれるのではなく、誰もが「参加と協働」することのできる地域を構築していくことが必要になってくる。認知症高齢者も地域の中で支えられる側だけではなく、支える側としての役割も果たしていくのである。たとえば認知症カフェで高齢

者がお客さんとしてサービスを受けるだけではなくカフェの店員として接客したり、子ども食堂に参加し子どもたちと調理をともに行ったりできる場を地域で作っていく。このような地域にしていくためには、周囲の人たちが認知症の人は何もできないと考えるのではなく、社会参加して役割をもつことができる人として理解していくことも必要になってくる。

　認知症の人が住み慣れた地域で「参加と協働」できる地域にしていくことが今後の課題になるのである。

B. 認知症の人と地域で暮らしていくために

　認知症の人が住み慣れた地域で「参加と協働」しながら暮らしていくためには、医療や介護施設の中だけで考えるのでは不十分である。地域の中で医療・介護の専門職だけではなく、そこで暮らす住民も含めて認知症を理解していくことが不可欠になってくる。「認知症の人は一人で暮らしていると危ないから施設に入れた方がよい」などと分断するのではなく、地域の中でともに暮らしていくためにどうしたらいいかを考えていくのである。

　このような地域にしていくために、認知症施策推進大綱の中では**認知症バリアフリー**の推進を打ち出している。認知症にやさしい地域、認知症の人が住み慣れた地域で生活していくための障壁をなくしていく認知症バリアフリーを実現していくためにはどうしたらよいか、その答えとなるのは、やはり認知症の人の話をしっかり聴くことである。どうしたら当事者たちが、住み慣れた地域で暮らし続けることができるのか、本人から話を聴き、そしてともに考えていく。このような地域をつくっていくことが求められる。

　認知症の当事者である丹野氏が「車いすのバリアーは段差ですが、認知症のバリアーは人じゃないかと思っています」[6]と課題を指摘している。このバリアを取り除くことができるように地域でともに考えていく取組みが今後、より一層期待されるのである。

認知症バリアフリー
移動や公共施設の利用等、生活のさまざまな場面で認知症になってからも住み慣れた地域で暮らしていくための障壁を減らしていく取組み。

注）
　　ネット検索によるデータの取得日は，いずれも 2020 年 10 月 30 日.
(1)　厚生労働省ウェブサイト「e- ヘルスネット　健康用語辞典」.
(2)　厚生労働省ウェブサイト「認知症施策推進総合戦略（新オレンジプラン）—認知症高齢者等にやさしい地域づくりに向けて」2017 年 7 月改訂版.
(3)　認知症施策推進関係閣僚会議「認知症施策推進大綱」令和元年 6 月 18 日.
(4)　厚生労働省ウェブサイト「認知症の人の日常生活・社会生活における意思決定支援ガイドライン」平成 30 年 6 月.

(5) 地域包括ケア研究会「2040年：多元的社会における地域包括ケアシステム─『参加』と『協働』でつくる包摂的な社会」三菱UFJリサーチ＆コンサルティング株式会社，2019，p.5.

(6) 丹野智文・鶴岡浩樹「認知症の当事者が求める支援とは」全国社会福祉協議会編『月刊福祉』4月号，全国社会福祉協議会，2020，pp.20-25.

■ 理解を深めるための参考文献

● Kitwood, T. 著／高橋誠一訳『認知症のパーソンセンタードケア─新しいケアの文化へ』筒井書房，2005.

認知症ではなく、その人個人に目を向けていくパーソンセンタードケアの考え方を事例も含めて解説している。ケアする側が「認知症の人」ではなく「認知症の人」に意識転換することの必要性を実感できる1冊である。

● 池田学『認知症─専門医が語る診断・治療・ケア』中央公論新社，2010.

認知症とはどのような病気なのかを理解できる1冊である。認知症の理解から、血管性認知症、アルツハイマー病、レビー小体型認知症、前頭側頭葉変性症と一つひとつの疾患についても解説している。認知症における地域医療のあり方や自動車運転についても取り上げ、今後の認知症医療を考えることができる。

● 徳田雄人『認知症フレンドリー社会』岩波書店，2018.

認知症があっても日常生活や社会生活が不自由なく送れる社会にしていく、という認知症フレンドリー社会の必要性がわかる。認知症の人や家族ではなく、社会の側が変わらないといけないという問題意識から、各地の取組みも含めて今後認知症の人とともに生きる社会を作るためにどうしたらよいか考えることができる1冊である。

第11章 難病への対応と支援の実際

近年医学が急速に進歩している一方、完治の困難な疾病である「難病」も増加してきている。難病患者は生きる意味を常に問いながら疾患とともに生活をしており、また、その家族も「第二の患者」として疾患から影響を受け、患者と同様に苦悩を抱えている。本章では、難病を心理社会的側面から捉えた上で、社会福祉士のソーシャルワーク実践の視点を学ぶ。

1

慢性疾患としての難病、その心理社会的分類法について理解する。

2

難病対策の歴史と指定難病に対する公費負担医療制度について学ぶ。

3

難病を抱える患者とその家族に対するソーシャルワーク実践の実際を理解する。

1. 難病の基本的理解

A. 難病の概要と患者・家族への影響——慢性疾患と難病

［1］慢性疾患とは

　慢性疾患とは、不可逆的な病理変化に起因し、その障害が永久に残り、リハビリテーションのためには患者の特別な訓練を要し、長期にわたる管理・観察・ケアの必要性が予測される特徴を1つ以上持つすべての障害あるいは正常からの逸脱をいう[1]。慢性疾患には高血圧症や糖尿病、慢性呼吸不全などが挙げられるが、罹患率の高いものから低いものまで、死亡率の高いものから低いものまでその範囲は広い。

　慢性疾患の治療の目標は、治癒ではなく、疾患を悪化させないようにコントロールしていくところにある。そのため、患者の**セルフケア**や家族の協力が治療上で重要な促進要因となる。永続的な慢性疾患と共存する生活は、患者のみならず家族に慢性的なストレスを累積させる。特に寛解と増悪を繰り返す疾患の場合は不安との共存も余儀なくされ、精神的負荷が大きい。患者への精神的負荷は精神的健康の低下や**コンプライアンス**の低下を招き、セルフケアを困難にさせることにつながるのである。一方、家族は長期療養の中で心身ともに疲れ、セルフケアが困難になった患者に巻き込まれ、関係が悪化することもしばしばみられる。慢性疾患の治療においては、疾患コントロールの教育・指導に加え、治療に影響を及ぼす心理・社会的要因の評価・介入が重要となる。

> コンプライアンス
> compliance
> 医療現場では、患者が処方通りに服薬することなどの順守性を指す。

［2］難病の概要

　慢性疾患の中には、いわゆる難病と呼ばれる疾患群がある。難病とは、医学用語ではなく、行政用語として使用されている難治性疾患の総称である。1972（昭和47）年10月に策定された**難病対策要綱**では、難病の範囲は「原因不明、治療法未確立であり、かつ後遺症を残すおそれが少なくない疾患」および「経過が慢性に渡り、単に経済的な問題のみならず介護などに著しく人手を要するために家庭の負担が重く、また精神的にも負担の大きい疾患」と定められている。**難治性疾患克服研究事業**の臨床調査研究分野の対象となっている130の難病のうち、「診断技術が一応確立し、かつ難治度、重症度が高く、患者数が比較的少ないため公費負担の方法によ

り受診を促進しないと、原因の究明や治療方法の開発などに困難をきたすおそれのある疾患」については、治療が極めて困難である。医療費も高額あるいは長期間に及ぶことから56疾患を**特定疾患治療研究事業**の対象疾患とし、医療費の自己負担分に対して国と都道府県から補助が行われ、2014（平成26）年度末の医療受給者証交付は92万5,646人であった[2]。

　2013（平成25）年4月1日施行の**障害者総合支援法**では、障害者の定義に新たに難病等が追加された。症状の変動などによって身体障害者手帳が取得できない場合でも、一定の障害があれば障害福祉サービス等の対象になることとなったのである。そして2014年5月には、**難病の患者に対する医療等に関する法律**（難病法）が公布され、この法律において難病は「発病の機構が明らかでなく、かつ、治療法が確立していない希少な疾病であって、当該疾病にかかることにより長期にわたり療養を必要とすることとなるもの」と定義された。難病の範囲は、①発病の機構が明らかでない、②治療法が確立していない、③長期の療養を必要とする、④患者数が日本国内で一定の人数に達しない、⑤診断に関し、客観的な指標による一定の基準が定まっている5要件を満たす難病のうち、厚生科学審議会（疾病対策部会指定難病検討委員会）が審議を行い、厚生労働大臣が指定したものとなった。

　2014年10月には110疾患、2015（平成27）年5月には196疾患を難病に指定し、計306疾患が公費負担医療の対象となった。さらに、2017（平成29）年3月には24疾患（カナバン病ほか23疾患）、2018（平成30）年3月には1疾患（特発性多中心性キャッスルマン病）、2019（令和元）年7月には2疾患（膠様滴状角膜ジストロフィー、ハッチンソン・ギルフォード症候群）が難病指定され、2020（令和2）年4月時点で、**特定医療費（指定難病）助成制度**（図11-1-1、図11-1-2）の対象は計333疾患となっている。

　なお、特定疾患治療研究事業により医療費助成されていた56疾患のうち、現在もこの制度で助成されているものはスモン、難治性肝炎のうち劇症肝炎、重症急性膵炎、プリオン病の4疾患であり、他の疾患は難病法による指定難病として助成対象になっている。

　2018年4月より、333疾患のうち3疾患（全身型若年性特発性関節炎→若年性特発性関節炎、有馬症候群→ジュベール症候群関連疾患、先天性気管狭窄症→先天性気管狭窄症／先天性声門下狭窄症）について名称が変更となった。2018年度末の特定疾患医療費（指定難病）受給者証所持者数は、91万2,714人となっている。

障害者総合支援法
正式名称は「障害者の日常生活および社会生活を総合的に支援するための法律」である。

図 11-1-1　難病法に基づく特定医療費の自己負担上限額

階層区分[※1]	一般	高額かつ長期[※2]	人工呼吸器等装着者[※3]
生活保護	0 円	0 円	0 円
低所得 I	2,500 円	2,500 円	1,000 円
低所得 II	5,000 円	5,000 円	
一般所得 I	10,000 円	5,000 円	
一般所得 II	20,000 円	10,000 円	
上位所得	30,000 円	20,000 円	
入院時の食費	食事療養標準負担額を自己負担		

※1の階層区分

低所得 I	市町村民税非課税	（〜本人年収 80 万）
低所得 II		（本人年収 80 万超〜）
一般所得 I	市町村民税課税以上 7.1 万円未満	（年収約 160 万円〜約 370 万円）
一般所得 II	市町村民税 7.1 万円以上 25.1 万円未満	（年収約 370 万円〜約 810 万円）
上位所得	市町村民税 25.1 万円以上	（年収約 810 万円〜）

※2の高額かつ長期　新規患者のうち、「一般所得 I」「一般所得 II」「上位所得」の受診者であって、医療費総額が 5 万円を超えた月数が申請を行った月以前の 12 月以内にすでに 6 月以上ある者が該当する。

※3の人工呼吸器等装着者　支給認定を受けた指定難病により、継続して常時、人工呼吸器その他生命維持管理装置を装着する必要があり、かつ、日常生活動作が著しく制限されているものに該当する旨の都道府県による認定を受けた者。

出典）安藤秀雄・栗林令子『すぐに役立つ公費負担医療の実際知識 2020 年版』医学通信社，図表 4-3 を修正.

図 11-1-2　医療保険、公費負担、患者負担の割合

医療保険 70%	公費負担	患者負担

※医療保険給付（原則 7 割）が優先され、原則 1 割が公費による助成され、患者負担は 2 割となる。ただし、図 11-1-1 の通り、負担上限額が定められている。

出典）安藤秀雄・望月稔之・並木洋・ほか『医療実務 100 法最新医療関連法の完全知識 2020 年版』医学通信社，p.363「公費負担・医療保険給付・患者負担の割合」を修正.

B. 難病の心理社会的分類法

［1］慢性疾患の心理社会的類型学モデル

　慢性疾患は種類が多く、医学的な分類を基に支援方法を検討することは困難である。ローランドは慢性疾患を抱える患者・家族に影響を及ぼす心理社会的要因を基に慢性疾患の分類を試みている[4]。

　ローランドの慢性疾患の**心理社会的類型学**によると、①発症（急性、緩慢）、②経過（進行性、持続性、再発性）、③転帰（致命的・短命、非致命的）、④能力不全の程度（あり、なし）の 4 つを類型化する要因としてい

る。たとえば肺気腫やアルツハイマー病、ハンチントン病などは①発症
（緩慢）、②経過（進行性）、③転帰（致命的・短命）、④能力不全の程度
（あり）の組み合わせとなり、医学的には異なる疾患であるが、心理社会
的影響に視点を置けば類似性がある疾患と解釈できる。これは、支援を行
う専門職が全種の患者の支援経験を持たなくても、類型学モデルで同種に
分類された患者の支援経験があれば同類型の患者支援に援用できることを
意味している。社会福祉士をはじめとする保健医療福祉の専門職が支援を
検討する指標の1つとして有用である。

［2］ 難病の分類法

　1998（平成10）年度にわが国で行われた「特定疾患治療研究事業対象
疾患の選定方法に関する調査研究」では、118の難病疾患を①希少性（患
者数の程度）、②病因の解明状況、③治療法確立の程度、④日常生活面で
の何らかの介護を必要とする患者の割合、⑤5年生存率の程度、⑥診断基
準と重症度基準の有無と整備状況、⑦ここ10年間における患者数の動向、
⑧平均初診時年齢、⑨患者の入院を1とした場合の外来比、⑩数ヵ月に1
回通院している患者の割合、⑪専門医数の状況、⑫就業困難な患者の割合、
の12項目を用い、患者の視点、治療研究事業（行政）の視点、研究者の
視点で3つの decision tree を作成している[5]。最新のデータを用いて、
心理社会的要因に強く関連すると考えられる項目、たとえば、③治療法確
立の程度、④日常生活面での何らかの介護を必要とする患者の割合、⑫就
業困難な患者の割合などを選択して難病を分類すれば、ソーシャルワーク
におけるアセスメントを助ける有用な指標になり得ると考える。

**decision tree
決定木**
物事の分類や命題判定の
選択などを多くの段階で
繰り返し行う際、分岐の
繰り返しを階層化して樹
形図に表したグラフまた
はモデルをいう。

2. 難病を抱える患者・家族の支援方法

　この節では、神経難病と腎・泌尿器系の難病に焦点を当て述べることと
する。

A. 神経難病を抱える患者と家族の支援

［1］ 神経難病を抱える患者と家族の状況
　特定医療費（指定難病）助成制度の対象疾患の中でも、特に神経難病

（病変が中枢神経系や末梢神経、筋肉に存在する難病）は、療養生活の長期化や身体または精神の障害の進行により、心理的問題のみならず就労問題や経済的問題、介護問題など多くの生活障害を引き起こし、患者・家族の生活そのものに大きな影響を及ぼす。神経難病の代表疾患には**筋萎縮性側索硬化症**（以下、ALS）のほか、進行性核上性麻痺、脊髄小脳変性症、多系統萎縮症、パーキンソン病、ハンチントン病などがある。

健康関連QOLの評価指標であるShort Form 36 Health Survey（以下、SF-36）と、難病患者に共通の主観的QOL尺度（以下、難病QOL）を用いた研究[6]では、神経難病の患者は**SF-36**の各サブスケールにおいて国民標準値より有意に低い（QOLが低い）。また、難病QOL得点においては他の難病患者に比して低い（QOLが低い）という結果が得られている。難病中の難病といわれるALSでは、患者のQOL低下は身体状況よりも精神的状況との関連が強く[7]、精神面への支援の重要性が指摘されている。

大半の神経難病が進行の一途をたどり、身体障害などによって生活障害が拡大する。患者は自らの機能が衰退していく現実と、それを認めたくない気持ち（否認）が交錯し、心のバランスがとれなくなって動揺する。また、身体障害の進行とともに社会での役割（家庭での役割や仕事など）も失われ、喪失感と絶望感、怒りを抱くようになる。一方、家族はこのような患者の気持ちを受けとめて楽にしてあげたいと思いながらも、患者の言葉に翻弄される。患者の心理に巻き込まれていることに気づけない場合は、患者との関係が悪化する場合がある。家族の介護継続の意向が低下すれば適切なケアが困難となり、患者の精神的状況がさらに悪化し、患者・家族の関係調整が必要となる場合がある。

[2] 神経難病を抱える患者と家族の支援

支援においては、患者・家族の心理面への支持とともに、患者・家族の疾患に対する受容や生活障害の程度に沿った社会資源の活用が必要となる（次項の事例を参照）。神経難病患者の療養生活を支えるには、障害福祉サービスや介護保険サービスをはじめ多くの分野の社会保障制度の活用を要する。支援者は広範な制度の知識と活用における制度の優先順位などを把握しておく必要がある[8][9]。

身体機能が低下して在宅療養を行う場合は、多くの医療サービスや介護サービスを利用することになるため、そのことが家族システムの変容を要請する場合がある。家族システムの中で生じる相互作用を評価し、システムとして機能を変容させながら適応に向かっているか否かを確認しつつ、必要時には助言などの支援が必要となる。また、患者と他の家族成員間の

コミュニケーションが良好ではなく、システムとしての結束力や適応力に障害が生じている場合には、患者および他の家族成員の真意を聴き、調整が必要になる場合もある。

ALS の場合、人工呼吸器の装着の有無（延命の選択）の決定が以後の療養生活を左右する大きな岐路となる。人工呼吸器を装着して延命することを選択した場合、その意味づけは、家族の介護継続意向に大きく影響する。人工呼吸器の装着を患者・家族が話し合って決定した場合には、延命を選択した意味づけが可能となるが、介護する家族単独で決定した場合には、選択したことの迷いなどにより延命を選択した意味づけが曖昧になり、延命を選択した意味づけを行うための心理的支援が必要となる(10)。山本ら(11) は人工呼吸器装着の意思決定場面における心理について、先行研究を精査した結果、ALS 患者の心情を【生かされた状態で生きることへの拒否感】や【家族との意見の相違による苦悩】、【死の恐怖から生じる生存欲求】など 7 つのカテゴリーに、家族の心情は【患者の生存を渇望する気持ち】や【やむを得ない状況で決断を迫られる苦悩】、【多大な介護負担と延命後の患者の人生への問いから生じる懸念】など 6 つのカテゴリーに整理できたと述べている。支援者には、ALS 患者とその家族では心情が異なることを認識しながら、診断早期からの介入が求められる。

植竹(12) は岡村の 7 つの要求（①経済的安定、②職業的安定、③家庭的安定、④保健・医療の保障、⑤教育の保障、⑥社会参加ないし社会的共同の機会、⑦文化・娯楽の機会）を取り上げ、延命の選択の際には、医学情報に加えて社会福祉固有の視点からの情報提供が必要であると述べている。生活全般にわたる情報は、患者・家族が延命を選択するのか否かを議論するために重要な資料になると考えられる。

岡村の 7 つの要求
全ての人（個人）が持つ社会生活上の基本的要求をいう。
出典）岡村重夫『社会福祉原論』全国社会福祉協議会，1983，p.82.

[3] ALS 患者の事例から見る社会福祉士の支援の実践

ALS 患者と家族の心理面に沿った社会資源の活用の実際について、**医療ソーシャルワーカー**（社会福祉士）のソーシャルワーク実践事例を紹介する。

（1）事例の概要

患者は A さん（50歳・男性、会社員）である。下肢の脱力感が気になっていた A さんは、妻に付き添われて B 病院を受診した。主治医（神経内科）は妻に対して「病名は ALS であり、治療法はほとんどなく進行性である」と説明し、今後かかる医療費については公費負担医療制度を利用するようにと相談室を紹介した。

予後不良である説明を受けた妻は非常にショックを受けていた。対応し

た医療ソーシャルワーカー（以下、MSW）は妻の動揺を充分に受けとめながら、医師から紹介された公費負担医療制度とは、難病患者に対する医療費の助成制度であることを説明した。生活費の確保については、被用者保険の**傷病手当金**を説明し、就労できない状態が続けば1年6ヵ月の間給付が受けられることを伝えた。MSWは妻の精神的な動揺を受けとめながら制度の概要を説明し、今後もいつでも相談に応じることを約束し、インテーク（初回面接）を終えた。

　後日、告知を受けたAさん本人と妻が難病患者に対する医療費の助成制度の手続きを取りたいと来室した。Aさんは発病に対してショックの様子だったが、妻のためにも自分がしっかりしなければならないと考えていると話した。

　症状は次第に進行し、歩行に介助がいるようになった。半年も経つと職場復帰できないAさんの解雇について勤務先から話が出てきた。退職後の医療保険について、心配になったAさん夫婦に、MSWは国民健康保険の手続きを提案した。また、今後症状が進行した際に利用できる制度について、説明が聞きたいとAさんから申し出があった。MSWは身体障害者手帳の2級以上が取得できた場合に、都道府県独自の制度である障害者の医療費助成が利用できること、傷病手当金の支給満了後には、**障害年金**が申請できることを説明した。この頃、Aさんは今後の生活をどのように過ごしていけばよいか考え始めていた。MSWはAさんの訴えに耳を傾け、思いを言語化していった。Aさんは気持ちが整理できた様子で、「どのような状態になろうと妻と一緒に暮らしたい」と言い、症状が進行した際には在宅生活がスムーズに行えるように支援して欲しいと話した。

　その後もAさんの症状は進行し、発症から1年を経過した時には車椅子が必要となり、上肢にもかなりの障害がみられた。MSWは主治医やAさん夫婦と相談し、介護保険（要介護認定）と**身体障害者手帳**の申請を行い、あわせて**特別障害者手当**の申請を行った。要介護3の認定が下りた後、指定居宅介護支援事業所の介護支援専門員と連絡を取り、車椅子と電動ベッドのレンタルや訪問介護を利用することになった。

　さらに6ヵ月後には傷病手当金は支給満了となり、障害年金を申請した。この頃Aさんは寝たきり状態になっていた。MSWはAさん夫婦と相談しながら、指定居宅介護支援事業所の介護支援専門員、保健所の保健師の協力も得て、在宅療養の支援体制をさらに整えていくことにした。また、B病院への受診が困難になったため、主治医と相談して地域の開業医へ**往診依頼**を行い、一般状態のチェックや家族への看護指導のため、**訪問看護ステーション**へ訪問看護を依頼した。その後もAさんの状態は悪化の一

特別障害者手当
特別児童扶養手当等の支給に関する法律に基づく社会手当であり、20歳以上の人で在宅で常時介護を要する人が対象となっている（所得制限あり）。

往診
状態悪化など、患者や家族の要望により医師が緊急的に家庭を訪問する診療行為である。

途を辿り、B病院に入院となった。嚥下障害、呼吸筋麻痺が生じており、延命のためには胃瘻造設や人工呼吸器装着が必要となってきた。これらの選択のために主治医は医学的情報を提供し、MSWからは在宅療養を支援する諸制度などの説明を行った。またAさん夫婦から、同病者の現状を知り、これからの生き方を決める参考にしたいとの希望が伝えられたため、MSWから患者会に関する情報提供をした。Aさん夫婦は数日後、患者会へ体験参加した。

(2) 事例において注視すべき支援課題

　前述の事例では、アセスメントにより6つの支援課題（必要性：ニーズ）が抽出されている。MSWはこれらに対応すべく支援を行っていることから、概要に若干の情報も加えて概説する。支援においては、心理的支援を基盤にしながら、事例の全体性、将来性を意識しながら課題抽出を行うことが重要である。

①希望と現実の齟齬の調整

　これは、今後の生活に対するAさんの思いと実現可否の検討、妻の不安の具体化、妻の介護力の評価、協力者の有無とその程度の評価の必要性を指している。実現可能な療養生活とAさんの思いのすり合わせ、妻の不安解決のために医療関係者を巻き込んだ具体的な方策の検討が必要となる。

②医療の確保

　これは、在宅医療に必要な環境整備、病状急変時の病床確保の必要性を指している。在宅医療関連機器の確保と妻等への指導や在宅医療を支える専門職のネットワーク構築、通院手段の確保（福祉タクシー等）、緊急時の入院先とそのルートの決定が課題となる。

③介護支援の確保

　これは、在宅療養に必要な物的・人的環境整備を指している。Aさんや家族の**ストレングス**評価を行ったうえで、介護保険の申請ならびに指定居宅介護支援事業所、保健所への支援依頼、介護支援専門員・保健所保健師との協働による物的・人的環境整備、専門職のネットワーク構築が求められる。

> **ストレングス**
> strength
> 本来持っている力、強さ、才能。

④コミュニケーション手段の確保

　これは、人工呼吸器装着によりコミュニケーションが困難になることを想定した課題である。コミュニケーション方法の工夫や障害者総合支援法に基づく福祉用具給付によりコミュニケーションの実現を行うことが必要となる。

⑤経済基盤の保障

　これは、療養生活を支える経済基盤の保障を指している。医療費の軽減

のための制度活用や所得保障のための制度活用を行うことが必要である。

⑥障害受容の支援

　これは、障害の達成モデルの獲得を指している。患者会への参加と調整や在宅療養を行っている同病者との交流支援を通して、Aさん夫婦の療養生活のイメージづくりや達成モデルとなる闘病者イメージを獲得することが必要となる。

B. 腎・泌尿器系の難病を抱える患者と家族の支援

［1］血液透析療法を行う慢性腎不全患者と家族の状況

　難病の中には、その疾患の進行により慢性腎不全となり、**血液透析療法**を必要とする疾患がある。慢性腎不全をきたす難病には、多発性嚢胞腎、IgA腎症、急速進行性糸球体腎炎などがあり、免疫系の難病の一部にも慢性腎不全をきたす難病もある。

　血液透析療法（以下、HD）は、慢性腎不全患者の治療法の1つとして、現在30万人を超える患者がこの治療を受けている。HDは失われた腎機能を機械で代替する治療であり、患者は週3回程度、1回当たり4時間から5時間、透析施設で治療を受けている。患者にとってHDは、シャント穿刺の苦痛や透析中の合併症に対する不安などが伴うため、決して楽なものではない。腎臓移植をしない限り、生きるためには生涯HDを行わなければならず、水分制限、食事制限、透析時間の確保など日常生活の多くを拘束されている。このようにHDを行ったとしても、失われた腎機能を100％補うことはできず、長期間のHDにより貧血や心不全、透析アミロイドーシス、末梢神経障害などの合併症が生じ、さらなる苦痛を受けている。

　このような状況下で患者には精神的負荷がかかり、その結果、精神的健康の低下をきたすといわれている[13]。患者の精神的健康の低下には不安と抑うつがあり、不安にうまく対処できず、深刻化した場合は不安障害やQOLの低下を招くことになる。一方、抑うつをうまく対処できず、深刻化した場合は、不安と同様にQOLの低下およびコンプライアンスの低下をきたし、自殺率が高くなるといわれている。**抑うつの程度が高いほど生存期間が短くなる**といった研究結果もあり[14]、患者の精神面の評価が支援の第一段階であるといえる。

　一方、家族は患者のコンプライアンスの保持や精神的健康の維持、QOLの向上のための資源として捉えられており、家族のストレスに関しては、ほとんど研究がされてこなかった。しかし、筆者らが行った調査研究[15]では、約85％近くの家族が何らかの負担を感じ、約16％近くの家族

に精神的健康の低下がみられ、療養協力によるストレスが家族のQOLに影響を及ぼしているという結果が得られている。家族は患者にとって生きていくための心の支えであり、家族のあり方が患者の生きる力を強弱させる事例が数多く報告されている[16]。患者のQOL維持・向上のためにも家族のストレス源を明らかにし、ストレスを軽減する対策の必要性が示唆されている。

［2］　血液透析療法を行う難病患者と家族の支援

前述のように、HDを行う慢性腎不全患者は特有の心理的問題を抱えているため、まずは患者の心理状態の評価が必要である。それには患者の精神症状と心理状態を経時的に7相に細分化した**春木の心理プロセス**[16]や**竹本らの心理的変容過程**[17][18]が有用である。具体的な心理的支援では、患者の主観的な体験に着目し、揺れ動く心の様に寄り添うような傾聴・**支持的アプローチ**が有効であるといわれている[19][20]。患者の中には、絶えず生命の危険にさらされたストレス状況下において、不安や抑うつではなく**二次的アレキシサイミア**[21]を呈する場合がある。この場合には、交流分析法やゲシュタルト療法が有効といわれている。

支援においては、同病者からの支援が専門職の支援以上に効果を与えることが多いことから、患者会への参加を促し、**ピアカウンセリング**が受けられるような調整も重要である。また、患者の精神的状態は治療行為だけはなく、身体機能障害による役割制限や社会機能の制限から強く影響を受けているため[22]、患者の状況に応じた就労支援なども求められる。

家族の支援においては、患者と同様に心理的変容過程に沿った支援をベースにしながら、家族側の負担になっている生活問題を把握し、社会資源を活用することにより、解決・軽減を図っていくことが必要である。患者への療養協力が不充分な家族に対しては、教育的指導だけではなく、現在の療養協力の程度や努力を支持・評価していくことが家族の療養継続意向を向上させることにつながる。

社会保障制度の活用においては、まず医療費の軽減が必要である。外来透析の医療費は1ヵ月に約40万円、入院透析は入院費を含めて1ヵ月約100万円であり、HDは医療保険適用となっているが、医療費の一部負担分でも高額である。長期間治療を要することから経済的負担が大きく、特定疾病に指定されている。そこで、高額療養費における高額長期疾病を利用することにより、1ヵ月の自己負担額の上限を1万円（高所得者は2万円）にすることが可能である。さらに**身体障害者手帳**（腎機能障害）の取得後、**自立支援医療**（更生医療）の申請・利用により、所得状況によって

春木の心理プロセス
第1相：透析に入る前の尿毒症の時期、第2相：透析導入期（1〜4週）、第3相：回復〜安定期（1〜3ヵ月）、第4相：中間期（4〜12ヵ月）、第5相：社会適応期（1〜3年）、第6相：再調整期（3〜15年）、第7相：長期透析期（15年以降）。

竹本らの心理的変容過程
【混乱】、【変化】、【共存】の3つのコア・カテゴリーに分類することができ、これらの変容特性は、【混乱】から【変化】、【変化】から【共存】へと展開する。

二次的アレキシサイミア
secondary alexithymia
透析・がんなどの患者で心理的防衛反応としてみられる失感情症をいう。

185

は1万円未満に軽減できる場合もある。所得保障については、被用者保険の本人の場合は傷病手当金の支給の申請を、障害認定日以降には障害年金の申請を行うことができる。福祉サービスの利用については、介護を要する65歳以上の患者は、介護保険法の介護サービスを利用できる。それ以外の患者で身体障害者手帳を有する者は、障害者総合支援法の障害福祉サービスを利用することが可能である。

　以上、腎・泌尿器系の難病にみられるHDの影響について述べてきたが、難病ゆえの苦悩にこれらの負担が加わるため、患者や家族の苦悩は計り知れないものである。繰り返しになるが、支援者は心理的支援を基盤にしながら、具体的な生活課題を患者や家族とともにペースを合わせながら一つひとつ軽減・解決していくことが求められる。

注）

　ネット検索によるデータの取得日は，いずれも2020年10月1日.

(1) 見藤隆子他編『看護学事典』社団法人　日本看護協会出版会，2003，p.645.

(2) 厚生労働省ウェブサイト「平成26年度衛生行政報告例の概況」.

(3) 厚生労働省ウェブサイト「衛生行政報告例」（平成30年度末現在）.

(4) Rolland, J. S., Toward a psychosocial typology of chronic and life-threatening illness, *Family System Medicine*, 2 (3), 1984, pp.245-263.

(5) 永井正規・太田晶子・仁科基子他『電子入力された臨床調査個人票に基づく特定疾患治療研究医療受給者調査報告書』2005.

(6) 川南勝彦・箕輪眞澄・新城正紀他『難病患者の地域ベース・コーホート研究』厚生の指標，48 (7)，2001，pp.1-8.

(7) 岡本和士・紀平為子・近藤智善他『筋萎縮性側索硬化症患者におけるQOLの変化とその関連要因に関する検討』厚生の指標，52 (5)，2005，pp.29-33.

(8) 竹本与志人『難病患者と介護保険―介護保険制度と難病施策の適用関係について』岡山県社会福祉士会社会福祉研究，3，岡山県社会福祉士会，2001，pp.29-35.

(9) 時枝琢二『神経難病患者の地域支援を考える―難病施策と介護保険との関係の中で』社会福祉士，9，2002，pp.113-119.

(10) 大西美紀・萱間真美・筺宗一他『侵襲的人工呼吸器装着の選択が筋萎縮性側索硬化症（ALS）患者の介護者の心理的負担感に及ぼす影響』看護研究，36 (5)，2003，pp.13-23.

(11) 山本麻理奈・清水裕子『筋萎縮性側索硬化症患者と家族の人工呼吸器装着の意思決定場面における心理に関する文献検討』香川大学医学部看護学科香川大学看護学雑誌，23 (1)，2019，pp.47-57.

(12) 植竹日奈『ALS患者の呼吸器選択におけるソーシャルワークの役割―患者にとって必要な情報とはなにか』医療と福祉，68，33 (1)，1999，pp.32-34.

(13) 春木繁一『透析患者の心とケア―サイコネフロロジーの経験から（正編）』メディカ出版，1999，pp.83-96.

(14) Kimmel, P. L. and Peterson, R. A., et al., Multiple measurements of depression predict mortality in a longitudinal study of chronic hemodialysis outpatients, *Kidney International*, 57, 2000, pp.2093-2098.

(15) 竹本与志人『血液透析患者の心理的変容過程と家族心理に関する研究　調査研究

報告書』2015.

(16) 春木繁一『透析患者の心とケア―サイコネフロロジーの経験から（正編）』メディカ出版，1999，pp.23-25，pp.49-54.

(17) 竹本与志人・杉山京・桐野匡史・村社卓『血液透析患者の心理的段階とその変容過程』岡山県立大学保健福祉学部紀要，22，2015，pp.81-89.

(18) 竹本与志人・杉山京・仲井達哉『血液透析患者を対象とした心理状態の類型化とその特徴』厚生の指標，65（3），2018，pp.15-21.

(19) 難波京子『慢性透析に対する MSW の援助に関する一考察―慢性透析患者の心の動きを中心として』岡山医療ソーシャルワーク，7，2000，pp.37-43.

(20) 野口康彦『透析患者の心理的問題と支持』医療と福祉，71，34（2），2001，pp.44-48.

(21) Freyberger, H., Supportive psychotherapeutic techniques in primary and secondary alexithymia, *Psychotherapy and Psychosomatics*, 28, 1978, pp.337-342.

(22) 岡美智代・梶浦尚美・佐藤和佳子他『Kidney Disease Quality of Life Short Form（KDQOL-SFTM）を用いた血液透析患者の精神状態に影響を及ぼす関連要因』透析会誌，34（10），2001，pp.1299-1305.

■理解を深めるための参考文献

● 岡堂哲雄『病気と人間行動』中央法規出版，1987.

「患者・家族の心理と看護ケア」シリーズの１つであり、患者・家族の心理的危機を支える看護のあり方をまとめたものである。看護師のみならず社会福祉士などの福祉専門職の支援にも参考となる１冊である。

● ワルシュ，F. ＆アンダーソン，C. M. 編／野中猛・白石弘巳監訳『慢性疾患と家族』金剛出版，1994.

慢性疾患は患者のみならず家族にも影響を与える。家族を含めた患者支援のあり方について、多くの先行研究と事例を取り上げながらわかりやすく説かれている。

● 水澤英洋・五十嵐隆・北川泰久ほか監修・編集／日本医師会発行『指定難病ペディア2019』診断と治療社，2019.

わが国の難病対策の歴史と現状、指定難病333疾患のうち331疾患について疾患概念や原因、疫学、症状・兆候などが簡潔に書かれた辞書であり、指定難病の概要を理解するのに有用である。

　2020（令和2）年、京都で在宅療養を行っていた筋萎縮性側索硬化症（ALS）の患者が医師2名により安楽死させられるといった衝撃的な事件が報道された。患者の生命を護るはずの医師が、患者の生命の灯を消したのである。ALS患者の安楽死については過去にも数例存在するが、何度聞いても、またどう考えても納得のいかない悲しい事件である。

　「死にたい」という気持ちをどう捉えるか。それは、①一定の心理的変容過程を経てたどり着いた患者の敗北感、②ボディ・イメージの変化を受け容れられなかった患者自身への怒り、③病気との闘いのなかで自らが得た知識や情報などから考え、結論づけた患者の最終手段などと捉えられる。

　ALSに代表される神経難病の場合、確定診断までに長期間を要し、長い年月を経て徐々に身体機能が低下していく疾患が少なくない。そのため、診断されたショック、身体機能の変化、それに伴う生活環境の変化に順応するための並大抵ならぬ努力が必要となる。今までの自分の身体あるいは生活のイメージから転換できなければ疾患とともに歩む療養イメージが描けず、「死にたい」「死ぬしかない」といった負の感情が高まっていく。このような際に専門職は、まずは「死にたい」気持ちを言語化させることによるカタルシス効果を起こすことが求められる。患者の訴えの傾聴は専門職自身もつらいものであるが、患者はさらにつらい境地に佇んでいることを十分に理解し、正面から受け止めることが必要である。患者の心情が理解できたならば、その場所から患者のペースに合わせながら、「疾患を抱えながらどう生きるか」といった新たな物語を構築していくことが重要となる。このような場合、ナラティブ・アプローチや解決志向アプローチ等が効果的である。

　このように、診断時から患者を支えることの重要性を考えるならば、ある意味「死にたい」という気持ちを実行させてしまった負の結果は、それまでの患者の支援体制や援助方法に何らかの課題があった可能性も否めない。ドルゴフらはソーシャルワーカーの倫理的判断に有用な指針として、**倫理的指針選別順位**を提示し、その最も優先される原則が生命の保護であると述べている。生命の灯を消すという選択肢はない。援助者は揺らいではいけないのである。

ドルゴフらの倫理的指針選別順位
ソーシャルワーカーが倫理的ジレンマに陥った際の羅針盤であり、優先順位の高いものから①生命の保護（Protection of Life）、②社会正義（Social Justice）、③自己決定・自律・自由（Self Determination, Autonomy, and Freedom）、④最小限の害（Least Harm）、⑤生活の質（Quality of Life）、⑥プライバシーと守秘義務（Privacy and Confidentiality）、⑦誠実さと開示（Truthfulness and Full Disclosure）、と示されている。
出典）Dolgoff, R., Harrington, D., Loewenberg, F. M., Ethical Decisions for Social Worker Practice (9th Ed.), Brooks/Cole, 2012, pp.80-82.

第12章 救急・災害現場における支援の実際

近代以降、私たちの生活の利便性が向上するに伴い、その因果関係はさておき、「救急・災害の発生が増加」という指摘は多い。

ここでは、わが国が近年経験した救急・災害現場の代表事例の1つである東日本大震災時の状況を念頭に置きつつ、ソーシャルワーカーとして備えておくべき「救急・災害現場における支援」について学ぶ。

1

本章で扱う「救急・災害現場」とは、どのような状況を指すのか、想定される事態も含めて、救急・災害現場の捉え方について理解する。

2

ソーシャルワーカーの業務の多くは、法律や制度に則ったものだが、それは救急・災害現場においても基本的に同じことが求められる。平時には触れる機会が少ない災害関係法について理解する。

3

救急・災害現場におけるソーシャルワークの使命（価値）と支援活動（知識、介入）を考える。被災地では、専門職とボランティアの連携・協働も求められるため、全体的な支援の実際を理解する。

1.「救急・災害現場」とは

A.「救急」と「災害」の関係性

　まず、本章のテーマである「救急」と「災害」という非常事態について、両者の関係性を確認する。

　現代に生きる私たち人間の日常生活において、「救急」という動きが必要となる事態が生じた場合、その必要性を引き起こした原因が何であれ、その事態そのものが「災害」（個人レベルの事態なら「災難」と呼ぶようなケースも含め）と言えるであろうし、また規模の大小を問わずとも、「災害」と認識される事態が発生すれば、「救急」という動きが必要になることは、自明の理と言ってよいだろう。

　しかしなぜ、ここで一応その関係性を確認しておく必要があるかと言うと、医療においては、「救急医療体制」と「災害医療体制」が区別された形で法律的、制度的に整理されているという事情がある[1]。そのため、いずれの現場においても医療と連動することが多い「福祉」の領域においても、それらの場面を区別して話を進める必要があるかどうかを確認しておきたいのである。

　しかしながら、本章の目的は、とにかく切り離し難い「救急」と「災害」を包括した「救急・災害現場」という状況において、ソーシャルワーカーが担うべき役割や具体的な業務、つまり「災害ソーシャルワーク」と呼ぶべき「支援活動」について、概要を理解することである。

　そのため、ここでは両者を包括する典型的な事態である「大規模自然災害」という状況を念頭に置いた「救急・災害現場」について述べていくこととする。

災害ソーシャルワーク
2011（平成23）年3月に発生した東日本大震災を機に、災害時に必要とされる専門的支援の方法論構築に向けて「災害ソーシャルワーク」という分野が提唱されるようになった。

B. 災害とは何か

　わが国では、**災害対策基本法**において、次のように「災害」を定義している。

　「暴風、竜巻、豪雨、豪雪、洪水、崖崩れ、土石流、高潮、地震、津波、噴火、地滑りその他の異常な自然現象又は大規模な火事若しくは爆発その他その及ぼす被害の程度においてこれらに類する政令で定める原因により

生ずる被害」（2条1項）

「放射性物質の大量の放出、多数の者の遭難を伴う船舶の沈没その他の大規模な事故」（同法施行令1条）

おおよそ、人間が遭遇する可能性がある「災害」の全体像については、大きく「**自然災害**」と「**人為災害**」に分類して整理できる。先の「災害対策基本法」においては、「自然災害」についてはある程度の例が明記されているものの、「人為災害」と言える事態については、施行令で少数の例が挙げられているにすぎない。

ラファエルは、人為災害の例として、戦争、大規模火災、構造物（橋梁、ビル、ダム、鉄道、放置された廃棄・堆積物など）の崩壊、交通事故（自動車、船舶、航空機など）を挙げている[2]。

「災害」がもたらす被害の程度は、たとえば同規模の自然現象（台風や津波などのハザード）であったとしても、それが発生した場所の地域性や時間帯、その場の人口密集度などによって、相当違ってくることが知られている。それについて立木茂雄は「自然災害は、誘因である自然現象としてのハザードが、素因である社会の脆弱性を襲う結果生まれるのであり、それゆえに災害の被害は社会的に構築される」[3]と指摘している。ハザードがどの程度の「災害」を引き起こすかについては、たとえば、地域に「防災ネットワーク」が整備されているかどうかなど、平時から存在しているネットワーク機能などが関係した結果であることを意味している。

ちなみに国語辞典（新明解国語辞典、三省堂）では「災害」について、「台風・洪水・地震・大火・感染症の流行などによる災難（と損害)」と「感染症」も含まれている。

2020（令和2）年以降、全世界的に「コロナ禍」という事態に見舞われた。感染症の拡大という事態は、限りなく災害に関連する「非常事態」という捉え方に異論はないであろう。しかしながら、「災害ソーシャルワーク」におけるこの問題に対する支援法の構築は、まだ今後の課題である。

ラファエル
Rapheal, Bererley
1934～2018

立木茂雄
1955～

2. 災害関係法について

A. 災害関係法とは

わが国においては、自然災害の発生が多い。第2次世界大戦後の1946

（昭和21）年に南海地震が発生し、それを受けて翌年の1947（昭和22）年に「**災害救助法**」が制定された。そして1961（昭和36）年には、当時、未曾有の大災害となった伊勢湾台風を契機として、わが国の災害対策法制の中心となる「**災害対策基本法**」が制定された。その後は、あたかもその二法の制定に倣うように、次々と発生した大規模な自然災害を機に、さまざまな関連法が整備、もしくは改正されてきた経緯がある。

　災害関係法は、すべて網羅すると多数にのぼり、それらは災害を「予防」するステージから、災害が発生した只中にある「応急」のステージ、そして「復旧・復興」のステージに至るまでの3段階に分けて整理することができる（**図12-2-1**）。ここでは、災害ソーシャルワークに関連する主要な法律とその概要を紹介する。

B. 災害対策基本法

　災害対策基本法制定のきっかけとなった伊勢湾台風は、死者4,697人、行方不明者401人、物的損害7,000億円超を引き起こした戦後最大級の自然災害として、今なお語り継がれている大規模災害である[4]。語り継がれている理由としては、伊勢湾台風そのものの大きさ以上に、当時、高度経済成長の只中にあったわが国の都市化における「防災上の整備の欠如」が、被害の甚大さを引き起こしたという点である。つまり「災害」というものは、いわば「人災的側面」を伴うという教訓をもたらしたことにある。本法は、「防災」の必要性、また仮に災害が発生しても「減災は可能である」という理念の実現に向けて、国、ならびに国民の責務を明確化する法律として成立、今日まで発展的に継承されてきている。災害全体を俯瞰する内容であり、災害の予防策から応急対応、復旧・復興に至るまでのあらゆる段階をカバーする法律であるため、国と地方公共団体の責任や役割などの基本方針も、ここに示されている。「災害対策本部」の設置をはじめ、国レベル、地方公共団体レベル、また民間レベルなどにおいて「誰が、何を担うのか」という、被災地、被災者への救助、救援活動も、この法律を根拠としている。

C. 災害救助法

　災害救助法には、「災害に対して、国が地方公共団体、**日本赤十字社**その他の団体及び国民の協力の下に、応急的に必要な救助を行い、被災者の保護と社会秩序の保全を図る」という目的が掲げられており、それに沿っ

日本赤十字社
Japan Red Cross Society
世界192の国と地域に広がるネットワークを生かして活動する組織である赤十字の1社。日本赤十字社は西南戦争で救護活動を行ったことに端を発しており、戦争・紛争のみならず、災害時の救護活動も行っている。東日本大震災時には、仮設住宅へ備えつける電化製品も提供した。

図12-2-1　主な災害対策関係法律の類型別整理表

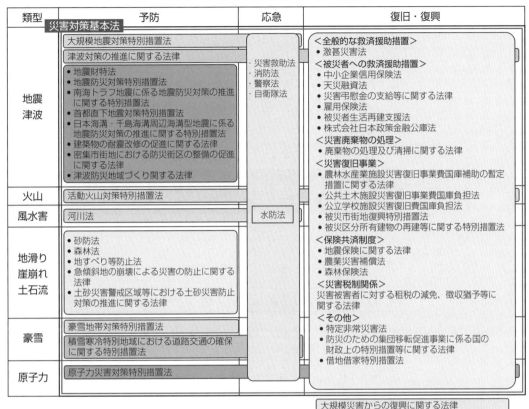

類型	予防	応急	復旧・復興
	災害対策基本法		
地震 津波	大規模地震対策特別措置法 津波対策の推進に関する法律 ・地震財特法 ・地震防災対策特別措置法 ・南海トラフ地震に係る地震防災対策の推進に関する特別措置法 ・首都直下地震対策特別措置法 ・日本海溝・千島海溝周辺海溝型地震に係る地震防災対策の推進に関する特別措置法 ・建築物の耐震改修の促進に関する法律 ・密集市街地における防災街区の整備の促進に関する法律 ・津波防災地域づくりに関する法律	・災害救助法 ・消防法 ・警察法 ・自衛隊法	＜全般的な救済援助措置＞ ・激甚災害法 ＜被災者への救済援助措置＞ ・中小企業信用保険法 ・天災融資法 ・災害弔慰金の支給等に関する法律 ・雇用保険法 ・被災者生活再建支援法 ・株式会社日本政策金融公庫法 ＜災害廃棄物の処理＞ ・廃棄物の処理及び清掃に関する法律 ＜災害復旧事業＞ ・農林水産業施設災害復旧事業費国庫補助の暫定措置に関する法律 ・公共土木施設災害復旧事業費国庫負担法 ・公立学校施設災害復旧費国庫負担法 ・被災市街地復興特別措置法 ・被災区分所有建物の再建等に関する特別措置法 ＜保険共済制度＞ ・地震保険に関する法律 ・農業災害補償法 ・森林保険法 ＜災害税制関係＞ 災害被害者に対する租税の減免、徴収猶予等に関する法律 ＜その他＞ ・特定非常災害法 ・防災のための集団移転促進事業に係る国の財政上の特別措置等に関する法律 ・借地借家特別措置法
火山	活動火山対策特別措置法		
風水害	河川法	水防法	
地滑り 崖崩れ 土石流	・砂防法 ・森林法 ・地すべり等防止法 ・急傾斜地の崩壊による災害の防止に関する法律 ・土砂災害警戒区域等における土砂災害防止対策の推進に関する法律		
豪雪	豪雪地帯対策特別措置法 積雪寒冷特別地域における道路交通の確保に関する特別措置法		
原子力	原子力災害対策特別措置法		
		大規模災害からの復興に関する法律	

出典）内閣府ウェブサイト「令和元年版　防災白書　附属資料27　主な災害対策関係法律の類型別整理表」.

表12-2-1　災害救助法による救助の種類

・避難所の設置	・被災者の救出
・応急仮設住宅の供与	・住宅の応急修理
・炊き出しその他による食品の給与	・学用品の給与
・飲料水の供給	・埋葬
・被服、寝具その他生活必需品の給与・貸与	・遺体の捜索・処理
・医療・助産	・障害物の除去

て具体的な支援の種類が挙げられている。

　平時より、ソーシャルワーカーは法を根拠に業務を遂行することも多いが、そのことを災害発生時においても意識しておく必要がある。それに鑑みると、災害時におけるソーシャルワーカーの支援活動は、本法に示されている内容がすべてではないものの、主として**表12-2-1**で示すような仕事に携わることが、適切な動きになると言える。

　ただし、本法の適用基準は「災害により市区町村等の人口に応じた一定数以上の住家の滅失（全壊）がある場合」、もしくは「多数の者が生命又

は身体に危害を受け、又は受けるおそれが生じた場合であって、避難して継続的に救助を必要とする場合等」となっている。そのため、本法の適用が発令されている状況かどうかによっても、動き方は違ってくる可能性がある。しかしながら、本法が適用されない小規模な被災地であったとしても、被災により、生活にさまざまな困難を来している人びとが存在する限り、ソーシャルワーカーとして支援活動を行う必要性があることは言うまでもない。

3. 救急・災害現場におけるソーシャルワーク

A. 救急・災害現場におけるソーシャルワークの理念

社会福祉士の全国組織である**日本社会福祉士協会**は東日本大震災時に、支援活動の基本方針として掲げたのが、「ソーシャルワーク機能を発揮する支援」「被災地が主体になる支援」「終了を見据えた継続的な支援」の3つであった[5]。3つめの「終了を見据えた」という点については、「災害」は、あくまでも「非常事態」であり、できる限り「速やかに復興に向かうべき出来事」であるべき、という復興への願いも感じられるものである。

また災害時に「ソーシャルワーク機能を発揮する」、そして「被災地が主体になる」という方針は、**人権擁護**について高い意識を持ち、それを基盤にソーシャルワークを実践するソーシャルワーカーは、非常事態においてもその機能を発揮するということである。

ソーシャルワーカーは、何らかの「生きづらさ」「生活のしづらさ」を抱えた立場にある人びとを支援することが使命である。「**障害者の権利条約**」の前文において引用されている「**ウィーン宣言及び行動計画**」（1993年）においては、国際連合憲章と国際人道法の原則に従い「自然災害及び人的災害の被害者に対する人道支援の重要性」が強調されている。

たとえ「非日常」に置かれた「被災者」であっても、「人権」は、平時と同じように守られて「当然」なのである。もちろん、すべてが平時と同様に生活できるということは難しい側面もある。だからといって、ともすれば「非常時だから仕方がない」「一時的なことだから我慢して」などという誤った「正論」が起こりがちなところで、ソーシャルワーカーがそういった言説に疑問を持たなくなっては、存在意義を揺るがすであろう。た

とえ「非日常」であっても、被災者の「尊厳」が踏みにじられるようなことは、けっしてあってはならないはずである。これが、非常事態である被災地でソーシャルワークを展開するソーシャルワーカーの「価値」である。

B. 救急・災害現場におけるソーシャルワークの知識

　次は専門職として活動する前提として知っておくべき災害関係法も含めた「基礎知識」について述べる。

[1]「被災地の専門職」か、他の地域から「応援の専門職」か

　被災地には、災害時の救助や救援を行う仕事についている専門職の人の中に、自らが「被災者」となっている人がいる。ごく一般的に考えれば、専門職とは言え、「災害」という圧倒的なストレスに直面した被災者でありながら、自身のことはさておき、緊急事態ゆえに一刻の猶予も許されないという平時以上の緊張感の中で、他者の救助、救援活動に従事することは、1人の「人間」として、非常に辛いことである。**東日本大震災**の時にも、被災者の立場にありながらも、懸命に職務にあたる専門職の人びとの姿があったことは、よく知られていることである。

　現地の専門職とは違い、他の地域から「応援」として被災地へ赴く専門職は、地域の特性や状況が把握できないため、往々にして「的外れ」な動きをしてしまう、ということが起こり得る。したがって厳しい状況下での仕事とはなるが、被災地の専門職の働きが、少なくともある程度は機能していることが望まれる。

　この「被災地の専門職」と「応援の専門職」の役割分担について、**日本精神保健福祉士協会**が、東日本大震災時に支援活動を行った際の留意事項において、次のような指摘をしている(6)。

①どのステージにあっても、被災地支援（※著者注：他の地域からの応援。以下②〜④の記述も、すべてこの立場に関すること）は現地で従来から支援にあたってきた人たちのバックアップとサポート、つまりは「**支援者支援**」に徹すること。

②本協会が宿泊先、自動車、専用の携帯電話、パソコンなどを確保し、自己完結型の支援とすること。

③日常業務でできていることは非常時にもできる。普段できていない支援や連携が、非常時だけできるわけではない。災害支援も特別なことをするのではなく、日常業務の延長に捉える発想が必要であること。

④この原則を踏み外さずに全国組織である本協会の利点を活かした支援活

価値
バートレットが提唱した「ソーシャルワークの3要素」のうち、筆頭にあるもの。バートレットは「価値・知識・介入（技術）」をソーシャルワークを構成する要素と指摘した。

日本精神保健福祉士協会
社会福祉士の兄弟資格の位置づけにある「精神保健福祉士」の職能団体。

支援者支援
「後方支援」と同義。

動を行うこと。

　上記に述べられている通り、他の地域から被災地に入った支援者の支援活動は、人命救助などの活動は別としても、特に福祉領域における支援活動の場合、原則は「支援者支援」、もしくは「後方支援」という立場で臨むことが適切であることが多い。この適切性を裏づける理由について、ここで詳細に論じることは省くが、このことは、筆者自身が東日本大震災の被災地で震災発生直後からその2年後までの間、断続的に支援活動に携わった経験からも確信したことである。

[2] 災害サブカルチャー

　「災害サブカルチャー」とは、「災害の脅威と衝撃の繰り返しに反応して生まれた目的観、価値観、規範、組織、技術などの複合的集合体」と定義されている現象である。それは、「災害への対応の仕方、災害死の在り方と原因、将来への備え方などについて、その集団の精神的傾向が強く現れ、また幾多のサブカルチャーと同様に、それぞれ独自の強固な社会通念をもつ」[2]ことと説明されている。つまり、特に大規模自然災害の場合、「災害が繰り返して発生し、いったん発生すると重大な被害をもたらすが、その間に警戒しなくてもよい期間が定期的に存在するような状況」[2]という条件にある地域においては、そうではない他の地域に住む者が考える以上に、災害に対する認識が高かったり、備えが周到にされている場合がある、ということなのである。

　東日本大震災での東北沿岸部の被災地において、津波によって自宅を喪失するなどの甚大な被害を受けた人や、自身が津波に呑まれそうになったところ、間一髪のタイミングで助かったという人がいる。そうした体験をしながらも、**PTSD（外傷後ストレス障害）**などの深刻な健康被害を受けなかった人も多い。こうした調査結果[7]は過去に数十年周期で大津波を経験してきた東北沿岸部地域に暮らしてきた人びとの中に、「津波という災害」に対する「充分な備え」を持っているという災害サブカルチャーの機能により、予防できた可能性がある。

　このことは、そこで生活した経験がない者には持ち得ないようなものである。他の地域から「応援」として被災地に赴く支援者は、被災地の人びとが、その災害を「どのように受け止めているか」ということについて、自分自身とは違う捉え方をしていることがあるかもしれない、ということを知っておいたほうがよい。

PTSD（外傷後ストレス障害）
post traumatic stress disorder
わが国では、阪神・淡路大震災を機に、広く知られるようになった症状。震災や事故、犯罪被害などに遭遇したことによる強いショックから、フラッシュバックや不眠、回避行動などが起こる。

[3] 惨事ストレス

　大規模な災害が起こると、災害サブカルチャーの機能を持っていない被災者の中にはPTSDを発症する人が少なくないことはすでによく知られている。特に、大規模自然災害の被災者は、場合によっては「生活が一変する」という、天変地異に相当する出来事に突然直面することになるため、被災者の精神的ストレスは総じて大きい。それだけでなく、救助、救援活動中に悲惨な状況を見聞きしたことによる「**惨事ストレス**」というものがある。かつては救助、救援活動を行う人のストレスと考えられ、支援者自身が心身の不調を来したり、場合によってはPTSDを発症することさえ起こり得ることが知られている。近年では、一般市民も悲惨な状況を見聞きすることで同様に惨事ストレスにさらされることがわかってきたが、一般的にはあまり知られていない。

　被災地で支援活動に従事する専門職は、場合によってはそういうことが自身の心身に起こり得るという心構えをもって、健康管理に留意しつつ、支援活動に携わるべきである。

C. 救急・災害現場におけるソーシャルワークの技術

[1] 災害時の福祉支援体制の整備に向けたガイドライン

　近年多発した大規模災害によって見えてきた災害時の福祉ニーズ、特に災害時要配慮者（高齢者や障害者、子どもなど）の生活機能低下を防ぐために、的確な支援法体制を構築する目的で、2018（平成30）年5月に厚生労働省がガイドラインを策定した。

　現在、ここに提示されている内容は、「あくまで標準的な在り方であり、都道府県の実情を踏まえつつ、ネットワークで検討の上、必要な変更を加えていくことが期待される」[8]となっており、方法論として、完成に至ったものではない。しかしながら、厚生労働省が作成したネットワークのイメージ図（**図12-3-1**）には、平時と災害時のネットワークが並列して記されており、その中で、平時のネットワーク構成員が、災害時に、どのように「ネットワーク本部」「災害派遣福祉チーム」「一般避難所」等の役割分担をしていくか、という例示がされている。これを福祉領域の専門職が参考例として平時から共有しておくことは、「災害ソーシャルワーク」の本格的な構築に向けて、意義あることと思われる。

[2] ボランティア

　学生や社会人の一般市民による「ボランティア」がわが国に定着するき

図 12-3-1　「災害時の福祉支援体制の整備に向けたガイドライン」の概要

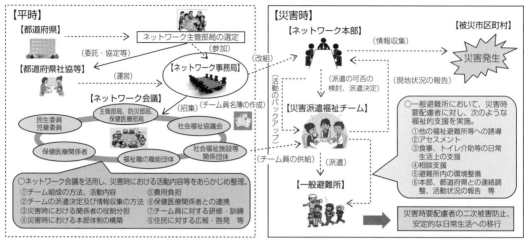

※上記は、あくまで標準的な在り方であり、都道府県の実情を踏まえつつ、ネットワークで検討の上、必要な変更を加えていくことが期待される。

出典）厚生労働省ウェブサイト「『災害時の福祉支援体制の整備に向けたガイドライン』の概要」.

表 12-3-1　災害ボランティアの概数

災害	人数	集計期間
阪神・淡路大震災	138 万人[1]	1995（平成 7）年 1 月〜1996（平成 8）年 1 月
新潟県中越大震災	9 万人[2]	2004（平成 16）年 10 月〜2005（平成 17）年 7 月
東日本大震災	151 万人[3]	2011（平成 23）年 3 月〜2017（平成 29）年 1 月
西日本豪雨災害	26 万人[3]	2018（平成 30）年 7 月〜2019 年（平成 31）年 3 月

注）1 神戸新聞、2 新潟県社協、3 全社協。
出典）被災地支援・災害ボランティア情報より.

っかけとなったのは、1995（平成 7）年に発生した「阪神・淡路大震災」であり、この年を「**ボランティア元年**」と称している。**表 12-3-1** は、近年の大規模災害時に活動したボランティアの人数である。

　そして今や、災害時の復興・復旧作業を中心に、被災者の支援にも、ボランティアは欠かせない存在となっている。多くのボランティアと仕事のマッチングなどを行う「**ボランティア・コーディネーター**」の役割をソーシャルワーカーに求められることが多い。

　ボランティアの活動拠点となる「災害ボランティアセンター」の設置方式については、官民共同型の他、社会福祉協議会が中心に行うものなどさまざまであり、地域によっては平時から災害時に備えて運営方式を決めているところもある。どのような方式であれ、ボランティアは、ボランティアセンターが決めるルールに沿って、支援活動に参加すべきである。

　ボランティアの活動内容について、具体的な範囲は特に決められているわけではない。大規模自然災害の被災地では、特に家屋の片づけや、個人

ボランティア・コーディネーター
わが国において「ボランティア」は定着したが、多くの人びとが、自身の思いや都合で活動を行うと混乱が生じることもあるため、系統だったシステム作りと指南役の必要性が認識され、コーディネーターの存在が認められるようになった。

宅の敷地に散乱した土石や災害ごみなどは、行政が片づけを行うわけではないため、どうしても人手が必要となる。メディアで、被災地のボランティア活動の様子が映し出されるときに、そういった場面がよく見られるのは、ボランティアが最も必要とされる作業だからである。

[3] 避難場所

　大規模な災害が発生した被災地は、刻々と状況が変化していくものである。特に人命に関わることについては、時間との勝負という側面もある。現場では、ある程度のまとまった状況に区切りを設け、それを「フェーズ」と表現することが多い。

　ソーシャルワーカーが支援を開始する最初のフェーズは、被災者の避難先が多い。避難所として知られている「**緊急避難場所**」と「**避難所**」は機能が異なる場所である。

　また、ソーシャルワーカーの支援が不可欠な「**福祉避難所**」も設置される。災害対策基本法施行令20条に、以下の基準が設けられている。

　「高齢者、障害者、乳幼児その他の特に配慮を要する者（以下「要配慮者」という。）の円滑な利用を確保するための措置が講じられていること。」

　「災害が発生した場合において要配慮者が相談し、又は助言その他の支援を受けることができる体制が整備されること。」

　「災害が発生した場合において主として要配慮者を滞在させるために必要な居室が可能な限り確保されること。」

[4] 仮設住宅

　東日本大震災では、仮設住宅等の入居者を訪問し、見守りや相談支援を行う「**生活支援相談員**」（相談員の名称は、自治体によって異なる）が配置された。これは、阪神・淡路大震災で多くの孤立死が発生したことから、その反省を踏まえ、それから後の大規模災害の後に配置されるようになり、被災者の生活を支える重要な存在として認識されるようになった。生活支援相談員の役割として、大きくは訪問活動による「個別支援」と住民同士のつながりや地域の福祉活動を支援する「地域支援」を行うことが挙げられる。さまざまな方法で被災者の生活支援を行う業務を担うことになっている。

[5] 生活再建へ向けての支援

　大規模災害によって家屋などに著しい被害を受けた被災者は、避難所の利用や仮設住宅への入居などの「現物支援」が受けられる。そして、対象

緊急避難場所
その場に留まっていては死ぬかもしれない災害から命を守るために逃げ込む場所。

避難所
命を守った後、一時的な生活をする場所。

被災者生活再建支援制度
自宅の被害の程度を「全壊」「大規模半壊」「半壊」「一部損壊」の4段階に査定し、その程度に応じて支給される支援金。

災害援護資金
被災世帯に対して、生活の再建に必要な資金を低金利で貸し付ける制度。

全国避難者情報システム
東日本大震災の発生後、総務省が整備した情報システム。被災者に遍く、行政の支援を届けることが目的。

に該当するかどうかは個別に確認が必要であるが、「**被災者生活再建支援制度**」や「**災害援護資金**」「生活福祉資金制度」などにより、当面の生活や生活再建のための資金の支給や貸付、また「災害障害見舞金」や「義援金」などの支給といった「現金支援」が受けられる可能性がある。

また、雇用・労働関係では、厚生労働省の地方支分部局である都道府県労働局や公共職業安定所において、助成金の支給申請や失業給付について特例措置が実施されることがある。

このような支援制度は、災害時に必ずしも一律に実施される支援策というわけではないため、災害が発生した際には、都度、必要に応じて利用できる制度を確認することが必要であるが、支援者としては、おおむねどのような資源が存在しているかを把握しておき、被災者の相談支援にあたることが望ましい。

なお、被災者が、一時的に他の都道府県で避難生活を送る場合、総務省が整備している「**全国避難者情報システム**」への登録を行うことにより、各種給付や医療保険、税などに関する連絡漏れを防ぐことができる。これも大切なシステムなので、ぜひ知っておきたい。

注）
ネット検索によるデータの取得日は，いずれも 2020 年 10 月 31 日取得.
(1) 厚生労働省ウェブサイト「第 15 回　救急・災害医療提供体制等の在り方に関する検討会」.
(2) ラファエル，ビヴァリー著／石丸正訳『災害の襲うとき—カタストロフィの精神医学』みすず書房，1989.
(3) 立木茂雄「災害ソーシャルワークとは何か」全国社会福祉協議会編『月刊福祉』2014 年 3 月号，全国社会福祉協議会，2014.
(4) 内閣府ウェブサイト「災害法体系について」.
(5) 公益社団法人　日本社会福祉士会編『東日本大震災災害支援活動の記録 2011.3 ～2012.3』公益社団法人　日本社会福祉士会，2012.
(6) 上野谷加代子監修／日本社会福祉士養成校協会編『災害ソーシャルワーク入門—被災地の実践知から学ぶ』中央法規出版，2013.
(7) 築田美抄ほか「人のつながりと被災者の精神的健康」第 11 回日本トラウマティック・ストレス学会口頭発表，2012.6.
(8) 厚生労働省ウェブサイト「災害時における福祉支援体制の整備等」.

第13章 保健医療に関わる倫理

専門職には、その業務を遂行するために、倫理規定が存在する。

保健医療の倫理規定も、専門技術の進歩と時代の要請によって、かたちを変えて発展してきている。

本章では、現代社会に暮らす私たちにも身近な保健医療に関わる倫理の歴史的変遷や、さまざまな倫理規定について考察していく。

1

保健医療における「職業倫理」とは何か、を考える。

2

現在広く保健医療の分野で支持されている「医療倫理の4原則」について、理解を深める。

3

一般にも知られている「インフォームド・コンセント」の考え方や、「インフォームド・アセント」について考える。

4

保健医療サービス利用者の意思決定支援や、「アドバンス・ケア・プランニング」について考察する。

1. 保健医療分野の職業倫理

A. 保健医療分野の倫理の考え方

［1］倫理と道徳

　「倫理（ethics）」とは、「道徳（moral）」とほぼ同義の言葉で、人間の行動やその際の姿勢における規範や善悪の判断となる普遍的基準を指す。「職業倫理」とは、特定の職業の業務内容や職業人とその当事者間の人間関係や行動に求められる「こうするべき」「こうあるべき」「こうしてはならない」というモラル（道徳）をいう。倫理は、**倫理綱領**や「行動規範」等のように明文化され、その職業に関わる人、特に専門職にとってのあるべき姿を示している。それに対し、道徳は、あくまで個人が感じる内面的な原理という性格が強い。

［2］「ヒポクラテスの誓い」と「ナイチンゲール誓詞」

　保健医療分野における職業倫理は、古くは医師の倫理を表した古代ギリシャ時代の「**ヒポクラテスの誓い**」と、看護師の行動規範の原点でもある「**ナイチンゲール誓詞**」が有名である。双方とも、人間の生死に関わる専門職である保健医療従事者とその関連専門職、またサービス利用者である患者やその周囲の人間関係の基本を表現したものである。

ヒポクラテス
Hippocrates
B.C.460 頃～B.C.370 頃

　「ヒポクラテスの誓い」は、古代ギリシャ（紀元前5～4世紀）の医者ヒポクラテスがギリシャ神に誓った医師の職業倫理に関する宣誓文である。

ナイチンゲール
Nightingale, Florence
1820～1910

　一方の「ナイチンゲール誓詞」は、『看護覚え書き』を著し、現代看護学の創始者とされる**ナイチンゲール**の業績を讃えるため、1893年、アメリカのデトロイト市にあるファーランド看護学校の校長であるリストラ・グレッターを中心に、ヒポクラテスの誓いを参考にしてまとめられたものである[1]。

　ナイチンゲール誓詞はその後、アメリカにおける看護の原則や倫理における基本原則として、戴帽式や卒業式等のセレモニーに使われたり、その後のいろいろな国々でも、独自の倫理基準を加えた看護倫理の基本になる等、現在でも大きな影響を与えている。

ヒポクラテスの誓い

　医神アポロン、アスクレピオス、ヒュギエイア、パナケイア、およびすべての男神・女神たちの御照覧をあおぎ、つぎの誓いと師弟契約書の履行を、私は自分の能力と判断の及ぶかぎり全うすることを誓います。

　この術を私に授けていただいた先生に対するときは、両親に対すると同様にし、共同生活者となり、何かが必要であれば私のものを分け、また先生の子息たちは兄弟同様に扱い、彼らが学習することを望むならば、報酬も師弟契約書もとることなく教えます。また医師の心得、講義そのほかすべての学習事項を伝授する対象は、私の息子と、先生の息子と、医師の掟てに従い師弟誓約書を書き誓いを立てた門下生に限ることにし、彼ら以外の誰にも伝授はいたしません。

　養生治療を施すに当たっては、能力と判断の及ぶ限り患者の利益になることを考え、危害を加えたり不正を行う目的で治療することはいたしません。

　また求められても、致死薬を与えることはせず、そういう助言も致しません。同様に婦人に対し堕胎用のペッサリーを与えることもいたしません。私の生活と術ともに清浄かつ敬虔に守りとおします。

　結石の患者に対しては、決して切開手術は行わず、それを専門の業とする人に任せます。

　また、どの家にはいって行くにせよ、すべては患者の利益になることを考え、どんな意図的不正も害悪も加えません。とくに、男と女、自由人と奴隷のいかんをとわず、彼らの肉体に対して情欲をみたすことはいたしません。

　治療の時、または治療しないときも、人々の生活に関して見聞きすることで、およそ口外すべきでないものは、それを秘密事項と考え、口を閉ざすことに致します。

　以上の誓いを私が全うしこれを犯すことがないならば、すべての人々から永く名声を博し、生活と術のうえでの実りが得られますように。しかし誓いから道を踏み外し偽誓などをすることがあれば、逆の報いをうけますように。

（大槻マミ太郎訳：誓い．小川鼎三編、ヒポクラテス全集、第1巻、エンタプライズ、東京、1985：580-582より引用）

出典）江本秀斗「ヒポクラテスと医の倫理」日本医師会ウェブサイト「医の倫理の基礎知識 2018 年版」医師の基本的責務，A-6，表1.

ナイチンゲール誓詞

　われは此処に集いたる人々の前に厳かに神に誓わん。
　わが生涯を清く過ごし、わが任務を忠実に尽くさんことを。
　われは総て毒あるもの、害あるものを絶ち、悪しき薬を用いることなく又知りつつこれをすすめざるべし。
　われはわが力の限りわが任務の標準を高くせんことを努むべし。
　わが任務にあたりて、取り扱えたる人々の私事のすべて、わが知り得たる一家の内事のすべて、われは人にも洩らさざるべし。
　われは心より医師を助け、わが手に託されたる人々の幸のために身を捧げん。

出典）大阪警察病院看護専門学校ウェブサイト「21 期生戴帽式」.

B. 現代社会と保健医療の職業論理

［1］ 科学技術の発展

ジェンナー
Jenner, Edward
1749〜1823

18世紀以降、資本主義社会の成熟と、産業革命をきっかけにした科学技術の発展により、医療技術も進化を進める。特にイギリスの医学者ジェンナーが開発した天然痘予防のための種痘法により、感染症予防に道筋がつけられ、消毒法や麻酔法、また、病原菌を特定する技術が確立され、ペニシリン等感染症治療の発展が、多くの人の命を救っている。

［2］ 第2次世界大戦後の医療倫理

人類は2つの世界大戦を経験し、多くの人命が失われた。特にナチスドイツ政権下では、ユダヤ民族の抹殺と、人を実験動物とみなしての断種実験や放射線被曝実験等の人体実験が行われていた。

ニュルンベルクコード
The Nuremberg Code
ニュルンベルク綱領ともいう。

非倫理的な人体実験研究に対し、第2次世界大戦後のニュルンベルク裁判の一環で行われた医者裁判で、ヒポクラテスの誓いの崩壊をもたらしたこの事実の検証と、医師の真摯な倫理の再構築が模索された。1947年には人体実験に関し、被験者の理解と自発的同意が絶対に必要であるという前提を示した「ニュルンベルクコード」としてまとめられ、世界平和と福祉国家のもとでの新たな医療倫理をさぐる契機となった。

世界医師会
WMA: World Medical Association
全世界の医師を代表したNGO。2021年2月現在、115カ国の医師会が加盟している。

1947年9月、パリに27カ国から集まった医師たちが第1回総会を開催したことを契機に**世界医師会（WMA）**が設立された[2]。WMAでは医の倫理や社会医学に関連するテーマを協議し、採択された文書を公開している。1948年に採択された「ジュネーブ宣言」はヒポクラテスの誓いの医療の倫理に関する規定を現代的にアレンジしたものである。1964年の「ヘルシンキ宣言」では人間を対象とする医学研究の倫理的原則をまとめたものであり、2013年までに9回修正されている。1981年に採択された「リスボン宣言」は当初、社会的にあまり注目されなかった。しかし、WHOヨーロッパ会議が1994年に採択した「患者の権利」の動きを受け、1995年の改訂後、国際的に知名度を高めた[3]。2015年にWMA理事会で再確認された「患者の権利に関するリスボン宣言」では、インフォームド・コンセントを判断能力の有無に分けて取り入れている等、11項目の権利を示している。

世界各国の医療従事者は、これらの規定を遵守しながらも、時代の要請によって、常に倫理規定を振り返り、新たな状況の変化に応じて、その内容を常に検証していく姿勢を維持している。

2. 保健医療分野の倫理規定の実際

A. 医療倫理の4原則

[1] 医療倫理の4原則とは

　医療倫理の4原則とは、医療従事者が倫理的問題に直面したときに、どのように解決すべきかを判断する指針である[4]。古代からさまざまな医療倫理が存在しているものの、20世紀に入り、医療技術の発達によりこれらの倫理規定では対処できない課題が増えてきたり、それへの対処についてさまざまな意見が議論されてきた。さまざまな意見があるのを前提として、異なる意見の間でも共通認識が可能で、どのような倫理的課題にも対応できうる汎用性のある倫理規定の代表が1979年に**ビーチャム**と**チルドレス**によって提唱された医療倫理の4原則である。

　その4つの原則とは、「自律尊重」「善行（与益）」「無危害（無加害）」「正義（公正）」である。

[2] 医療倫理の4原則の内容

（1）自律尊重

　自律尊重の原則とは、自律的な患者の意思決定は尊重すべきであるということと、患者が治療上での決定を下すために必要となる情報を開示し、自律的な決定（自己決定）を促進させることの2つがある。後者には、真実の告知、プライバシーの尊重、守秘義務、個人情報の保護等が必要となる。

　この原則は、患者への情報提供を前提とし、自己決定と同意について明確化するものとして、終末期の医療における処置のあり方や、安楽死（尊厳死）についての医療現場における対応や法整備の検討を提起するものになっている。

（2）善行（与益）

　善行とは医療従事者の利益を考えるのではなく、常に患者の利益を目指すというものである。患者の権利を保護・擁護したり、危害が及ぶことを未然に防いだり、そのような条件を除去したり、障害者への配慮や危機に瀕した人を援助する姿勢といったものも含まれる。

　ビーチャムとチルドレスは、治療が医学の唯一の目的であり、美容外科

ビーチャム
Beauchamp, T. L.
1939〜

チルドレス
Childress, J. F.
1940〜

自律尊重
resupect for autonomy

善行
beneficence

無危害
non-maleficence

正義
justice

的な手術や、安楽死に医療従事者が関わることは、倫理に反し、ヒポクラテスの誓いにも反するものだと述べている(5)。

(3) 無危害（無加害）

　無危害原則とは、危害を引き起こすのを避けるというものである。これには、医療従事者が治療行為を行う際に、患者にできるだけ苦痛を与えないように配慮することや、患者の生命、人生全般を考えた治療のあり方について、合併症や副作用をできる限り避けるよう配慮していくことを含む。医療行為は、患者に益をもたらすだけでなく、同時に害を伴うことが多い。たとえば抗がん剤治療はがん細胞の縮小をもたらす益がある一方で、重篤な副作用をもたらす毒（害）でもある。各原則を別に捉えるのではなく、患者にとってよいと思えるものを選べるようにサポートすることが大切である。

(4) 正義（公正）

　正義原則とは、患者に公平・公正に対応すること、あるいは、限りある医療資源を適切に配分すること等を意味する。物的・人的な医療資源は有限であるから、どう配分すれば公平・公正なのかを考える必要がある。大事故や大規模災害が発生するなど、多くの患者が出た場合に処置の優先順位を決めるトリアージは、この原則に基づくものであるが、患者にとってわり切れないことも起こり得る。

B. インフォームド・コンセント

[1] インフォームド・コンセントとは

　医療におけるインフォームド・コンセントとは、医療従事者が病状や治療方針、具体的な治療内容等を説明し、患者がその説明を理解し、説明された複数の治療方法の中から選択（インフォームド・チョイス）するといった自己決定を通して治療内容の同意を得るプロセスのことである。

　インフォームド・コンセントには、治療方法の具体的内容とその結果に関するものの他に、治療法の種類（代替方法を含む）やそれぞれの費用、期待される治療効果、想定される副作用や予後の状態等も含まれる。

　1997（平成9）年、医療法が改正され、1条の4第2項で、「医師、歯科医師、薬剤師、看護師その他の医療従事者は、医療を提供するに当たり、適切な説明を行い、医療を受ける者の理解を得るように努めなければならない」というように、患者の理解を得られるように医療従事者が治療内容について説明することを努力義務とした。厳密には、患者の同意に言及していない。

[2] インフォームド・コンセントの課題

わが国では、医療過誤等の訴訟の中で、医療従事者のインフォームド・コンセントの内容が不適当であったり、説明が不十分であると法廷で争われた場合、民事訴訟上では、医療従事者側に損害賠償が命じられることがある。

インフォームド・コンセントは、自らの治療に関する患者の知る権利や、インフォームド・チョイスに関わる治療方法の選択とそのための適切な情報提供、自己決定を実現する仕組を整えることが必要になる。その前提になるのは、医療に関わるさまざまな専門職の連携と患者との間の信頼関係が重要であることは言うまでもない。

C. インフォームド・アセント

[1] インフォームド・アセントとは

アセント（assent）は、「同意」、「賛意」と訳される言葉である。インフォームド・アセントとは、子どもなど、判断能力が十分でない患者に対して、その人に理解できる言葉で治療内容の説明を行い、本人の同意を得ることとされている。

インフォームド・アセント
informed assent

一般の成人患者に対する治療内容の説明と同意については、前述のインフォームド・コンセントの考え方が実践にも活かされているが、その前提となるのは「患者の理解能力・判断能力」である。人格が未完成で、知識や社会的経験が乏しい子どもに対するインフォームド・コンセントについては、その有用性が議論されてきた経緯がある。現実に患者が子どもである場合には、保護者（親）に対し、治療方針や内容の説明が行われ、保護者の同意が、子ども本人の同意とみなされてきた。

しかし、1994 年の国連における「子どもの権利条約」の採択後、わが国ではその批准に向けて、子どもの権利に関する課題が提起され、子どもに対するインフォームド・コンセントの問題点も浮き彫りにされた。

[2] インフォームド・アセントの課題

図 13-2-1 は、臨床研究において研究対象者が未成年である場合のインフォームド・コンセントとインフォームド・アセントにおける年齢別の対応を表したものである。インフォームド・アセントの取組みは、日本ではまだ始まったばかりといえるが、医療の現場では、患者である子どもに対し、本人の権利擁護の視点から、理解能力に配慮して、自発的な同意を導くことが検討されている。たとえば、専門用語をなるべく平易な言葉に置

図13-2-1　インフォームド・コンセントとインフォームド・アセント

	研究対象者（本人）	代諾者 （親権者・未成年後見人等）
7歳未満		インフォームド・コンセント
中学校等の課程を未修了であり、且つ16歳未満の未成年	インフォームド・アセント	インフォームド・コンセント
●研究対象者が十分な判断能力を有すると判断される場合		
中学校等の課程を修了している、又は16歳以上の未成年	インフォームド・コンセント	インフォームド・コンセント （オプトアウトも可※） ※侵襲を伴わない研究の場合
20歳以上 又は婚姻したことがある者	インフォームド・コンセント	
●疾病等により研究対象者が十分な判断能力を有しないと判断される場合		
中学校等の課程を修了している、又は16歳以上の未成年	インフォームド・アセント ※研究対象者が自らの意思を表することができると判断される場合	インフォームド・コンセント
20歳以上 又は婚姻したことがある者		

出典）九州大学医系地区部局倫理審査委員会ウェブサイト「研究対象者が未成年の場合等の同意の取得について」.

き換えて説明したり、文字よりもイラストを多用して説明するなどして、子どもの理解を助ける配慮が求められている。

　特にインフォームド・アセントは、わが国では、子どもが臨床研究や治験に関連する場合を中心に展開されている[6]。子どもを研究に参加させることへの意思確認のあり方や、健常児と病児の心理・生活環境面への配慮の差、子どもの理解能力・判断能力の評価、子どもと保護者（親）のアセントが異なった場合にどちらを優先するのか等々、解決すべき課題はたくさん残されている。

3. 患者の意思決定支援

A. 意思決定支援ガイドライン

[1] 意思決定支援の内容

保健医療専門職の倫理や、サービス利用者の権利を検討する際、本人の意思決定能力をどのように評価するのかが、避けることができない必然の問題として存在してきた。

わが国の現行の福祉サービスでは、介護保険制度や障害者総合支援法による障害者向けの福祉サービスでも、「利用者本位」のサービス提供の実施が求められており、基本的にサービス利用者とサービス事業者との契約によるサービス提供が主流となっており、サービス利用者の選択や自己決定が前提である。契約にあたっては、本人の行為能力や判断能力に問題がある場合には、本人の自己決定を支援する仕組みが必要となる。

2017（平成29）年、厚生労働省は、「**障害福祉サービス等の提供に係る意思決定支援ガイドライン**」[8]を策定した。

そこに示された意思決定支援とは「自ら意思を決定することに困難を抱える障害者が、日常生活や社会生活に関して、自らの意思が反映された生活を送ることができるように可能な限り本人が自ら意思決定できるように支援し、本人の意思の確認や意思および選考を推定し、支援を尽くしても本人の意思および選考の推定が困難な場合には、最後の手段として、本人の最善の利益を検討するために事業者の職員が行う支援の行為および仕組みをいう。」と規定されている。その全体像が**図 13-3-1** の概念である。

[2] 意思決定支援の基本的原則

意思決定支援の基本的原則としては、以下の3点が規定されている。

①本人への支援は、自己決定の尊重に基づき行うこと。情報提供はわかりやすく工夫し、本人が安心して自由に意思表示ができるように支援していく。

②職員等の価値観においては不合理と思われる決定でも、他者への権利を侵害しないのであれば、その選択を尊重する姿勢が求められる。本人に不利益が及ぶことが考えられる場合には、生じるリスクへの対応も考慮し、本人の制約的対応にも配慮が必要である。

図13-3-1 本人の意思の尊重、意思決定能力の配慮、早期からの継続支援（概念図）

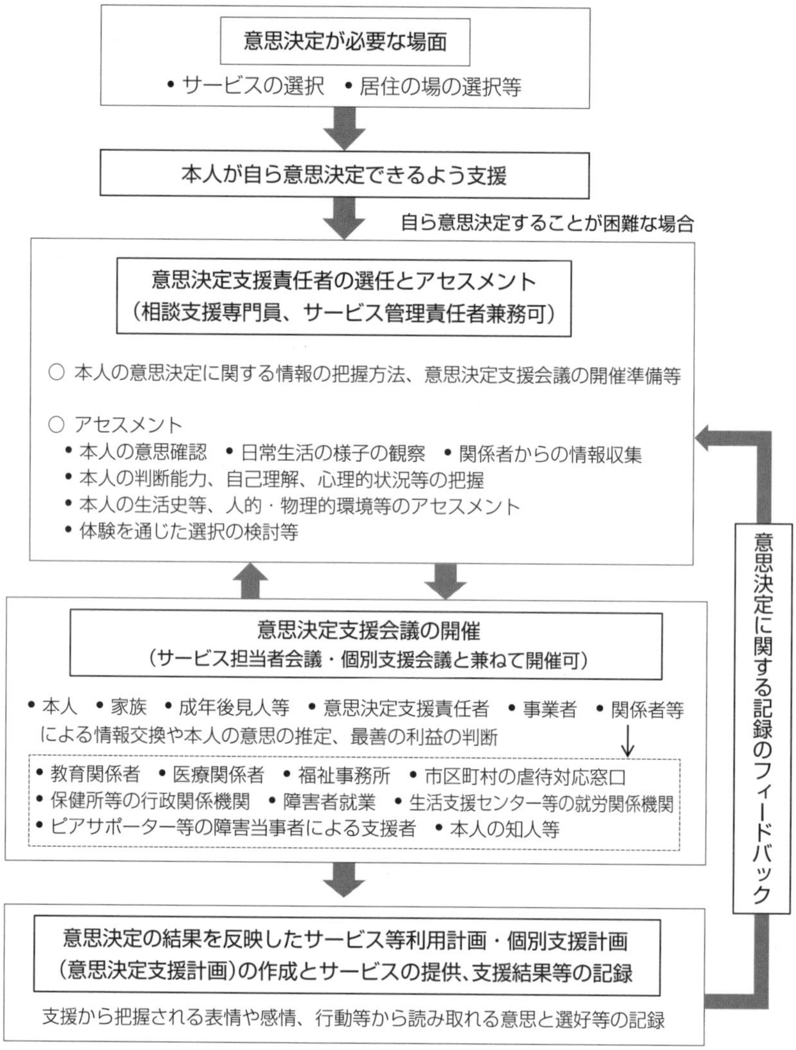

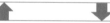

出典）厚生労働省ウェブサイト「障害福祉サービス等の提供に係る意思決定
　　　支援ガイドライン」p.11.

③本人の自己決定や意思確認がどうしても困難な場合は、本人をよく知る
　関係者が集まり、本人の行動に関する記録やこれまでの生活史、人間関
　係等のさまざまな情報を把握し、根拠を明確にしながら、本人の意思お
　よび選考を推定する。

［3］最善の利益の判断

　本人の意思の推定が困難な場合には、関係者が協議し、本人にとっての
最善の利益を判断することになる。これが本人の意思決定の最後の手段と
なる。その場合の検討については、以下の点を留意しなければならない。

①本人のメリット・デメリットの検討：患者が治療を受けることによって
生じるさまざまなメリット・デメリットについて具体化する。

②相反する選択肢の両立：治療内容や患者の意思、利益に関する相互関係
について検討する。

③自由の制限の最小化：患者の自由な意思による行動を尊重し、制限する
場合は最小限にとどめる。

B. アドバンス・ケア・プランニング

[1] アドバンス・ケア・プランニング（ACP）とは

アドバンス・ケア・プランニングは、患者の将来の症状の変化に備え、
将来の医療およびケアについて、患者を主体にその家族や近しい人、医
療・ケアチームが繰り返し話し合いを行い、患者の意思決定を支援するプ
ロセスをいう(9)。本人の意思の確認・尊重のみならず、保健医療や介護サ
ービスにとっても、考え得る効果的な最善のサービス・ケアを行うために
行われる。

2007（平成19）年に厚生労働省が策定した「人生の最終段階における
医療の決定プロセスのガイドライン」により、終末期医療における患者本
人の意思の最大限の尊重が明記され、その具体的実現について、リビング・
ウィルや事前指示書に、ACPの内容が盛り込まれるようになっている(10)。
厚生労働省はこのACPを、一般の人びとにもわかりやすく普及させるた
めに、「人生会議」という愛称をつけた。

アドバンス・ケア・プラ
ンニング
ACP: Advance Care
Planning

[2] アドバンス・ケア・プランニングの実際

ACPは、法律で定められた規定ではないものの、医療機関や介護施設
では、リビング・ウィルや事前指示書として、本人の意思を尊重する対応
が求められる。

東京都医師会では、ACPの実際について、将来自分の疾病の悪化や認
知症等による判断能力が低下した場合、受けたい医療・介護、また受けた
くない医療・介護を具体的に明示した事前指示書の作成を推奨している。
本人、家族、保健医療事業者、介護サービス事業者との話し合いを通じて、
以下のような「心づもり」を記載することを薦めている(9)。

①大切にしていること

②自分の生き方（心情）

③病気になったときに望む医療やケア、望まない医療やケア

④自分で意思表示ができない場合に望む治療

図 13-3-3　人生の最終段階における医療について家族等や医療関係者との話し
合いについて（一般国民 n ＝ 973）

あなたはの死が近い場合に受けたい医療・療養や受けたくない医療・
療養について、ご家族等や医療介護関係者とどのくらい話し合ったこ
とがありますか。

詳しく話し合っている
無回答　5.4%　2.7%

一応
話し合って
いる
36.8%

話し合った
ことはない
55.1%

図 13-3-4　事前指示書を作成しておくことについて（一般国民 n ＝ 973）

あなたは、自分が意思決定できなくなったときに備えて、どのような医療・
療養を受けたいか、あるいは受けたくないかなどを記載した書面をあらかじ
め作成しておくことについてどう思いますか。

無回答　2.9%

わからない
29.1%

賛成
66%

反対　2.1%

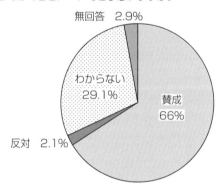

資料：2018（平成 30）年「人生の最終段階における医療に関する意識調査報告書」.
出典）東京都医師会ウェブサイト「アドバンス・ケア・プランニング（ACP）―人生
　　　会議」.

⑤自分の代わりに判断してほしい人

⑥これだけはいやなこと

⑦最期まで暮らしていたい場所

　APC のポイントとして心身の状態に応じて意思は変化することがある
ため、患者の意思をくり返し確認し、そのつど事前指示書を記載すること
を強調している。現状としては、まだ人生の最終段階における医療につい
て医療者と話し合っている国民は 4 割に満たないが（**図 13-3-3**）事前指示

書の作成には66％が賛成している（**図13-3-4**）。

　厚生労働省も、ターミナルケアの多様化を図り、病院等医療機関や介護保険関係施設のみならず、グループホームや在宅ホスピス等のさまざまな社会資源の拡充を支援する動きを見せている。そのような場面で、本人の意思に沿ったよりよい保健医療サービスや介護サービスの提供を実現させるためにも、ACPは有効な手段であると考えられる。

注）
　　　ネット検索によるデータの取得日は，いずれも2020年11月11日.
(1)　大阪警察病院看護専門学校ウェブサイト「21期生戴帽式」.
(2)　日本医師会ウェブサイト「世界医師会（WMA）」.
(3)　畦柳達雄「WMA患者の権利に関するリスボン宣言」日本医師会ウェブサイト「医の倫理の基礎知識2018年版」医師と患者，B-18.
(4)　厚生労働省ウェブサイト「テキスト『医療通訳』第2部 倫理とコミュニケーション 3. 専門職としての意識と責任」pp.96-97.
(5)　ビーチャム，トム・L. & チルドレス，ジェイムズ・F. 著／立木教夫・足立智孝監訳『生命医学倫理（第5版）』麗澤大学出版会，2009.
(6)　国立成育医療研究センターウェブサイト「治験に関わる大切なこと」.
(7)　日本小児科学会ウェブサイト「遺伝学的検査Q and A」.
(8)　厚生労働省ウェブサイト「障害福祉サービス等の提供に係る意思決定支援ガイドライン」.
(9)　東京都医師会ウェブサイト「アドバンス・ケア・プランニング（ACP）—人生会議」.
(10)　厚生労働省ウェブサイト「人生の最終段階における医療の決定プロセスのガイドライン」.

▌理解を深めるための参考文献

● 阿部泰之『正解を目指さない!? 意思決定⇔支援—人生最終段階の話し合い』南江堂，2019.
　　意思決定の理論を、事例をふまえてわかりやすく解説しており、医療従事者と患者のコミュニケーションのあり方を考察している。
● 厚生労働統計協会編『国民衛生の動向2020/2021』厚生労働統計協会，2020.
　　最新の保健医療行政の動向について、わかりやすく解説しており、統計数値データも豊富。
● 日本看護倫理学会 臨床倫理ガイドライン検討委員会編『看護倫理ガイドライン』看護の科学社，2018.
　　臨床現場で遭遇する、患者の尊厳を守る倫理問題の解決に向けたガイドラインをまとめたもの。
● 星野一正『医療の倫理』岩波新書，1991.
　　インフォームド・コンセント等、新しい医療の問題について患者中心の医療の倫理とは何かについて、解説している。
● ダン，マイケル・ホープ，トニー著／児玉聡・赤林朗訳『医療倫理超入門』岩波科学ライブラリー，2020.
　　安楽死や認知症患者の意思尊重等、事例を踏まえ医療倫理の要点を説明している。

コラム　　患者の意思決定をサポートすること

　NHK の番組『特報首都圏』で「最期の医療をどうするか―命をめぐる選択」と題した回があった（2016〔平成 28〕年 6 月）。取材対象となったのは、東京都内にある救命救急センターで、そこに搬送される 6 割以上の人が 65 歳以上だという。そこでの医師たちの声として紹介されたのは、「助かる見込みの少ない高齢者にどこまで医療を行えばいいのか」ということであった。昏睡状態で搬送されてきた高齢者の家族は、何とか命を助けてほしいと懇願した。しかしすでに心身が弱っている高齢の患者には、治療自体が負担になる場合が多い。そのことを家族が了解し、患者の最期を受け入れる準備をしてもらうことが、こうした状況下での課題となっているという内容であった。

　現在、自分が受ける医療や介護などは自分で決めることができる。それを促すように厚生労働省は 2020（令和 2）年 10 月時点で意思決定に関するガイドラインを 5 つ策定している。その 1 つ、「人生の最終段階における医療・ケアの決定プロセスに関するガイドライン」では、いざというときのための事前指示書の作成を推奨している。しかし「いざというとき」の想定を元気なうちにできるのかという疑問もある。先ほど挙げた NHK の番組の中では、慢性腎不全の患者が通う別の医療機関も取材していた。そこに通うある高齢患者は「昏睡状態になったら自然に逝かせてほしい」との希望を事前指示書に記していたが、同病の患者が次々と亡くなったことを知り、「昏睡状態になっても積極的な治療を続けてほしい」と意思を変えたことが取り上げられていた。

　医療に関わる倫理は、医療従事者の倫理（医療倫理）から包括的な意味を持つ生命倫理の要素を持ち、さらに今は一人ひとりの生き方に寄り添うような臨床倫理の要素も持つようになった。何が正解であるかは、医療や介護を提供する側が決めるものではなく、一人ひとりによって異なるものである。だが、一人ひとりの正解を求めるのも難しい。そこで生まれたのが「**共同意思決定（シェアード・ディシジョン・メイキング）**」である。その人にとって、より良い意思決定ができるようサポートするのも医療や介護に関わる専門職の役割とも言えるだろう。

共同意思決定（シェアード・ディシジョン・メイキング）
shared decision making
➡ p.122 第 7 章 1 節参照。

第14章 保健医療における諸課題

高度な医療技術により、人の誕生や死についてコントロールできるようになってきた。そうした生と死の場面で起きる倫理的な課題について考えていく。また今日の社会問題ともいえる3つの事柄に対して、福祉の課題について学ぶ。

1

不妊症の治療として発展してきた生殖医療について理解を深める。胎児の健康診断である出生前診断についての理解を深める。生殖医療および出生前診断に関わる倫理的な課題を整理し、理解し、検証する力を学ぶ。

2

臓器移植と安楽死・尊厳死について理解を深める。臓器移植、安楽死・尊厳死、治療の中止に関わる倫理的課題を整理し、理解し、検証する力を学ぶ。

3

今日の社会問題となっている依存症、自殺、児童虐待の防止について社会福祉の課題を考える。

1. 命のはじまりに関わる倫理的課題

A. 生殖医療

［1］生殖医療とは

生殖医療は通常の性交渉によって生児が得られない不妊症のカップルに提供される医療である。卵子・精子ともに年齢が上がるにつれて**妊孕率**が低下してくる。**不妊症**患者の頻度はその性質上正確な数字は出てこない。以前はカップルの10組に1組と言われていたが、最近は晩婚化に伴い6組に1組とも言われている。

妊娠に必要なプロセスは、卵巣内の卵胞が成熟して排卵し、卵巣外に出た卵子が卵管に吸引される。卵管内で精子と受精し受精卵が卵管によって子宮内に輸送され子宮内膜に着床し成長する。これらのいずれかの過程に障害があると妊娠が成立しない。不妊症の原因は男性にも少なからずある。また卵子は年齢とともにその質や数が低下していく。いわゆる「卵子の老化」も妊娠のしにくさにつながる。この現象を知らない、または知識として学んでいても、多忙な生活環境のため関心を持たずにいたカップルが、子どもを欲しいとなって初めてこの現象に気がつくケースも多い。

従来の生殖医療であるタイミング法や人工授精などの不妊治療に加えて、1980年代に**高度生殖医療**が登場した。高度生殖医療とは**生殖補助技術**（ART）とほぼ同義語である。主に体外受精・胚移植（IVF-ET）と顕微授精（ICSI）を指し、他の治療によって妊娠が得られない難治性不妊症を対象としている。

以下に主な治療法を挙げておこう。

（1）タイミング法

排卵された卵子の受精能力は早く消失するので性交のタイミングは重要である。成熟卵胞の排卵時期を確認し性交することが妊娠につながりやすい。排卵の有無や時期を見つける方法としては、基礎体温（BBT）の測定が広く知られているが、基礎体温の測定だけでは、排卵の時期を正確に推定することはできない。正確な排卵の時期を見つけるためには、超音波検査での成熟卵胞の大きさの測定や、血液検査での排卵刺激ホルモンの測定といった頻回の受診を必要とする。

生児
生まれた子のこと。

「不妊症のカップル」という表記について
2018（平成30）年7月、日本産科婦人科学会は、夫婦のあり方の多様性が進む社会の情勢を鑑み、不妊治療の対象に関する項目から「婚姻している」とする表現を削除した。それを受けて、ここでは「カップル」としている。

妊孕率
女性1,000人当たりの出生数を表したもの。妊娠する力を妊孕性という。

（2） 人工授精

　タイミング法や排卵誘発剤によっても妊娠が成立しない場合、通常の性交が困難な場合、子宮頸管の粘液と相性が悪く精子が子宮内に入れない場合、精子の数が少ない場合、精子の運動能力が悪い場合などで**人工授精**を行う。人為的に採取した精液を注射器で直接子宮内に入れて受精確率を向上させる。

（3） 内視鏡手術

　卵管が感染などで炎症を起こすと癒着などにより通過障害を起こし、従来の生殖医療技術では妊娠不可能とされていた。今日では腹腔鏡などの**内視鏡手術**による剥離などで卵管通過性を改善し、自然妊娠する可能性を高めている。

（4） 体外受精・胚移植（IVF-ET）

　腹部や膣の方から超音波で卵胞を確認しつつ穿刺・吸引し（採卵）、体外で精子と受精させて、2〜5日後に受精卵を子宮内に返す（胚移植）。**体外受精**を行う場合では、採卵における体の負担を減らす目的で一度に多くの成熟卵胞を確保するためのホルモン剤を使用する。しかし子宮に戻すにあたっては、妊娠・分娩における母児リスクが高くなる多胎妊娠を防止する目的で移植胚数1個を原則としている。

（5） 顕微授精（卵細胞質内精子注入法：ICSI）

　通常の体外受精では受精が成立しない場合や、精子の数が少ないなどの理由で成立が見込めない場合の手段として考案された治療法。かつては顕微鏡を拡大視しながら受精の手助けをするものであったが、今日では、卵子の中に直接に1つの精子を注入して受精させる方法で行っている。

［2］ 生殖医療の成果と課題

　高度生殖医療の発展により、2018（平成30）年までに体外受精で約65万人の子どもが誕生している[1]。2018年の1年間では、誕生した子どものおよそ15人に1人[2]にあたる5万6,979人が体外受精で生まれた[1]。体外受精の技術の進歩にもかかわらず、妊娠率は20〜30％にとどまっている[3]現状から、カップルは不妊治療を続けざるをえない。そうしたカップルの生活には多様な支障が起きている。ここでは精神的ストレス、肉体的ストレス、経済的ストレスに分けてみていこう。

（1） 精神的ストレス

　「自分たちの子どもを欲しい」というカップルにとって、子どものいる家族の光景は、強い羨望と嫉妬の対象となることが多い。また個人的側面ばかりではない。出産はその一家の繁栄の必須条件であるとして親戚・家

人工授精
精子提供者の種類によって、配偶者間人工授精（AIH）、非配偶者間人工授精（AID）に分類される。

体外受精・胚移植
IVF-ET: in vitro fertilization-embryo transfer

生殖補助医療における多胎妊娠防止に関する見解（2008〔平成20〕年）
日本産科婦人科学会による見解。移植する胚は原則1つ。ただし35歳以上の女性や2回以上続けて妊娠不成立であった女性は2胚移植が認められている。

顕微授精（卵細胞質内精子注入法）
ICSI: intracytoplasmic sperm injection

族から「子どもはまだか？」とことあるごとに聞かれたり、子どもをもつことが国家の一員としての義務であるとの考えから「生産性がない」などと言われたりすることもある。治療のために通院すると仕事に影響が出ることもあり、会社の同僚から「自分の仕事が忙しいのにあなたの分までアシストするのは大変！」などと言われることもある。こうした**マタニティハラスメント**によって、苦悩するカップルも多い。少子化対策は国のプロジェクトとして重要な施策と認識されている。しかし、子どもをもつことだけがその人の幸せではない。現在の医療技術を駆使しても**挙児**が望めない人は一定数いることは忘れてならない事実である。このような精神的なプレッシャーを強く感じ、当事者だけでの対応が困難なケースには、公認心理師や精神科医などとの連携が必要となる。

(2) 肉体的ストレス

高度生殖医療をもってしても、1回で成功しない事も多く、治療を長期にわたり複数回実施する必要がある。特に女性の通院、注射や採卵時の麻酔など肉体的ストレスが大きい。たとえば人工授精の場合では、その副作用として出血や腹痛、発熱があり、2～3日間抗菌剤を投与することもある。また体外受精の場合では、ホルモン剤の使用による副作用が出ることもある。

(3) 経済的ストレス

不妊の原因を探り、子宮や卵巣、精巣などの異常であることがわかれば、その治療を実施することは医療保険の適用となる。しかし一般的な生殖医療は、医療保険の適用外となるため、全額自己負担となる。そのことが日本の少子化の大きな原因の1つだと言われている。国や地方自治体からも各種の援助が提供されているが、まだ十分とは言えない。2020（令和2）年10月、政府は少子化対策の一環として生殖医療の保険適用に向けた検討を始めた。

また、近年注目されているのが、がんなどの疾患のために卵巣・精巣周囲に放射線治療や抗がん剤療法を行った15歳から29歳までのいわゆる**AYA世代の患者**の妊孕性についてである。がんなどの治療の副反応として、卵子や精子に障害が出る可能性がある。その対策としては、あらかじめパートナーとの受精卵を凍結保存したり、卵巣の位置を放射線の掛からない部位に手術で移動させたり、卵巣の一部を摘出して冷凍保存を行い、必要な時期に再移植する方法や精子の凍結保存も実施され始めている。しかし、医療保険の適用外である。都道府県による助成金制度などがあるが、経済的な理由で断念するケースも少なくない[4]。

B. 不育症

　不育症とは、妊娠はするが、2回以上の流産や死産を繰り返し生児が得られない状態を言う。流産の頻度は全妊娠の10〜20％に起こるとされ[5]、決して珍しいものではない。日本では、2回以上の流産を経験した不育症患者が約3万1,000人存在し、そのうち6,000人が3回以上の流産を経験していると推定されている[6]。不妊治療の結果、妊娠したカップルにとっては、大きな期待と努力の後の流産・死産という結果には、精神的、肉体的そして経済的に大きなダメージがある。

　不育症の原因は、子宮の形が通常と異なる子宮形態異常や甲状腺の異常、両親のいずれかの染色体異常など、検査で解明できるものもあるが、検査をしても明らかな原因がわからないケースも65％以上存在している[6]。子宮形態異常では奇形の種類によっては手術による治療が、抗リン脂質抗体、第Ⅻ因子欠乏症、プロテインS欠乏症に対する薬物療法が良い成績を残している。また、胎児側の異常である染色体や遺伝子疾患では後に述べる出生前診断において疾患のある受精卵を使用しない事により流産を避ける可能性も生じている。

C. 出生前診断

　出生前診断とは、出生前に行われる胎児の健康診断を言う。

（1）着床前診断

　受精卵が8細胞〜胚盤胞になった時期に卵の遺伝子や染色体を解析して診断する。メリットは母体に負担をかけない、体外受精の着床率向上、遺伝性疾患の次世代伝播予防、染色体異常に起因する流産の回避がある。

（2）絨毛検査

　絨毛とは妊娠早期の胎盤の一部で、それを採取して染色体異常や遺伝子疾患を診断する。超音波検査で胎盤の位置を見ながら腹部または腟から穿刺し採取する。

（3）超音波検査

　胎児の超音波画像から胎児奇形のスクリーニング検査のみならず染色体異常リスクを判断する。

（4）新型出生前診断（NIPT）

　2013（平成25）年から導入された。母体血中にある胎児由来の細胞のDNAを分析して染色体疾患があるかどうかを検査するが、確定診断ではない。

(5) 母体血清マーカー（トリプルまたはクアトロマーカーテスト）

母体血中の成分の濃度により胎児の染色体異常の発生確率を計算する。

(6) 羊水検査

羊水に含まれている胎児の細胞を採取して染色体や遺伝子を検査する。超音波で胎児や胎盤の位置を確認し腹部から穿刺して羊水を採取する。

(7) 遺伝子検査

最近は機器の進歩により染色体異常ばかりでなくその中の遺伝子の配列異常に基づく疾患がわかってきた。妊娠中ばかりでなく成人になってからどのような疾患になりやすいかもわかるようになってきている。

D. 高度生殖医療・出生前診断に関わる倫理的課題

［1］ 余剰胚の扱い

かつての体外受精の治療では、妊娠の確率を上げるために受精卵を2つ以上子宮に戻していた。それにより多胎児が誕生し、新生児集中治療室（NICU）が満床となり新生児医療が破綻したり、多胎妊娠での減胎手術が行われたりという問題が生じていた。移植胚数を原則1個とするようになったため、これらの問題は解消された。一方、移植されなかった受精卵は凍結保存され、次の妊娠・出産に役立てることができるようになった。しかし時期をずらしたとしても、凍結保存された受精卵すべてを子宮に戻すことはない。またカップルの状態に変化が生じれば（死亡や離婚など）、受精卵は不要となる。そうした**余剰胚**の廃棄を人命軽視だと批判する考えもあるだろうが、自然妊娠であっても妊娠を継続できないことがあり、すべての受精卵を保護することは医学的には不可能である[7]との考えもある。

［2］ 精子・卵子提供における親子関係の根本が変化する危険性

カップルの片方または双方に卵子または精子の受精能力が無い場合、親族または第三者からの卵子・または精子の提供が行われている。親と子の遺伝子の連携が無い場合、それを問題視する見方もある。

また、女性の子宮が先天的・後天的に妊娠継続能力が無い場合、第三者の女性に人工授精や受精卵を移植して行われる代理懐胎（借り腹）が海外で行われている。子どもを産むことができない人に代わって出産するという奉仕との意味合いや、報酬が発生するビジネスとして実施されるが、代理懐胎をめぐる問題は多い。たとえば「**ベビーM事件**」のように代理母が産まれた子どもを引き渡さないケースがある。そのほか、妊娠中に胎児に障害があることがわかれば依頼主やビジネスの仲介者から中絶を強要さ

ベビーM事件
1985年、米国ニュージャージー州。妻が難病のため、代理母契約をし、夫の精子を利用した体外受精により妊娠、女児を出産。代理母は子どもの引き渡しを拒み、養育権を請求。依頼主が引き渡しを求める裁判を起こした。1審では代理母契約の有効と依頼主に親権を認め、生母に親権も養育権も認めなかった。州最高裁では代理母契約は無効、通常の離婚裁判と同じ扱いとし、親権は依頼主に、生母に訪問権を認めた。

れるケース、産まれてから障害があるとわかった子どもを依頼主が引き取りを拒否するケースなどがある。なかには依頼主だけでなく代理母からも引き取りを拒否されたケースもある。引き取り拒否のケースについては、障害をもつ人への否定的概念の表れと考えられる。また商行為の有無にかかわらず、代理懐胎においては、自身の体を他人の生殖行動の道具として利用される懐胎女性が搾取されているとする考え方が強い[8]と指摘される。

さらに、先天的または後天的理由で子宮がないか機能しない子宮性不妊症の女性が自分の子を産む手段として研究が進められ、海外で臨床試験が行われているのが**子宮移植**である。脳死の女性または生きている女性から提供され移植された子宮に、不妊カップルの体外受精胚を着床させ、妊娠・出産が済んだら子宮を摘出する方法である。日本でも実施に向けた準備を進めている施設がある。しかし命に関わらない臓器の移植は認められるか、生きている人にリスクを負わせる提供は許されるかといった点が倫理的な課題となるであろう[9]。

精子・卵子提供により、親子関係の定義が変わってしまう可能性がある。日本では2020（令和2）年12月4日に成立した**生殖医療民法特例法**では、卵子提供では産んだ女性を母親、夫の同意を得て、夫以外からの精子提供を受けて生まれた子どもは、夫を父親とするとされた。しかし病気により子宮を失った女性の卵子を取り出して、女性の夫の精子を使って体外受精させ、それを別の女性の子宮を借りて出産した場合、法的な親子関係は、遺伝子の関係とは異なる。また、第三者からの卵子または精子の提供を受ける場合、提供者は匿名であることが多い。この法に子どもの出自を知る権利に関する記述がないことを問題の先送りだという見方もある。

[3] 新型出生前診断（NIPT）の課題

出生前診断については、海外ではほぼ全員受けている国もあれば、性別判定でさえも否定されている国もある。日本では、2013（平成25）年に導入された新型出生前診断（NIPT）を受ける妊婦が増加傾向にある。しかしNIPTは、①妊婦が十分な認識をもたずに検査が行われる可能性のあること、②検査結果の意義について妊婦が誤解する可能性のあること、③胎児の疾患の発見を目的としたマススクリーニング検査として行われる可能性のあることが課題として挙げられている[10]。NIPTは確定診断ではないものの、遺伝性疾患ありと診断された妊婦の9割超が妊娠中絶を受けている[11]。これは障害をもつ人に対する社会全般の受容の理念の未熟さと情報不足によるものであろう。診断よって判明した形態的・遺伝的疾患をもった胎児への対応は、十分な知識と経験が必要である。**遺伝カウンセラ**

新型出生前診断
NIPT: non-invasive prenatal testing

妊娠中絶
日本では法的には、胎児は娩出した時点で別個の人格を有するとされているが、体内にいる限りは母体の付属物として扱われ、妊娠22週未満における妊娠中絶は許容されている。

221

ーは、遺伝医学情報の提供、患者家族の問題解決の援助、精神的なサポートを含む倫理的な問題を扱う重要な存在である。生まれてくる子どもに障害があり、その程度によっては子育てにさまざまな援助を必要とするかもしれない。何も知らずに突然多大な負荷がかかる状況に陥る前に、十分な情報を得ることは、カップルだけでなく周辺の関係者にとっても有意義と思われる。そうした体制を整えることなしに、商業化が進んだ現状に対して日本産科婦人科学会は警鐘を鳴らしている。

2. 人の死に関わる倫理的課題

A. 脳死と臓器移植

三徴候説
①呼吸の不可逆的停止、②心臓の不可逆的停止、③瞳孔拡散（対光反射の消失）の３つの徴候をもって死亡したものとする。

人の死の定義については、「三徴候説」と「脳死説」がある。脳死とは、大脳、小脳、脳幹のすべての機能が失われた状態をいう。欧米では 1960 年代末ごろから、不可逆的に意識を失ったとされる患者を臓器の提供者として組織的に利用するようになっていた。医師たちは殺人罪に問われることを防ぐために、移植医療の発展の中で生まれた新しい死を法的に認めてもらう必要があった[12]。その後の移植医療の進展とともに、脳死が人の死であるとする考え方が欧米諸国に広がっていった。

臓器移植
臓器提供の方法として、脳死後に行われるもの、心停止後に行われるもの、そして生体間で行われるものとある。

臓器移植とは、「病気や事故によって臓器が機能しなくなり、移植でしか治療できない人に他者の健康な臓器を移植して希望を回復させる医療」であり、高度な医療技術とドナーによる善意がなければ成り立たない医療である[13]。日本では国内初となる心臓移植が 1968（昭和 43）年に札幌医科大学において実施されたが、その際の脳死判定や移植患者の選定に対し疑念が指摘され、移植医療の進展は遅れた。その後 1997（平成 9）年に**臓器移植法**が施行され、脳死後の臓器提供が可能となったが、脳死後の臓器提供は法施行後 2 年間で 4 件にとどまり、それ以降もあまり増えなかった。当時は本人の書面による意思表示と家族の承諾を必要としていたため、本人の意思表示が明確でないことを理由に臓器移植ができないケースがあった。また意思表示できるのは 15 歳以上と定められていたため、小さな子どもへの臓器移植を国内で希望することは叶わなかった。移植できる臓器は、血液型やサイズなどによって決まるからである。小さな子どもの臓器移植は、海外でしか行うことができず、渡航と治療費用のための募金活動

を行う患児の親の姿がマスコミに取り上げられることもあった。その後、2008年に締結された「臓器移植と移植ツーリズムに関する**イスタンブール宣言**」によって、国外からの患者に対する臓器提供は自国民の移植医療に影響が出ない場合とされ、国外の臓器移植に頼っていた日本は法改正を迫られた。2010（平成22）年に改正臓器移植法が施行され、本人の意思が不明な場合にも、家族の承諾があれば脳死後の臓器提供ができるようになり、15歳未満の臓器提供も可能となった。

　欧米諸国をはじめ、多くの国では脳死を人の死としているが、日本では、あくまでも臓器移植を前提としたときだけに判定されるものである（法的脳死判定）。法改正後の脳死後の臓器提供は、それ以前と比べれば増えてはいるが、心停止後の臓器提供を合わせても、年間100件前後である。日本の臓器移植待機者のうち、2～3％しか移植を受けることができないのが現状である[13]。

B. 安楽死と尊厳死

　安楽死の語源は、古代ギリシア語の「en（よい）＋ thanatos（死）」である。人にとって「よい死」を考えるうえで、その対極となる「悪い死」を見ていくと、①激しい苦痛に苛まれた死、②必要以上に生命を人工的に引き延ばされた死、③誰にも看取られることのない孤独な死、④遺された家族に大きな後悔や罪悪感を残すような死、である[15]。こうした悪い死を回避するのがよい死だという。しかしながら安楽死と尊厳死について、世界共通の定義なり、学問的に公認されている定義は存在しない。それぞれ異なったいくつかの意味で使われているものの、どれが正しい使い方であるとか間違った使い方であるとかは言えない[15]という。**図14-2-1**に示すように、全体を「尊厳死」として扱う諸外国に対して、日本では右側だけを尊厳死、左側を安楽死と呼ぶことが多い。左側の安楽死を、医師が患者に致死薬を注射して患者の生命を終結させる「**積極的安楽死**」と、患者に致死薬を処方し、患者がそれを自ら服用することで生命を終結させる「**医師による自殺幇助**」とに分けて示すこともある。ここではこの図に従って、安楽死と尊厳死についてみていくこととしよう。

　2001年にオランダで世界初の安楽死を容認する法律が施行された。その後、ベルギー（2002年）、ルクセンブルク（2009年）、コロンビア（2010年）、カナダ（2016年）、ニュージーランド（2020年）で法制化が進んだ。アメリカやオーストラリアでは州政府が法制化または判例により実質合法化しているところもある。またスイスは刑法の規定から「病気で苦しんで

臓器移植と移植ツーリズムに関するイスタンブール宣言
国際移植学会によるもの。宣言の要点[14]は、
• 臓器売買や金銭的な利益を得ることを目的とする臓器の仲介・斡旋業を世界から根絶する。
• 臓器提供の自給自足（国外患者への治療は、それによって自国民が受ける移植医療の機会が減少しない場合にのみ許容される）。
• その他（法制化、医療環境の整備、ドナーに対するケア、教育）。

法的脳死判定
①深い昏睡にあること、②瞳孔が固定し一定以上開いていること、③刺激に対する脳幹の反射がないこと、④脳波が平坦であること、⑤自分の力で呼吸ができないこと、の5項目の検査を行い、6時間以上経過した後に同じ一連の検査（2回目）をすることで、状態が変化せず、不可逆的であることを確認する。

医師による自殺幇助
PAS：physician-assisted suicide
注15では英語の語義そのままに「医師幇助自殺」と表記している。また図14-2-1の出典では、幇助が犯罪に関わる語であることを理由に、主に「自殺介助」と表記している。

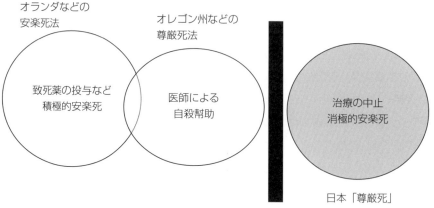

図 14-2-1　尊厳死と安楽死の関係
この図の全体を「尊厳死」とも呼ぶ

オランダなどの
安楽死法

オレゴン州などの
尊厳死法

致死薬の投与など
積極的安楽死

医師による
自殺幇助

治療の中止
消極的安楽死

日本「尊厳死」

出典）松田純『安楽死・尊厳死の現在—最終段階の医療と自己決定』中央公論新社，2018，
　　　p.106（一部修正）．

いる人を苦しみから解放してあげたいという人道的な思いであれば処罰されない」と解釈し、民間団体が独自のルールを設定して医師による自殺幇助を実施している。団体の中には自国民だけでなく、外国人に対しても自殺幇助を実施する団体もある。

　日本国内におけるいわゆる「安楽死事件」を見ていくと、安楽死と認められたものはない。激しい苦痛に苛まれている患者に懇願されて患者の家族が死に至らしめたソンギルソン事件（1946〔昭和21〕年）や山内事件（1961〔昭和36〕年）は、いずれも尊属殺人として有罪判決が下った。また、1991（平成3）年の東海大学安楽死事件では、医師の行為が安楽死に該当するかが裁判の争点となった。山内事件の判決の際、1962（昭和37）年に名古屋高等裁判所が提示した「違憲性阻却事由としての安楽死の要件」をもとに横浜地方裁判所から「医師による**積極的安楽死の4要件**」が示された。患者自身の明示の意思表示がないことから、医師の行為は殺人罪として有罪判決が下った。**第11章コラム**にある、2020（令和2）年7月に発覚した京都のALS患者の事件は、この4要件を逸脱した行為だとみなされている。

　もう一方の**尊厳死**は、延命治療の中止や手控えを指す。これは患者の権利に関する世界医師会のリスボン宣言に沿ったものである。日本尊厳死協会も「死期が迫った時に延命治療を断り自然死を迎えること」と定義している。厚生労働省が示した「人生の最終段階における医療・ケアの決定プロセスに関するガイドライン」では、**アドバンス・ケア・プランニング（ACP）**を進めていくよう推奨している。

医師による積極的安楽死の4要件
①患者が耐え難い激しい肉体的苦痛に苦しんでいること、②患者は死が避けられずその死期が迫っていること、③患者の肉体的苦痛を除去・緩和するための方法を尽くし他に代替手段がないこと、④生命の短縮を承諾する患者の明示の意思表示があること。

患者の権利に関する世界医師会のリスボン宣言（1981年）
精神的に判断能力のある成人患者は、いかなる診断上の手続ないし治療に対しても、同意を与えるかまたは差し控える権利を有する。

アドバンス・ケア・プランニング
ACP: advance care planning
➡ p.231 キーワード集参照。

C. 臓器移植、安楽死と尊厳死に関する倫理的課題

臓器移植に関わる倫理的な問題としては、**臓器売買**が挙げられる。貧しさゆえに臓器を売ってしまったあと、適切な処置を受けることができずに体調を壊したり、死亡したりするケースもある。イスタンブール宣言後も世界の最貧国と呼ばれる国では、ブローカーが暗躍し、闇の市場で売買されているとの報道もある。またアメリカでは「ピッツバーグ方式」と呼ばれる**心臓死後臓器提供**に倫理的問題があるという[16]。心臓死後臓器提供とは、脳死ではなく心臓死した人から臓器を摘出することだけを意味しない。脳死に至っていないものの脳に重大で不可逆的な損傷を負った患者から、本人や家族の意思に基づいて生命維持を中止し、患者の心臓が止まって数分後に臓器を摘出する方法も含まれる。この方法によって、心臓や肺など通常の心臓死では移植に適さなくなる臓器を摘出することができるようになり、臓器不足の解決策となった。だが、死に逝く患者へのケアがおろそかになる懸念がある。また心臓死後臓器提供のドナーは本当に死んでいるのかという問題もつきまとう。ロック[12]によれば、「臓器の摘出を容易にするために、患者が死ぬのを許すことや、死を早めることが実行され始めている。その裏には移植を待っているレシピエントの苦しみを軽減するために臓器不足を解決しなければならないという焦燥感がある」という。

しかしこの心臓死後臓器提供のときだけでなく、「無益な治療」論による医療側の治療拒否が起きているとの指摘がある[12][16]。医療資源の有効活用であったり、医療費削減であったりがその背景にあるが、中には医療側の「慈悲死」であるかのようなケースもあるという。医療においての情報の非対称性は大きいため、医療側に治療の甲斐がないと判断されれば、それを受け入れる患者や家族もいる。そうした判断ののちに臓器提供のドナーとなる患者もいる。

わが国で安楽死にまつわる事件が発覚したあと、「死ぬ権利」を認めるべきかどうかの議論が起こる。また尊厳死においても、尊厳ある死を求めることは患者の自己決定権だという主張もある。そうした権利を行使するにあたって、安藤[15]は、2つの側面に沿って注意を促している。1つは、死に至るまで「人として尊厳をもって生きる」ためには医師からの医学的な情報だけでは十分でないことが多いという。患者の自己決定という形で、患者を体よく死なせる方向に誘導されてしまう危険性を指摘している。もう1つは、自分自身の意思をはっきりと表明することができないような状態について、「私だったらそのような状態で生きていることは耐えられない」といった言い方は、現在の健康な私の意識をそこに投影して考えてい

るだけであり、実際にそのような状態になった人の意識とは違うことを指摘している。また先述した京都のALS患者の事件後に上がった安楽死の法制化を望む声に対して、自らもALSを患う国会議員の舩後靖彦氏は懸念を示した。それは死ぬ権利の主張が「難病患者や重度障害者に『生きたい』と言いにくくさせ、生きづらくさせる社会的圧力が形成していくことを危惧する」[17]ことを指摘している。

安楽死は乱用される危険性が高いことは歴史から見ても明らかである。ナチスドイツのT4作戦は、「生きるに値しない命」の根絶を目的とした「安楽死政策」である。2016（平成28）年にわが国で起きた相模原障害者施設殺傷事件も、犯人の主張によれば入居者の「安楽死」と捉えている。こうした優性思想は、少なくとも私たちの日常的な考えから隔絶したものではなく、それと地続きである[15]とも言える。

自らの考えに対してチェック機能を持ち、生死を決めかねないことにもっと敏感であるべきであろう。

T4作戦
精神病者や遺伝病者、労働能力の欠如、夜尿症、脱走や反抗、不潔、同性愛者などが6つの専門施設に移送され、ガス室送りとなった[15]。

3. 今日の社会問題に関わる福祉的課題

A. 依存症

依存症とは、「精神に作用する化学物質の摂取や、快感・高揚感を伴う行為を繰り返し行った結果、さらに刺激を求める抑えがたい渇望が起こり、その刺激を追及する行為が第一優先となり、刺激がないと精神的・身体的に不快な症状を引き起こす状態」と世界保健機関（WHO）が定義している。人が依存する対象はさまざまある。代表的なものとしては、アルコール、薬物、タバコ、ギャンブル、インターネットなどが挙げられる。特定の物質や行為・過程に対してやめたくてもやめられない、ほどほどにできない状態が依存症である。依存の対象が何であるかによって、周りの人から容認されやすいものから、全く認めてもらえず拒絶されてしまうものまである。依存症という病気そのものだけでなく、当事者や家族など周囲の人が苦痛を感じていないか、生活に困りごとが生じていないかなど、健全な社会生活に支障が出ないように支援することが大切である。誤解されやすいことだが、当事者は好きでしているわけでもなく、快楽におぼれて抜け出せないのでもない。当事者の意志だけではどうにもならないことなの

である。そうした当事者の苦しみは理解されにくい。「やめたいと思うならやめられるはず」「やめられないのは意志が弱いから」「ダメな人間だ」と烙印を押される。当事者も、自分の意志が弱い、ダメだと自分自身を追い詰めてしまう。そうなると、支援の窓口があることを知ったとしても、恥ずかしくて支援を求められないという。

特に法律で所持・売買・譲渡・使用が禁止されている薬物については、根絶すべくキャンペーンが展開され、学校教育の中でも行われている。キャンペーンのコピーである「人間やめますか」が強烈な印象となっている人も多いのではないか。がん医療の中で**疼痛管理**として**医療用麻薬**を使用することがあることを伝えると、嫌悪感を示す人が多いように感じる。それはキャンペーンの成果としてみることができる。しかし、やめられないと苦悩する当事者にとっては、助けを求めにくくなる要因になり得る。

依存症は完治しないが、回復できる[18]。かつて薬物使用で逮捕・起訴されたスポーツ選手が厚生労働省のイベントに登壇した際、同じ悩みをもつ人へのメッセージとして「1回やめることはできるが、やめ続けることは自分だけではできない。勇気をもって専門機関の助けを求めてほしい」と言った。一度手を出してしまったら、それで人生が終わるのではない。回復を後押しする、回復しやすい社会への変革が福祉的な課題と言えよう。

B. 自殺

首つり、リストカット、大量服薬などさまざまな手段により、実際に自殺を企てることを**自殺企図**と言う。実際に自殺に至る場合もあれば、未遂の場合もある。自殺は、死ぬ権利の行使と捉える人が多いが、そうではない。脱出不可能な苦痛を解決するために「意識を永遠に終焉させる方法」であり、「耐えられない、逃げられない、果てしなく続く痛み」「苦痛に満ちた世界からの脱出」[19]である。近年のわが国において「自殺は、その多くが追い込まれた末の死である」と**自殺総合対策大綱**にも記されている。

年間自殺者数は1998（平成10）年から12年間、3万人超であったが、2006（平成18）年に施行された**自殺対策基本法**に基づく自殺対策の展開により減少傾向となり、2018（平成30）年には2万840人となった。ところが2020（令和2）年2月以降、covid-19の感染拡大がわが国にも起こりはじめ、これまで経験したことのないような経済危機に見舞われ、生活様式の変更をせざるを得ない状況となった。警察庁の統計によると、2020年7月から3ヵ月連続で自殺者数は増加し、特に女性の自殺者数が前年同月比40％増となった。同居人がいる女性や無職の女性の自殺が増えた状

covid-19
coronavirus disease 2019
新型コロナウイルス感染症の国際正式名称。各国で感染拡大したのは2020年以降だが、確認されたのは2019年12月なので「19」という。

況についていのち支える自殺対策推進センター（JSCP）は、「経済・生活問題や、DV被害、育児の悩みや介護疲れなどの問題の深刻化が影響した可能性がある」と分析している。また同時期、中高生の自殺も増加しており、オンライン授業の進度についていけないなど、コロナ禍での自宅や学校での環境の変化が影響していることと、7月下旬の俳優の自殺報道も影響している可能性を指摘した。その後、このセンターの働きかけもあり、著名人の自殺報道のあり方は変化しつつある。しかし自殺の背景となる経済・生活問題への対応は、まさに福祉の課題と言える。

C. 児童虐待の防止

　児童虐待は、早期発見・早期対応が求められる。児童相談所への虐待相談の相談経路は、警察等、近隣知人、家族、学校等からが多い。家庭内という密室で起こるため、国民に向けてためらわず通告することを求めるようになった。

　児童虐待による死亡事例を見ると、加害者の約半数が実母である。望まない妊娠であったり、養育能力が低かったりし、母子健康手帳の未交付や乳幼児健診未受診が目立つ。「**健やか親子21**（第2次）」では、「切れ目のない妊産婦・乳幼児への保健対策」を基盤課題の1つとし、重点課題の1つに「妊娠期からの児童虐待防止対策」を掲げている。また核家族化により、子育てが孤立した状態になりやすいことから、「子どもの健やかな成長を見守り育む地域づくり」を基盤課題の1つに、「育てにくさを感じる親に寄り添う支援」をもう1つの重点課題としている。さらに「**乳児家庭全戸訪問事業**」（**こんにちは赤ちゃん事業**）を展開し、生後4ヵ月を迎えるまでの乳児のいるすべての家庭への訪問を原則としている。こうした母子保健との連携により、児童虐待の防止につなげている。

　もともとしつけと虐待の境はグレーゾーンと言われていたが、2020（令和2）年4月施行の改正児童福祉法により、親権者などは、児童のしつけに際して、体罰を加えてはならないことが法定化された。「体罰等によらない子育てのために～みんなで育児を支える社会に」というスローガンも掲げ、保護者が子育てに悩んだときには適切な支援につなげることを目的としている。

　虐待の連鎖という言葉があるが、幼少期に虐待を受けた者が大人になり、親になったからと言って必ずしも虐待を繰り返すわけではない。確かに親自身の被虐待経験は虐待のリスク因子ではあるが、もう一方の親とはポジティブな関係を持っていたり、学校の仲間ともポジティブな関係を形成し

ていたり、支持的な配偶者がいたり、十分な社会的支援があったり等々、
虐待の発生を防止する補償因子があれば、必ずしも虐待が発生するとは限
らないからである。また未熟児（低出生体重児）や問題行動を持った子ど
もは育てにくい面があるため虐待を受けるリスクが高いとされるが、多く
の場合は普通の親子関係を形成している。それは十分な社会的な支援を得
られる状況であったり、経済的な安定感があったりすることなどの補償因
子があるからであろう。逆に個体発生レベルにリスク因子は見られないが、
ミクロシステムレベル、エクソシステムレベル、マクロシステムレベルに
おいてリスク因子が多くなれば、虐待の発生可能性は高まったりするので
ある。虐待の発生防止には、ただ単にリスク因子だけを問題にするのでは
なく、全体としてのシステムに配慮し、補償因子も考慮にいれて、それら
を強化する支援が必要とされている（**表14-3-1**）。

表14-3-1　虐待の決定因

	個体発生レベル	ミクロシステム レベル	エクソシステム レベル	マクロシステム レベル
補償因子	高いIQ 過去に受けた虐待の自覚 1人の親とポジティブな 関係を持っていた経験 身体的魅力 対人関係がよい	健康な子どもたち 支持的な配偶者 経済的な安定 貯金がある	十分な社会的支援 ストレスフルな出来事が 少ない 強い、支持的な宗教活動 学校でのポジティブな仲 間関係 治療的介入	地域の子どもたちをとも に育てるという感覚を促 進する文化 暴力に反対する文化 経済的繁栄 特別な才能
リスク因子	虐待を受けた経験 低い自己評価 低いIQ 対人関係がうまく持てな い	夫婦の不和 問題行動を持った子ども 未熟児あるいは病気を持 った子ども 単親 貧困	失業 孤立、社会的支援が得ら れにくい 子どもの時、仲間関係が よくなかった	体罰を容認する文化 子どもを所有物とみなす 文化 経済的状況

出典）夏刈康男・石井秀夫・宮本和彦編『不確実な家族と現代』八千代出版，2006，p.212.

注）
　　ネット検索によるデータの取得日は，いずれも2020年12月10日.
(1)　石原理「令和元年度倫理委員会 登録・調査小委員会報告（2018年分の体外受
　　精・胚移植等の臨床実施成績および2020年7月における登録施設名）」日本産科
　　婦人科学会『日本産科婦人科学会雑誌』72巻10号，2020，pp.1229-1249.
(2)　NHK NEWSウェブサイト「体外受精で生まれた子ども おとととしは過去最多5
　　万6900人余」2020年10月3日配信.
(3)　日本産科婦人科学会ウェブサイト「全国集計（2018）年別治療周期数」.
(4)　一般社団法人AYAがんの医療と支援のあり方研究会「AYA世代がん患者家族
　　向け冊子」2018.
(5)　日本母性保護産婦人科医会編『流産・早産の管理』日本母性保護産婦人科医会研
　　修ノートNo.57，1997，pp.4-5.

(6) 成育疾患克服等総合研究事業「不育症の原因解明、予防治療に関する研究」研究班「AMED 研究 不育症の原因解明、予防治療に関する研究を基にした不育症管理に関する提言 2019（患者様用）」.

(7) 星野一正「余剰凍結受精卵の医療への活用は、非倫理的か」法令普及会編『時の法令』1648 号，大蔵省印刷局，2001，pp.62-69.

(8) 久具宏司「代理懐胎と倫理」日本医師会ウェブサイト「医の倫理の基礎知識 2018 年版」生殖医療，D-4.

(9) 橳島次郎「生殖補助医療の倫理と法の動向」日本医師会ウェブサイト「医の倫理の基礎知識 2018 年版」生殖医療，D-2.

(10) 公益社団法人日本産科婦人科学会「母体血を用いた出生前遺伝学的検査（NIPT）に関する指針（案）」.

(11) NHK スペシャル「遺伝子治療」NHK BS2，2020.10.31 放送．

(12) ロック，マーガレット著／坂川雅子訳『脳死と臓器移植の医療人類学』みすず書房，2004，p.68，pp.309-310，pp.92-117.

(13) 公益財団法人日本臓器移植ネットワークウェブサイト「臓器移植解説集」.

(14) トリオ・ジャパン ウェブサイト「現状の臓器移植医療について」.

(15) 安藤泰至『安楽死・尊厳死を語る前に知っておきたいこと』岩波ブックレット No.1006，岩波書店，2019，pp.36-48，pp.12-13.

(16) 児玉真美『死の自己決定権のゆくえ―尊厳死・「無益な治療」論・臓器移植』大月書店，2013，pp.125-127，pp.74-119.

(17) 共同通信社「ALS 殺害、舩後氏がコメント『死ぬ権利よりも生きる権利を』」2020 年 7 月 23 日 配信.

(18) 厚生労働省ウェブサイト「知ることからはじめよう　みんなのメンタルヘルス 薬物依存症」.

(19) 松本俊彦『自傷・自殺する子どもたち』子どものこころの発達を知るシリーズ 01，合同出版，2014，p.21.

▍理解を深めるための参考文献

● 安藤泰至 『安楽死・尊厳死を語る前に知っておきたいこと』岩波ブックレット No.1006，岩波書店，2019.

安楽死・尊厳死についての賛否を論じる前に、そもそもなぜ安楽死や尊厳死を望むのかを私たちにもう一度立ち止まって考えることを述べている。「『死』について考えるとは、（中略）自分がどのように生きるか、どのように『いのち』に向き合うかを考えること」（p.61）として捉えられる書である。

アカウンタビリティ

〔accountability〕
「説明責任」と訳す。保健医療、福祉においては、患者・利用者の選択と自己決定を実現するために、必要な情報開示と説明をすることが医療者・援助者の責務である。

アドバンス・ケア・プランニング（ACP）

〔advance care planning〕
成人患者が信頼できる人びとおよび医療従事者との間で、価値、人生の目標、将来の医療に関する望みについて、繰り返し話し合うプロセスを指す。話し合った内容はその都度記録にして共有する。このプロセスでは患者が意思決定できなくなったときに備えて、意思決定の代行者を選定しておくことを含むことが多い。この概念を踏まえて、厚生労働省は「人生の最終段階における医療の決定プロセスに関するガイドライン」を2018（平成30）年に改訂した。

意思決定支援

本人の判断能力が低下している障害者や認知症患者等や「人生の最終段階にある人」「医療にかかわる意思決定が困難な人」を対象とした各種ガイドラインが策定されている。いずれも本人の意思決定を主体とし、支援を行う前提としての環境整備、チーム支援、適切な情報提供等を行うとしている。また本人意思が確認できない場合等における本人の意思推定に基づく、あるいは本人にとっての最善の利益の観点からなされる代行決定についてもほとんどのガイドラインで示されている。

一般病床

病院・診療所の病床は、精神病床、感染症病床、結核病床、その他の病床と区分されていたが、2001（平成13）年の第4次医療法改正でその他の病床は療養病床と一般病床に区分された。一般病床は精神・感染症・結核・療養以外の病床と規定され、主として急性疾患の患者を対象とする病床である。

医療型障害児入所施設 ➡ 障害児入所施設

医療管理／医療政策・管理

医療安全管理、栄養管理、感染制御、褥瘡制御、医療経済、医療行政など、医療機関での患者の安全管理から、医療に関わる政策の管理（manage）まで多岐にわたる。

医療計画

1985（昭和60）年の第1次医療法改正で導入され、二次医療圏ごとの必要病床数を設定した。近年、基準病床数の算定だけでなく、主要な疾病に関して疾病の経過に基づいたシナリオを作成することにより、医療サービスの消費者・提供者の双方が情報を共有し、評価可能な新たな方法を示したり、医療を取り巻く最近の情勢や新たに政策的に推進すべき医療施策を踏まえ、医療計画に記載すべきものが法令上明確に位置づけられるようになった。

医療事故

提供した医療に起因し、または起因すると疑われる死亡または死産であって、当該管理者が当該死亡または死産を予期しなかったものと医療法に定義されている。

医療事故調査制度

医療事故が発生した医療機関で院内調査を行い、その調査報告を受けた医療事故調査・支援センターが収集・分析することで再発防止につなげ、医療の安全を確保するもので、2015（平成27）年10月から

開始されている。

医療ソーシャルワーカー（MSW）

〔medical social worker〕

医療機関で働いているソーシャルワーカー。医療機関において、社会福祉の立場から患者やその家族が抱える経済的・心理的・社会的問題の解決、調整を援助し、社会復帰の促進を図る業務を担う。近年では社会福祉士または精神保健福祉士の有資格者が増えている。

医療費控除制度

所得税や住民税の算定において、自己または自己と生計を一にする配偶者と親族のために医療費を支払った場合に受けることができる。

医療法

1948（昭和23）年に施行された医療供給体制の基本に関わる法律。病院、診療所、助産所の開設や管理に関する必要事項、施設の整備推進のための必要事項、国や地方自治体の責任、医療者の責任等を定めたもの。

医療保険

社会保険方式で、1961（昭和36）年以降すべての国民はいずれかの医療保険に加入することになっている。多数の制度があるが、職域保険と地域保険と後期高齢者医療制度に大別することができる。医療保険では、一部負担金を支払うだけで医療が受けられる現物給付があるほか、出産育児一時金など現金給付もある。

インフォームド・コンセント

〔informed consent〕

治療法などについて、医師から十分な説明を受け、患者が十分に理解した上で、自らの自由意志に基づいて治療方針について合意すること。1997（平成9）年の第3次医療法改正で努力義務として位置づけられた。病気の進行度、治療法の選択肢、その治療のメリット・デメリットなどだけでなく、患者の意向や家族の介護力、経済状況なども考慮した説明をし、さらに同病者の体験談などをもとに複数の選択肢から患者が自分に合った治療法を決定するのを

手助けする取組みもある。

介護医療院

長期的な医療と介護のニーズをあわせ持つ高齢者を対象とし、日常的な医学管理や看取りやターミナルケア等の医療機能と生活施設としての機能とを兼ね備えた施設。2018（平成30）年4月に創設された。

介護保険事業計画

3年間を1期とする、介護保険サービスの量の見込み、必要定員総数、地域支援事業の量の見込みなどを定めたもの。高齢者のための保健・福祉施策の目標などを定めた高齢者保健福祉計画と一体的に策定されている。市町村介護保険事業計画と都道府県介護保険事業計画とがある。

介護保険制度

高齢者介護を社会全体で支える仕組みとして創設された。社会保険方式で、利用者による選択・契約でサービスを受ける。おおむね3年ごとに見直されている。

介護予防

近年では、機能回復訓練などの高齢者本人へのアプローチだけではなく、生活環境の調整や、地域の中に生きがい・役割をもって生活できるような居場所と出番づくり等、高齢者本人を取り巻く環境へのアプローチも含めたバランスのとれたアプローチが重要であると言われている。地域包括支援システムの深化・推進のために、地域においてリハビリテーション専門職等を活かした自立支援に資する取組みを推進し、要介護状態になっても、生きがい・役割をもって生活できる地域の実現を目指す。

介護老人保健施設（老健施設）

入居者がリハビリや介護サービスを通じて、在宅復帰できるまでに回復することを目的としている。3ヵ月に1度、入居期間の精査が実施される。

回復期リハビリテーション病棟

脳血管疾患または大腿骨頚部骨折などの病気で急性期を脱しても、まだ医学的・社会的・心理的なサポートが必要な患者に対し、多職種チームによる集中

的なリハビリテーションを実施し、社会・在宅復帰を目的とした病棟。疾患により入院可能な期間が定められている。入院中提供されるリハビリテーション・ケアの体制の違いにより、診療報酬制度上、6つの段階に分かれている。「入院料1」と「入院料2」では社会福祉士の配置が義務づけられている。

化学療法

抗がん剤治療のこと。より広い範囲に治療の効果が及ぶことが期待でき、がん細胞の増殖を抑えたり、再発や転移を防いだりする効果がある。単剤または複数の薬剤を組合せて実施されるほか、手術や放射線療法と併用する場合もある。近年では外来での治療も可能となった。

かかりつけ歯科医機能強化型歯科診療所（か強診）

生涯を通じた歯科疾患の重症化を予防するため、2016（平成28）年度の診療報酬改定で新設された。複数のスタッフの配置や訪問診療等を含めた診療実績や高齢者の心身の特性および緊急時対応等の適切な研修を修了した歯科医師の配置が要件となっている。

患者会

同じ病気や障害、病状など、何らかの共通する患者体験を持つ人たちが集まり、自主的に運営する会。当事者同士のつながりから自助・共助となるだけでなく、当事者の声を発信し、社会に対して理解を求め、政策に影響を与えることもある。

患者の権利

世界医師会のリスボン宣言では、良質な医療を受ける権利、選択の自由の権利、自己決定の権利、意識のない患者や法的無能力の患者の権利擁護、患者の意思に反する処置の制限、情報に対する権利、守秘義務に対する権利、健康教育を受ける権利、尊厳に対する権利、宗教的支援に対する権利が定められている。

患者申出療養

未承認薬等を迅速に保険外併用療養として使用したいという患者の思いに応えるため、患者からの申出を起点とする仕組みとして創設された。患者申出療養として初めての医療を実施する場合、患者から国に対して申出を行う。国が各種書類を受理してから原則6週間で実施となる。また前例がある場合は患者から臨床研究中核病院に対して申出を行い、原則2週間で実施となる。費用については、患者申出療養部分は全額自己負担となるが、それ以外の一般の診療と共通する部分は医療保険が適用される。

がん対策基本法

日本人の死因で最多のがんに対して総合的かつ計画的に対策を推進するため、2006（平成18）年に制定。基本的施策として、がん予防および早期発見の推進、がん医療の均てん化の促進、研究の推進、がん患者の就労、がんに関する教育の推進を掲げている。

緩和ケア

WHOは、生命を脅かす疾患による問題に直面している患者とその家族に対して、痛みやその他の身体的問題、心理社会的問題、スピリチュアルな問題を早期発見し、的確なアセスメントと対処（治療・処置）を行うことで、苦しみを予防し、和らげ、QOLを改善するアプローチであると定義している。

緩和ケアチーム

がん治療と並行する緩和ケアを担当。医師、看護師、栄養士、リハビリ専門職、心理士、ソーシャルワーカー等で構成された多職種チーム。全国のがん診療連携拠点病院に配置されている。そのほかの病院でも活動している場合がある。チームは地域の診療所や訪問看護ステーションと連携し、在宅緩和ケアを支援する場合もある。

緩和ケア病棟

がんの進行などに伴う身体や精神的な症状があり、がんを治すことを目標にした治療が困難となった患者あるいはこれらの治療を希望しない患者を主な対象とした病棟。さまざまな苦痛を和らげることを第一にケアを行う。

救急医療

救急対応を求めている患者を緊急性と重症度により3段階に分けて対応する緊急時の医療。一次救急と

は、緊急性、重症度がともに低く、診察をすることで済むような状態で、夜間診療などで対応しているもの。二次救急とは、入院・手術が必要となる患者への対応。三次救急とは、交通事故や生死をさまよう状態の疾患で運ばれてくる、緊急性と重症度がともに高い患者への対応をいう。

急性期医療

急性期とは、症状が急に表れる時期、病気になり始めの時期である。症状に応じて検査や処置を行い、病気の進行を止める、病気の回復が見込める目処をつけるまでの間提供する医療。

QOL

〔quality of life〕
保健医療福祉では、「生活の質」と訳されることが多い。その人が人間的で、その人らしい生きざまを送れているかを図る尺度。身体的、心理的、社会的、スピリチュアルの面から捉えることができる。

クリティカルパス／クリニカルパス

〔critical path/clinical path〕
質の高い医療を効率的、かつ安全、適正に提供するための手段として開発された診療計画表。最適と考えられる医療の介入内容をスケジュール表（パス表）化し、医療チームはそれに基づいて行動する。

健康日本21（第2次）

健康増進法に基づく国民の健康の増進の総合的な推進を図るための基本的な方針が一部改正されたことに伴い、その具体的な計画である健康日本21も2013（平成25）年に改正された。2018（平成30）年に出された中間報告によると、健康寿命の延伸や都道府県格差等で改善が見られたが、メタボリックシンドローム該当者・予備群の数等は十分な改善が見られなかった。

言語聴覚士（ST）

〔speech-language-hearing therapist〕
病気や交通事故、発達上の問題で言語、聴覚、発声・発音、認知などの機能が損なわれ、コミュニケーションに問題が生じている患者に専門的サービスを提供し、自分らしい生活を構築できるよう支援す

る専門職。

限度額適用認定証／限度額適用・標準負担額減額認定証

入院時に窓口での支払額を負担の上限額に抑えるため、入院前に加入する医療保険から交付を受けるもの。70歳未満の全員と70歳以上の住民税非課税の人が対象となる。

高額医療・高額介護合算療養費制度（合算療養費制度）

毎年8月1日から翌年7月31日までの医療保険と介護保険における自己負担の合算額が著しく高額になる場合に、負担を軽減する仕組み。年額56万円を基本とし、医療保険各制度や所得・年齢ごとに限度額が設定されている。

高額医療費貸付制度

医療費の支払いが困難な場合、無利息で利用できる制度。加入する医療保険によって貸付金の水準が異なる。

高額療養費制度

医療機関や薬局の窓口で支払った額（入院時の食費負担や差額ベッド代等を除く）が、暦月（月の初めから終わりまで）で一定額を超えた場合に、その超えた金額を償還する制度。負担の上限額は、年齢（70歳を境）と所得によって異なる。70歳以上には、外来だけの上限額もある。診療を受けた月の翌月の初日から2年以内であれば、さかのぼって申請できる。さらに負担を軽減する世帯合算、多数回該当といった仕組みがあるほか、長期間継続する非常に高額な治療が必要な場合には特例措置もある。

後期高齢者医療制度

高齢化の進展に伴い、増加を続ける高齢者の医療費を安定的に支えていくために創設された。75歳以上を対象とする医療保険で、高齢者の保険料と現役世代からの支援金や公費を財源に、すべての市町村が加入する広域連合が運営している。

公共職業安定所（ハローワーク）

厚生労働省が設置する行政機関で、「職安」とも呼

ばれる。国民に安定した雇用機会を作るために全国各地に設置されている。

公認心理師
心理職初の国家資格。公認心理師の名称を用いて、保健医療、福祉、教育その他の分野において、心理学に関する専門的知識および技術をもって、①心理に関する支援を要する者の心理状態の観察と結果の分析、②心理に関する支援を要する者に対する相談および助言や指導等、③心理に関する支援を要する者の関係者に対する相談および助言、指導その他の援助、④心の健康に関する知識の普及を図るための教育および情報の提供を行う。

高齢者虐待
65歳以上の者に対する家庭における養護者や施設等の職員による①身体的虐待、②介護放棄（ネグレクト）、③心理的虐待、④性的虐待、⑤経済的虐待。被虐待者は女性に多く、養護者の虐待では息子によるものが多い。

国際疾病分類（ICD）
〔International Statistical Classification of Diseases and Related Health Problems〕
正式名称は「疾病及び関連保健問題の国際統計分類」。病因や死因を分類し、その分類をもとに統計データを体系的に記録・分析するために制定されたもの。つまり、国や地域、診療機関などで統一的に使用できる病名などの分類。2022年1月1日に発効される第11版から「ゲーム障害」が精神および行動の障害として分類、疾病として認定される。

国際生活機能分類（ICF）
〔International Classification of Functioning, Disability and Health〕
障害というマイナスのイメージではなく中立的な名称に変更した。生活機能とは、人間生活の生命・生活・人生といった3つの階層を包括した全体像を示すためのプラスの包括用語である。障害分類はある人の現状を解釈するものではなく、より良い方向に変えるためのものとして示されている。

国民医療費
当該年度内の医療機関等における保険診療の対象となり得る傷病の治療に要した費用を推計したもの。医科診療や歯科診療にかかる診療費、薬局調剤医療費、入院時食事・生活医療費、訪問看護医療費等が含まれるが、保険外診療や正常な妊娠・分娩に要する費用、健康の維持・増進を目的とした健康診断や予防接種等に要する費用、固定した身体障害のために必要とする義眼や義肢等の費用は含まれない。

国民健康保険
医療保険のうち地域保険の1つ。個々の市町村の住民ごとに保険集団を構成する。医療給付に関しては職域保険と変わりがないが、現金給付は出産育児一時金と葬祭費で、傷病手当金は対象ではない。

5疾病・5事業および在宅医療
医療計画に明記される重点的に取り組むべき疾病および医療の確保に必要な事業（救急医療等確保事業）のこと。第5次医療法改正において4疾病（がん、脳卒中、心筋梗塞等の心血管疾患、糖尿病）5事業（救急医療、災害時医療、へき地医療、周産期医療、小児医療など）が定められた。2013（平成25）年度からは、精神疾患と在宅医療が追加され、現在の5疾病・5事業および在宅医療の医療連携体制の構築が進められている。

混合診療
保険診療と保険外の診療を行うことだが、原則として禁止されている。もし行われた場合は、保険診療分も含めて保険外診療とみなされ、全額自己負担となる。例外として認められているのが、保険外併用療養費制度である。

在宅療養支援診療所・病院
在宅療養支援診療所とは、地域において在宅医療を支える24時間の窓口として、他の病院、診療所等と連携を図りつつ、24時間往診、訪問看護等を提供する診療所。在宅療養支援病院とは、診療所のない地域において、在宅療養支援診療所と同様に、在宅医療の主たる担い手となっている病院。いずれも複数の医師が在籍し、緊急往診と看取りの実績を有

する医療機関（地域で複数の医療機関が連携して対応することも可能）。往診料や在宅における医学管理等を行う機能強化型には診療報酬が加点される。

作業療法士（OT）

〔occupational therapist〕

入浴や食事など日常生活の動作や、手工芸、園芸およびレクリエーションまであらゆる作業活動を通して、身体と心のリハビリテーションを行う専門家。

自殺対策基本法

日本での自殺者が年間3万人超となった1998（平成10）年以降、自殺で家族を亡くした人たちの声を受け、自殺を社会問題として捉えようとする動きに発展した。「誰も自殺に追い込まれることのない社会の実現」を目指している。

疾病構造

疾病の原因、経過、病像を総合したもの。ある国のある時点で、どんな疾病にどのくらいの人がかかっているか、そして、それがどのような傾向にあるかを示すもの。

指定難病

難病のうち、患者の置かれている状況からみて良質かつ適切な医療の確保を図る必要性が高いものとして、厚生労働大臣が指定する。患者数が日本において一定の人数（人口のおおむね0.1％程度）に達しないこと、客観的な診断基準が確立していることが要件。医療費助成の対象となる。

社会的入院

治療の必要がない患者が長期間、入院し続けること。自宅での介護が難しいなどの理由から入院を続ける高齢者や、家族の受け入れ拒否や、薬物療法の副作用、長期間に渡る入院生活から来る社会復帰への不安などの理由から長期入院を続けている精神科の患者が多い。

社会福祉士

名称独占を持つ国家資格。専門的知識および技術を持って、身体上もしくは精神上の障害があることまたは環境上の理由により日常生活を営むのに支障が

ある者の福祉に関する相談に応じ、助言、指導、福祉サービスを提供する者または医師その他の保健医療サービスを提供する者その他の関係者との連絡および調整その他の援助を行うことを業とする者。

重度心身障害者医療費助成制度

心身に重度の障害がある人に医療費の助成をする制度。都道府県や市町村が実施しており、対象の要件は自治体によって異なる。

手段的日常生活動作（IADL）

〔instrumental activities of daily living〕

排泄・食事・就寝等、日常生活の基本動作ADL（日常生活動作）に関連した、買い物・料理・掃除等の幅広い動作のことを指す。また薬の管理、お金の管理、趣味活動、公共交通機関関連の利用、車の運転、電話をかけるなどの動作も含む。

障害児入所施設

障害のある児童を入所させて、自立に向けた計画的な支援を提供する施設。各障害別に分かれていたが、2012（平成24）年度より一元化され、重複障害等への対応強化を図っている。従来の事業形態等を踏まえ、福祉サービスを行う「福祉型」と、福祉サービスに合わせて治療を行う「医療型」とがある。医療型の対象は、知的障害児（自閉症児）、肢体不自由児、重症心身障害児である。障害者手帳の有無は問わず、児童相談所、医師等により療育の必要性が認められた児童も対象とする。3障害対応を原則とするが、障害の特性に応じたサービス提供も可能である。

障害者虐待

障害者の身辺の世話や金銭の管理等を行う、障害者の家族や同居人等（養護者）、障害者福祉施設または障害福祉サービス事業等に係る業務の従事者（障害者福祉施設従事者等）、障害者を雇用する事業主等（使用者）による身体的虐待、ネグレクト、心理的虐待、性的虐待、経済的虐待をいう。

障害者施設等入院基本料

主として肢体不自由のある児童または重症心身障害児を入所させる医療型障害児入所施設、これらに準

ずる施設に係る一般病棟、重度の障害者、筋ジストロフィー患者または難病患者等を主として入院させる病棟に関する施設基準に適合していると届け出た一般病棟を障害者施設等一般病棟という。そこに入院する、長期にわたり療養が必要で、かつ医療処置を頻繁に行う必要性の高い患者に対するもの。

障害者総合支援法

法に基づく日常生活・社会生活の支援が、共生社会を実現するため、社会参加の機会の確保および地域社会における共生、社会的障壁の除去に資するよう、総合的かつ計画的に行われることを基本理念とする。また制度の谷間を埋めるべく、障害者の範囲に難病等を加えている。

障害者福祉手当制度

20歳未満の在宅の重度障害児に対して、その障害のため必要となる精神的・物質的な特別の負担の軽減の一助として支給されるもの。

小児慢性特定疾病医療費助成制度

小児慢性特定疾病にかかっており、かつ、慢性に経過し、生命を長期に脅かし、症状や治療が長期にわたって生活の質を低下させ、長期にわたって高額な医療費の負担が続くと言った要件をすべて満たした18歳未満の児童（18歳未満で対象となっていれば20歳まで）を対象としている。

傷病手当金

健康保険に加入して1年以上経過している被保険者で、①業務外の事由による病気やケガの療養のための休業であること、②仕事に就くことができないこと、③連続する3日間を含み4日以上仕事に就けなかったこと、④休業した期間について給与の支払いがないことを条件に支給される。

自立支援医療（更生医療）

18歳以上の身体障害者の障害を軽減して日常生活能力、職業能力を回復・改善することを目的として行われる医療。身体障害者手帳を取得していて、手術等の治療により、日常生活能力、職業能力を回復・改善する可能性が認められる場合、医療費が助成される。

新オレンジプラン

認知症の人の意志が尊重され、できる限り住み慣れた地域の良い環境で自分らしく暮らし続けることができる社会の実現を目指したもの。①認知症への理解を深めるための普及・啓発の推進、②認知症の容態に応じた適時・適切な医療・介護等の提供、③若年性認知症施策の強化、④認知症の人の介護者への支援、⑤認知症の人を含む高齢者にやさしい地域づくりの推進、⑥認知症の予防法、診断法、治療法、リハビリテーションモデル、介護モデル等の研究開発およびその成果の普及の推進、⑦認知症の人やその家族の視点の重視、の7項目が柱である。

診断群分類別包括支払い制度（DPC／PDPS）

〔Diagnosis Procedure Combination/Per-Diem Payment System〕
診断群分類は、WHOが定めた国際疾病分類に基づき、18の主要診断群分類に属する約500種類の基礎疾患を、重症度、年齢、手術・処置の有無などで分類した約2,300種類の診断群のことを言う。診断群分類は、主治医が入院中で「医療資源を最も投入した傷病」により決定する。診断群分類に定められた包括点数を基本に1日当たりの医療費を計算する。従来この包括支払い制度は「DPC」と呼ばれていたが、「DPC」は診断群分類だけを意味するので、2010（平成22）年12月より支払制度としてのDPC制度の略称についてはDPC／PDPSとすることとなった。

診療報酬

保険医療機関および保険薬局が保険医療サービスに対する対価として保険者から受け取る報酬。厚生労働大臣が中央社会保険医療協議会（中医協）の議論を踏まえ決定する。

健やか親子21

2000（平成12）年に厚生省（現厚生労働省）が示した、21世紀の母子保健事業の主な取組み。2015（平成27）年度から始まった第2次計画では、10年後に目指す姿を「すべての子どもが健やかに育つ社会」として、すべての国民が地域や家庭環境等の違いにかかわらず、同じ水準の母子保健サービスが

受けられることを目指している。基本課題として、A. 切れ目のない妊産婦・乳児期への保健対策、B. 学童期・思春期から成人期に向けた保健対策、C. 子どもの健やかな成長を見守り育む地域づくりの3つがあり、さらに重点課題として①育てにくさを感じる親に寄り添う支援、②妊娠期からの児童虐待防止対策を設定している。

ストレスチェック制度

労働者に対して定期的に心理的な負担の程度を把握するための検査を行い、検査結果に基づく医師等による面接指導の実施などを事業者に義務づける制度。ただし従業員数50人未満の事業場は、当分の間努力義務とされている。

生活習慣病
せいかつしゅうかんびょう

長年の不適切な食生活、運動不足、喫煙、飲酒、ストレスなど好ましくない習慣や環境が積み重なると発症のリスクが高まる。初期の自覚症状はほとんどないため、気づかないうちに進行してしまう。重症化すると、虚血性心疾患や脳卒中といった命に関わる疾患を引き起こすこともある。習慣の改善がされれば発症リスクは低減する。

精神保健福祉士（PSW）
せいしん ほ けんふくしし　ピーエスダブリュー

〔psychiatric social worker〕

精神保健福祉領域のソーシャルワーカーの国家資格。1950年代より精神科ソーシャルワーカーという名称で精神科医療機関を中心に医療チームの一員として導入された専門職。精神障害者の抱える生活問題や社会問題の解決のための援助や、社会参加に向けての支援活動を通して、その人らしいライフスタイルの獲得を目標としている。

世界保健機関（WHO）
せ かい ほ けん き かん　ダブリューエッチオー

〔World Health Organization〕

1946年、ニューヨークで開かれた国際保健会議が採択した世界保健憲章によって設立し、1948年に発足。すべての人びとが可能な最高の健康水準に到達することを目的に掲げている。

セカンド・オピニオン

患者が納得のいく治療法を選択することができるように、治療の進行状況、次の段階の治療選択などについて、現在の担当医とは別に、違う医療機関の医師に第2の意見を求めること。適切な意見を求めるには、現在の担当医にセカンド・オピニオンを受けたい旨を伝え、検査結果等を準備してもらう必要がある。セカンド・オピニオンを受けた後、現在の担当医と再度相談の上、その後の治療法などを決めていく。

世帯合算
せ たいがっさん

1人の1回分の窓口負担では、高額療養費の支給対象とはならなくても、複数の受診や同一世帯で同じ医療保険の加入者の受診について、それぞれの窓口での自己負担額を暦月単位で合算することができる。その合算額が一定額を超えたとき、超過分が高額療養費として支給される。ただし、70歳未満の加入者の受診については、2万1千円以上の自己負担のみ合算される。

先進医療
せんしん い りょう

厚生労働大臣が定める高度の医療技術を用いた療養であって、保険給付の対象とすべきものであるかは、適正な医療の効率的な提供を図る観点から評価を行うことが必要な療養（評価療養の1つ）。

全人的医療（ホリスティック医療）
ぜんじんてき い りょう　　　　　　　　い りょう

特定の部位や疾患に限定せず、患者の心理や社会的側面なども含めて幅広く考慮しながら、個々人に合った総合的な疾病予防や診断・治療を行う医療。

選定療養
せんていりょうよう

保険導入を前提としないが、保険診療との併用が認められている。具体的には、差額ベッド、時間外診療、制限回数を超える医療行為等がこれにあたる。

多数回該当
た すうかいがいとう

直近の12ヵ月間に、すでに3回以上高額療養費の支給を受けている場合（多数回該当の場合）、その月の負担の上限額がさらに引き下がる仕組み。

ターミナルケア

〔end-of-life care/terminal care〕

あらゆる集学的治療をしても治癒に導くことができ

ない状態で、むしろ積極的な治療が患者にとって不適切と考えられ、通常、生命予後6ヵ月以内と考えられる状態となったときに行われる医療や看護のこと。

地域医療構想

2025年に向け、病床の機能分化・連携を進めるために、医療機能（高度急性期・急性期・回復期・慢性期）ごとに2025年の医療需要と病床の必要量を推計し、定めるもの。2015（平成27）年度から病床機能報告をもとに、都道府県が策定している。

地域医療支援病院

原則として、いわゆる紹介外来制を実施。24時間体制で入院治療を必要とする重症救急患者に必要な検査、治療を実施。このため、集中治療室等の整備、救急用自動車等の配備、通常の当直体制のほかに医師等を確保。地域の医師会等医療関係団体の代表、都道府県・市町村の代表、学識経験者等で構成する委員会を開催し、病院運営等について審議する。

地域医療連携推進法人

医療機関相互間の機能の分担および業務の連携を推進し、地域医療構想を達成するための1つの選択肢として2015（平成27）年に創設された。複数の病院（医療法人等）を統括し、一体的な経営を行うことにより、経営効率の向上を図るとともに、地域医療・地域包括ケアの充実を推進する。また介護事業等を実施する非営利法人も参加でき、介護との連携も図る。地域医療構想を達成するための1つの選択肢とすることにより、地方創生につなげる。

地域包括ケア病棟

2014（平成26）年の診療報酬改定により新設。①急性期からの受け入れ、②在宅支援復帰、③緊急時の受け入れの役割を担う。疾患条件はない。

地域包括支援センター

高齢者が住み慣れた地域で、その人らしい生活を継続できるよう、保健、医療、福祉サービスをはじめ、さまざまなサービスを必要に応じて、総合的、継続的に提供し、地域における包括的支援を実現す

る役割を果たす総合機関。日常生活圏域単位で整備されるサポート圏域の拠点機能でもある。保健師、社会福祉士、主任介護支援専門員が①アウトリーチによる総合相談機能、②地域サポートの活性化やサービス調整・開発機能、③介護予防マネジメント機能、④権利擁護機能を担う。

地域連携クリティカルパス

患者を中心として地域の医療機関が役割分担を行い、今後の治療について共通の治療計画を策定し、情報共有をすることにより、患者は安心して治療を受けられる仕組み。大腿頸部骨折、脳卒中、がんから始まり、対象疾患は広がっていく予定。

長期高額疾病／高額長期疾病

高額療養費制度の特例措置。高額療養費制度で定められている負担の上限額は、病気による差はないが、この特例措置では、血友病、人工透析およびHIVといった非常に高額な治療を長期間継続しなければならない患者を対象とする。適用されると、負担の上限額は原則1万円となる。

DSM

〔Diagnostic and Statistical Manual of Mental Disorders〕

アメリカ精神医学会が発行している『精神障害の診断と統計マニュアル』で、世界的に利用されている精神障害の診断基準である。

定期巡回・随時対応サービス

単身や重度の要介護高齢者に対応できるよう、日中・夜間を通じて、訪問介護と訪問看護が密接に連携しながら、短時間の定期巡回型訪問と随時の対応を行う。2011（平成23）年の介護保険法改正で創設された。

出来高払い方式

診察、手術、注射、検査など、細分化された一つひとつの医療行為ごとに診療報酬点数を設定し、それらを合計したもので医療費総額が決まる方式。日本ではこの方式が一般的に採用されている。

特定医療費（指定難病）助成制度

難病のうち、厚生労働大臣が定める疾病を「指定難病」といい、対象疾病の患者の医療費の負担軽減を目的として、認定基準を満たしている患者に疾病の治療にかかる医療費の一部を助成する制度。

特定機能病院

高度の医療の提供、高度の医療技術の開発および高度の医療に関する研修を実施する能力等を備えた病院として、第2次医療法改正において1993（平成5）年から制度化された。

特定健康診査（特定健診）

生活習慣病の予防のために、40歳から74歳までの人を対象とした、メタボリックシンドロームに着目した健診。

特定疾患治療研究事業

難病法の施行前に特定疾患治療研究事業で対象とされてきた疾患のうち、難病法に基づく特定医療費の支給対象となる指定難病以外の疾患について、引き続き医療費の負担が軽減されるもの。

特定保健指導

特定健診の結果から、生活習慣病の発症リスクが高く、生活習慣の改善による生活習慣病の予防効果が多く期待できる人に対して、専門スタッフ（保健師、管理栄養士など）が生活習慣を見直すサポートを行う。

特別児童扶養手当制度

20歳未満の重度または中程度の知的および身体障害児を監護・養育している者に対して、心身障害児の福祉の増進を図るために支給されるもの。

特別養護老人ホーム（特養）

公的な介護保険施設の1つ。在宅での生活が困難となった原則要介護3以上の高齢者が終身にわたり介護を受けられる施設。有料老人ホームに比べ、比較的安価に入居できるが、地域によっては入居までの待機時間を要するところもある。

難病法（難病の患者に対する医療等に関する法律）

2015（平成27）年施行。消費税などの財源が難病の患者に対する医療費助成に充てられることとなり、安定的な医療費助成の制度が確立した。

日常生活動作（ADL）

〔activities of daily living〕

日常生活を送る上で最低限必要な基本的行動のこと。具体的には、食事や排泄、移動や整容（洗顔や歯磨き、整髪、爪と整えるなど）、入浴、さらにそれに伴う起居動作（寝返り、起き上がり、立ち上がり、座るなど）、歩行などを指す。

入院診療計画書

入院する患者の病名、症状、治療計画、検査・手術の内容・日程、推定される入院期間などを記載した書面。医療機関が作成し、患者またはその家族に渡す。

乳児家庭全戸訪問事業（こんにちは赤ちゃん事業）

生後4ヵ月までの乳児のいるすべての家庭を訪問し、さまざまな不安や悩みを聞き、子育て支援に関する情報提供等を行うとともに、親子の心身の状況や養育環境等の把握や助言を行い、支援が必要な家庭に対しては適切なサービス提供につなげる。このようにして、乳児のいる家庭と地域社会をつなぐ最初の機会とすることにより、乳児家庭の孤立化を防ぎ、乳児の健全な育成環境の確保を図る。

妊娠高血圧症候群等療養援護費

妊娠高血圧症候群（妊娠中毒症）等に罹患した妊産婦が、必要な医療を受けるために入院した場合、その療養に要する費用の一部を支給する。

認知症

いろいろな原因で脳の細胞が死んでしまったり、働きが悪くなったためにさまざまな障害が起こり、生活するうえで支障が出ている状態（およそ6ヵ月以上継続）を指す。アルツハイマー病のように脳の神経細胞がゆっくりと死んでいく変性疾患と脳疾患によって引き起こされる認知症とがある。

評価療養

先進医療や治験に関わる治療等、現在は医療保険が適用されていないものの、将来的には保険適用を目指している。そのために評価を行うものである。

被用者保険

医療保険のうち職域保険のことを指す。医療サービスといった現物給付のほか、現金給付として出産育児一時金や傷病手当金等がある。

病床機能報告制度

地域における病床の機能の分化と連携の推進のため、医療機関が担っている医療機能について都道府県に報告する制度。一般病床または療養病床を有する病院・診療所が対象で、毎年7月1日時点における病棟ごとの医療機能のほか、2025年7月1日時点での医療機能、病床数の報告が課せられている。

病診連携

かかりつけ医と専門医療を行う病院とが相互に連携を図りながら、効率的で適切な医療サービスを提供すること。

複合型事業所

小規模多機能型居宅介護と訪問看護など、複数の居宅サービスや地域密着型サービスを組み合わせて提供する。小規模多機能型居宅介護は、医療ニーズの高い要介護者に対して十分な対応ができていなかったが、訪問看護を一体的に提供する複合型事業所により、支援を充実することが可能となった。2011（平成23）年の介護保険法改正で創設された。

平均在院日数

年間在院者延数を年間新入院患者数と年間退院患者数の和の半分で割ったもの。欧米諸国と比べて長いと指摘されるが、精神科病床と療養病床が長いためである。一般病床に限ってみれば、欧米諸国との差は縮小傾向にある。

へき地医療拠点病院

無医地区（医療機関のない地域で、その地区の中心的な場所を起点として半径4kmの区域内に50人以上が居住している地区であって、かつ容易に医療機関を利用することができない地区）および、それに準ずる地区を対象として、診療支援などを行う病院。へき地診療所を支援する役割を持つほか、総合的な診療能力を持ち、プライマリ・ケアを実践可能な医師の育成なども担っている。

ヘルスプロモーション

〔health promotion〕

1946年にWHOが提唱した健康の定義から出発している。1950年代には一次予防の中に位置づけられた。その後は健康を増強すること、個人の生活習慣の改善、環境の整備も合わせて提唱された。時代によって内容が変遷している。

包括医療費支払制度（DPC） ➡ 診断群分類別包括支払い制度（DPC／PDPS）

訪問看護

看護師などが居宅を訪問して、主治医の指示や連携により行う看護（療養上の世話または必要な診療の補助）。病気や障害があっても、医療機器を使用しながらでも、居宅で最期まで暮らせるように多職種と協働しながら療養生活を支援する。

訪問リハビリテーション

居宅要介護者に対して、日常生活の自立と社会参加を目的として提供されるサービス。病院、診療所、介護老人保健施設の理学療法士、作業療法士、言語聴覚士が利用者の自宅を訪問し、心身の機能の維持・回復、日常生活の自立を支援するために、理学療法、作業療法等のリハビリテーションを行う。要介護認定を受けている場合は介護保険で、要介護認定を受けていない場合は医療保険で利用する。

保険外診療

医療保険の適用外となる診療。疾病の治療ではない美容整形や歯科矯正などがこれにあたり、全額自己負担となる。自由診療とも呼ぶ。

保険外併用療養費

保険診療と保険外診療の併用は認められていない（混合診療の禁止）が、評価療養、患者申出療養、

241

選定療養に関しては保険診療との併用が認められている。保険適用の部分は保険外併用療養費として医療保険から給付される。保険適用外の部分は全額自己負担となる。

保険診療
健康保険等の公的医療保険が適用される診療のこと。各疾患に応じて検査や治療内容等が決められているため、その制限内での治療等となる。

保険薬局
地方厚生局から保険指定を受けている薬局。主に保険の対象となる処方箋の調剤を行っているところが多い。

慢性疾患
自覚症状も少ないため、発症の時期が不明であったり、原因も不明であったりする。治癒することが難しいことも多い。

メタボリックシンドローム（内臓脂肪症候群）
運動不足や肥満などが原因となる生活習慣病の前段階の状態。内臓脂肪が多く、生活習慣病になりやすく、心臓病や脳などの血管の病気につながりやすい状況。腹囲が男性 85cm 以上、女性 90cm 以上あり、これに加えて、血圧・空腹時血糖値・脂質（中性脂肪・HDL コレステロール）の基準のうちいずれか 2 つ以上が当てはまると、メタボリックシンドロームの診断となる。

有床診療所
入院施設のある診療所。病床数 19 以下である。

有料老人ホーム
有料老人ホームには、住宅型と介護付がある。介護付では、ホームが提供する介護サービスを利用しながら生活を継続することが可能。住宅型では、入居者の選択により、地域の訪問介護等の介護サービスを利用しながら、ホームでの生活を継続することが可能。

養育医療
出生体重 2000g 以下など、身体の発育が未熟なまま出生した乳児を対象とし、指定医療機関での入院養育を行った場合、医療の給付を行う。

要介護認定
介護の必要量を全国一律の基準に基づき、客観的に判定する仕組み。市町村の認定調査員による心身の状況調査（認定調査）および主治医意見書に基づくコンピュータによる一次判定と介護認定審査会が一次判定の結果と主治医意見書等に基づき審査による二次判定を行う。

理学療法士（PT）
〔physical therapist〕
病気、けが、高齢、障害などによって運動機能が低下した状態にある人びとに対し、運動機能の維持・改善を目的に運動、温熱、電気、水、光線などの物理的手段を用いて行われる治療法を行う専門職。

リハビリテーション
〔rehabilitation〕
単なる機能回復訓練ではなく、心身に障害を持つ人びとの全人間的復権を理念として、潜在する能力を最大限に発揮させ、日常生活の活動を高め、家庭や社会への参加を可能にし、その自立を促すもの。

療養病床
1992（平成 4）年の医療法改正で長期の療養を要する患者への療養型病床群の制度化が図られた。その後の 2001（平成 13）年の医療法改正で医療保険からサービスを給付される医療療養病床と介護保険からサービスを給付される介護療養病床とが創設された。介護療養病床は、医療の必要度が低い患者が多く利用していたため、在宅、居住系サービス、老健施設等への転換を目指し、2023 年度末までに廃止される。

（太字で表示した頁には用語解説があります）

246

250

執筆者（続き）

執筆分担

七尾由美子 （ななお　ゆみこ）　金沢学院大学栄養学部　教授……………………第6章6節

楢木博之 （ならき　ひろゆき）　静岡福祉大学社会福祉学部　准教授……………第10章

沼　初枝 （ぬま　はつえ）　立正大学心理学部　教授………………………………第6章5節

橋本由利子 （はしもと　ゆりこ）　東京福祉大学社会福祉学部　教授……………第6章1節

福地智巴 （ふくち　ともは）　静岡県立静岡がんセンター　よろず相談（相談支援センター）認定社会福祉士
……………………………………………………………………………………第9章

宮本和彦 （みやもと　かずひこ）　文京学院大学人間学部　教授…………………第8章

宮本尚彦 （みやもと　なおひこ）　元 川崎市立井田病院　副院長………………第14章1節A-C

元吉慧護 （もとよし　けいご）　フェアリー薬局　薬剤師…………………………第6章2節

渡邊雅行 （わたなべ　まさゆき）　青年海外協力隊事務局　技術顧問（リハビリテーション）………第6章4節

保健医療と福祉
【新・社会福祉士シリーズ17】

2021（令和3）年5月15日　初　版1刷発行

編　者　幡山久美子・福田幸夫
発行者　鯉渕友南
発行所　株式会社 弘文堂　101-0062　東京都千代田区神田駿河台1の7
TEL 03(3294)4801　振替 00120-6-53909
https://www.koubundou.co.jp
装　丁　水木喜美男
印　刷　三美印刷
製　本　井上製本所

ISBN978-4-335-61222-0

新・社会福祉士シリーズ 全22巻

福祉臨床シリーズ編集委員会/編

2021年度からスタートする新たな教育カリキュラムに対応！

新・社会福祉士シリーズ 1
医学概論

シリーズの特徴

社会福祉士の新カリキュラムに合致した科目編成により、社会福祉問題の拡大に対応できるマンパワーの養成に貢献することを目標とするテキストです。
たえず変動し拡大する社会福祉の臨床現場の視点から、対人援助のあり方、地域福祉や社会福祉制度・政策までをトータルに把握し、それらの相互関連を描き出すことによって、社会福祉を学ぶ者が、社会福祉問題の全体関連性を理解できるようになることを意図しています。

◎＝精神保健福祉士と共通科目